Rezeptur

Leitlinien
für die rationale
Herstellung

Claudia Peuke

Martina Dreeke-Ehrlich

für die Kitteltasche

Deutscher Apotheker Verlag Stuttgart

Anschriften der Autorinnen:

Claudia Peuke
Stadtfeld 9
38321 Denkte/Neindorf

Martina Dreeke-Ehrlich
Teichrosenweg 12 b
26759 Hinte-Loppersum

Die in diesem Buch aufgeführten Angaben zur Medikation wurden sorgfältig geprüft. Dennoch können Herausgeber, Autoren und Verlag keine Gewähr für die Richtigeit der Angaben übernehmen.

Ein Warenzeichen kann warenrechtlich geschützt sein, auch wenn ein Hinweis auf etwa bestehende Schutzrechte fehlt.

Bibliographische Information der Deutschen Bibliothek
Die Deutsche Bibliothek verzeichnet diese Publikation in der Deutschen Nationalbibliographie; detaillierte bibliographische Daten sind im Internet unter http://dnb.ddb.de abrufbar.

ISBN 3-7692-3602-5

© 2005 Deutscher Apotheker Verlag Stuttgart
Birkenwaldstraße 44, 70191 Stuttgart
Printed in Germany
Satz: Dörr + Schiller GmbH, Stuttgart
Druck und Bindung: Ludwig Auer, Donauwörth
Umschlaggestaltung: Atelier Schäfer, Esslingen
Umschlagbild mir freundlicher Genehmigung der Firma WEPA

Vorwort

Die Arbeit in der Rezeptur hat in den letzten Jahren eine intensive Wandlung erfahren. Während wir noch nach der klassischen Methode die Salbenherstellung mit Fantaschale und Pistill erlernt haben, hat sich seit geraumer Zeit die Herstellung von halbfesten Zubereitungen mittels halb- oder vollautomatischer Rührsysteme etabliert. Der Vorteil dieser modernen Technik liegt nicht nur in der Zeitersparnis für die Apotheke. Die Herstellung im Abgabebehältnis führt durch Verringerung der Kontaminationsmöglichkeiten zu qualitativ und mikrobiologisch hochwertigen Produkten. Der pharmazeutische Sachverstand des Herstellenden ist mehr denn je gefragt, da man sich mittlerweile auch mit dem weiten Feld der Interaktionen auseinandersetzt. Diese „Randdisziplin" der modernen Galenik ist erst in den letzten Jahren in den Fokus wissenschaftlicher Untersuchungen geraten und wird auch in den nächsten Jahren eine weitere Aufwertung erfahren. Die Kenntnis über „Interaktionen" einzelner Rezepturbestandteile sowie die Fertigkeiten der Rezepturherstellung positioniert die Apotheke auch in Zukunft in der öffentlichen Wahrnehmung der Patienten.

Dieses Kitteltaschenbuch ist eine konkrete Hilfestellung bei der Herstellung von Rezepturen. Als Apothekerinnen mit jahrelanger Erfahrung in der PTA-Ausbildung würde es uns freuen, wenn es sich auch in den Fachschulen bereits während der Ausbildung einen festen Platz erobern würde!

Neben dem umfangreichen Tabellenwerk, den zahlreichen Stoff- und Grundlagen-Monographien, finden sich in diesem Buch kurze Leitfäden, die die Herstellung der üblichen Arzneiformen in der Apotheke darstellen. Bei der Beschreibung der Herstellung von halbfesten Zubereitungen haben wir neben der konventionellen Methode auch das TopiTec®-System aufgeführt. Wir weisen ausdrücklich darauf hin, dass es weitere Herstellungssysteme gibt, die ebenfalls den qualitativen Ansprüchen genügen. Die Festlegung auf das TopiTec®-System wurde von den Autorinnen vorgenommen, da diese Technik sich bereits in vielen Apotheken und Ausbildungsstätten etabliert hat. Ein kurzer Überblick über die wichtigsten Rechenoperationen in der Rezeptur rundet das Buch ab.

Autorinnen und Verlag sind mit großer Sorgfalt bei der Recherche und Herstellung des Buches vorgegangen. Konstruktive Kritik nehmen wir dankend entgegen.

Danksagung

Die Autorinnen sind sehr glücklich, dass die Zusammenarbeit auch bei diesem Projekt so reibungslos funktioniert hat!

Wir bedanken uns bei den Apothekerinnen Iris Boltenhagen und Katrin Pietsch für die fachliche Unterstützung. Ausdrücklich erwähnen möchten wir die gute Zusammenarbeit mit den Damen und Herren vom NRF, die unsere Fax-Anfragen zügig und mit viel Engagement beantwortet haben.

Unser Dank gilt weiterhin unserer Lektorin Frau Antje Piening, die für jeden Gedankengang ein passendes Ablaufschema parat hatte.

Herzlich bedanken möchten wir uns auch bei unseren Ehemännern Michael und Thomiey für ihre moralische Unterstützung und die zahllosen freigestellten Abende.

Ein besonderer Dank geht auch an die Eltern Schniedermann und Peuke, die bei gedanklicher Abwesenheit der Mutter die Betreuung der Kinder übernommen haben.

Frühjahr 2005   Claudia Peuke
                                                Martina Dreeke-Ehrlich

Inhaltsverzeichnis

AAAMP	Ausschuss für Apotheken-, Arzneimittelwesen und Medizinprodukte
AMK	Arzneimittelkommission
BfArM	Bundesinstitut für Arzneimittel und Medizinprodukte
DAB	Deutsches Arzneibuch
DAC	Deutscher Arzneimittel-Codex
(e)	englisch
(f)	französisch
GD	Gesellschaft für Dermopharmazie
(i)	italienisch
LCD	Liquor carbonis detergens
NRF	Neues Rezeptur Formularium
Ph.Eur.	Europäisches Arzneibuch
RK	Rezepturkonzentrat
SR	Standardrezepturen
UpM	Umdrehungen pro Minute
ZAPP	Zentrum für Arzneimittelinformation und Pharmazeutische Praxis
ZL	Zentrallaboratorium

Diese Wissenschaft von den Arzneiformen wurde im 20. Jahrhundert sowohl als Galenik, praktische Pharmazie oder auch pharmazeutische Technologie bezeichnet. Traditionell gehört die Herstellung von Arzneimitteln zu den Kerntätigkeiten des Apothekers. Dieser ist demnach auch dafür verantwortlich, dass eine Eigenherstellung den Anforderungen bezüglich Wirksamkeit, Unbedenklichkeit und pharmazeutischer Qualität entspricht. Der Apotheker muss vor der Anfertigung der Rezeptur beurteilen, ob diese möglicherweise bedenklich, instabil oder überdosiert ist. Demnach gehören nicht nur Zeit, sondern auch pharmazeutisch-technologisches Wissen zu den Grundvoraussetzungen für die korrekte und auch erfolgreiche Bearbeitung von Rezepturen.

In der momentanen Situation müssen wir uns allerdings die Frage stellen, welchen Stellenwert die Rezeptur und die Defektur in der modernen Apotheke einnehmen. Ist die Rezeptur wirklich nur ein wirtschaftlicher Verlustbringer oder eher ein individueller Service für den Patienten und somit ein klarer Vorteil gegenüber Versandhandel und Discounter?

Um dieser Frage genauer nachzugehen, haben einige Apothekerkammern in den letzten Jahren statistische Erhebungen zum Rezepturverhalten der Apotheken durchführen lassen. Es ergaben sich interessante Daten, die eine Bewertung der Notwendigkeit von Rezeptur und Defektur zulassen.

In den befragten Apotheken wurden im Durchschnitt 28 Rezepturen pro Woche hergestellt. Approbiertes Personal war mit 2 Stunden, die PTA hingegen mit 12 Stunden pro Woche an der Eigenherstellung beteiligt. Hauptsächlich werden halbfeste Zubereitungen zur äußeren Anwendung gefertigt (63 % aller Herstellungen). Apotheken mit einem Rezepturvolumen von mehr als 50 Herstellungen pro Woche, benötigen 15,2 min für die einzelne Anfertigung. Bei den Apotheken mit durchschnittlichem Rezepturvolumen liegt die Anfertigungszeit pro Rezeptur bei 24,2 min. Die Gründe für diese abweichenden Zeitaufwendungen sind im Bereich der Herstellungstechnik, der Organisation und der unterschiedlichen Schwierigkeitsgrade der Anfertigungen, zu suchen. Genau an diesem Punkt stellt sich nun die Frage der Wirtschaftlichkeit von Rezepturen.

Lohnt sich die Rezeptur in der heutigen Zeit überhaupt noch?

Nur bezogen auf den Arbeitspreis ergibt sich folgende Berechnung. Laut Arzneimittelpreisverordnung beträgt dieser für eine typische halbfeste Zubereitung in der kleinsten Mengenkategorie 5,00 Euro. Die Umfrage hat ergeben, dass die durchschnittliche Apotheke 24,2 min für die Herstellung einer Rezeptur benötigt. Die somit anfallenden Arbeitskosten betragen 7,30 Euro pro Rezeptur. Daraus ergibt sich ein Defizit von 2,30 Euro alleine auf Grund der Arbeitskosten.

Damit die zu bearbeitende Rezeptur rentabel wird, darf die Herstellungszeit 16,4 min nicht überschreiten.

Dass diese Zeitvorgabe erfüllbar ist, beweisen die herstellungsaktiven Apotheken, die im Schnitt 15,2 min für die Anfertigung einer Rezeptur benötigen.

Wo liegt das Potential zur Ökonomisierung der Rezeptur?

Durch die chargenweise Herstellung von Defekturen, die Verarbeitung von Halbfertigware und Industriekonzentraten wird nicht nur die Rentabilität der Rezepturen, sondern auch deren Qualität wesentlich verbessert. Eine weitere Möglichkeit für mehr Effizienz und bessere Qualität stellen die standardisierten Rezepturen nach NRF und SR 90 dar.

Die oben genannten Daten lassen folgendes Fazit zu: Hersteller von Rezepturen sind in erster Linie die pharmazeutisch-technischen Assistenten. Dem oder der Approbierten obliegt die **Aufsicht und die Verantwortung** für diesen Arbeitsvorgang. Eine klare Orientierungshilfe für diese tägliche Aufgabe gibt die Gesellschaft für Dermopharmazie. Unter anderem hat sie im Hinblick auf die Einführung von QMS in deutschen Apotheken, eine Musteranweisung für die Erstellung eines betriebsspezifischen Hygienemanagements für die einzelne Apotheke erarbeitet. Diese **Hygiene-Richtli-**

nien dienen der Information und als Empfehlung für die Herstellung im Bereich Rezeptur und Defektur. Ausgenommen und gesondert geregelt sind die Maßnahmen für die Herstellung von Zytostatika, sterilen Arzneimitteln und auch die Bearbeitung von Teedrogen.

Hygiene-Richtlinien

Folgende Ziele und Inhalte dieser Hygiene-Richtlinien sind zu nennen:

1. Persönliche Anforderungen
- praktische Erfahrungen in der Arbeitsfolge,
- Kenntnisse über Hände- und Kleidungshygiene,
- persönliche Motivation,
- Schulungen und Fortbildungen.

2. Äußere Anforderungen
- schriftliche Arbeitsanweisungen (kontrollierte Herstellungsabläufe bei wiederkehrenden Tätigkeiten),
- Dokumentation von Abläufen,
- hygienisch einwandfreie Herstellungsräume (glatte Oberflächen im Herstellungsbereich, räumliche Abtrennung durch mindestens drei raumhohe Schutzwände etc.),
- hygienisch einwandfreie Geräte (unmittelbar vor dem Gebrauch erfolgt die Desinfektion mit z.B. Alkohol-Wasser-Mischungen),
- Waagen und Wasserbäder müssen ebenfalls gründlich gesäubert und desinfiziert bereitstehen,
- Händehygiene (Waschen und vor jeder Herstellung desinfizieren, z.B. Ethanol 70% wirkt nach 30 Sekunden),
- Vermeidung von Kontaminationen während der Herstellung,
- Einsatz weitgehend geschlossener Systeme wie z.B. TopiTec®/TUBAG®.

3. Qualität der Ausgangsstoffe und Primärpackmittel
- Wasser (Aqua pur. muss vor der Anwendung 5 min abgekocht werden und abgedeckt erkalten).
- Für halbfeste Zubereitungen sind Aponorm® Tuben oder Spenderdosen mit kleiner Öffnung einzusetzen.

Das Ziel dieser Richtlinie ist die ständige Verbesserung und die Steigerung der Effektivität des Arbeitsprozesses. Demnach ist eine ständige Selbstinspektion die notwendige Kontrolle!

Leitlinien zur dermatologischen Rezeptur

Übergreifend zu den Hygieneanweisungen hat die Gesellschaft für Dermopharmazie e.V. (GD) die sogenannten „Leitlinien zur dermatologischen Rezeptur" entwickelt.

Sie sollen die Verbindung zwischen der ärztlichen Verordnung von Rezepturen und der pharmazeutischen Praxis herstellen. Es gelten dabei die aktuellen Rechtsvorschriften. Die folgenden zwölf Punkte geben einen Einblick in die wichtigsten Forderungen der GD.

Im Wortlaut sind die Leitlinien auf der Homepage der GD nachzulesen: http://www.gd-online.de.

1. Therapeutisches Konzept

Apotheker und Arzt müssen gemeinsam die Compliance des Patienten fördern.

Unbedenklichkeit bei der Anwendung, Verträglichkeit, Hygiene, Haltbarkeit, Kennzeichnung und Applizierbarkeit sind Punkte, die der Apotheker bei der Herstellung und Abgabe der Rezeptur fachgerecht unterstützen muss.

2. Interdisziplinäre Zusammenarbeit und Schutz vor Irrtümern

Der Arzt muss dermatologische Verordnungen genau und eindeutig ausstellen. Erkennbare Fehler oder Irrtümer muss der Apotheker vor der Herstellung mit dem Arzt beseitigen. Überschreitungen der therapeutischen Richtkonzentrationen soll der Arzt durch ein Ausrufungszeichen kenntlich machen.

Auch zu erwartende Inkompatibilitäten und unzureichende Wirksamkeiten müssen vor der Anfertigung zwischen Arzt und Apotheker besprochen werden.

3. Qualität der Bestandteile

Laut Apothekenbetriebsordnung dürfen für die Herstellung von Rezepturen, ausschließlich zertifizierte Grundstoffe und Zubereitungen sowie zugelassene Fertigarzneimittel oder nach anerkannten pharmazeutischen Regeln in der Apotheke hergestellte Stoffe verwendet werden. Der Einsatz von Stoffen mit technischer Qualität kommt nicht in Betracht.

4. Bedenklichkeit und pharmakologisch-toxikologisch umstrittene Bestandteile

Rezepturen mit bedenklichen Bestandteilen dürfen weder verschrieben, hergestellt noch abgegeben werden. Die Bedenklichkeit kann sich aus den toxikologischen Eigenschaften bestimmter Stoffe oder auch aus deren fehlender Wirksamkeit ergeben. In besonderen Fällen wird eine Nutzen-Risiko-Abschätzung durchgeführt.

5. Arzneistoff- und Arzneimittelkombinationen

Rezepturen sollen rational nachvollziehbar zusammengesetzt sein. Nur in begründeten Ausnahmefällen sollten zwei oder mehr arzneilich wirksame Bestandteile in einer Rezeptur kombiniert werden.

Eine Verdünnung von Fertigarzneimitteln sollte möglichst nur mit der identischen Grundlage oder aber dem gleichen Emulsionstyp hergestellt werden.

6. Verpackung und Anwendersicherheit

Die Verpackung von Magistralrezepturen muss die Qualität und die bestimmungsgemäße Anwendung über den Zeitraum der Aufbrauchfrist gewährleisten. Primärpackmittel sollen entweder nach Anlage H des DAC oder nach den Verpackungsvorschriften des ZL zertifiziert vorliegen.

7. Konservierung und Hygiene

Eine hygienisch einwandfreie Herstellung und Anwendung von Magistralrezepturen muss gewährleistet sein. Mikrobiell anfälligen Zubereitungen sollen demnach grundsätzlich Konservierungsmittel zugesetzt werden. Diese müssen auf dem Etikett nach Art und Menge deklariert werden. Soll keine Konservierung durchgeführt werden, so muss der Arzt auf der Ver-

ordnung folgenden ausdrücklichen Vermerk machen: „Konservierungs-
stofffrei!"

8. Haltbarkeit

Bei anwendungsfertigen Arzneimitteln unterscheidet man zwischen der
Haltbarkeit und der Aufbrauchfrist beim Patienten. Für ad hoc-Herstellun-
gen sind Haltbarkeit und Aufbrauchfrist nur bei sterilen Zubereitungen zu
unterscheiden. Die unsterile Rezeptur kennt nur die Aufbrauchfrist beim
Patienten. Diese muss allerdings bei der Abgabe mit einem konkreten Enddatum gekennzeichnet werden: „Nicht mehr anwenden nach dem DATUM"

Hilfestellung für die Festlegung der Aufbrauchfrist geben die Tabellen I.4.-
2 und I.4.-3 des NRF.

9. Vermeidung von Inkompatibilitäten

Inkompatibilitäten in Rezepturen treten manchmal sofort bei der Herstellung, häufig aber auch erst nach einigen Tagen und somit außerhalb der
Apotheke, auf. Mehr oder weniger starke Unverträglichkeiten der Wirkstoffe mit der Grundlage oder der Wirkstoffe untereinander bestimmen die
Haltbarkeit der Herstellung.

Durch den Einsatz von Fertigarzneimitteln und standardisierten Magistralrezepturen (NRF und SR 90-Vorschriften) lassen sich Inkompatibilitäten
vermeiden. Auch bei Grundlagen nach anerkannten und allgemeinen Vorschriften (aus DAC, DAB, NRF oder SR) lassen sich Unverträglichkeiten
oder Wechselwirkungen weitgehend voraussagen.

10. Kennzeichnung und Patienteninformation

Die Kennzeichnung von Rezepturen soll gemäß Apothekenbetriebsordnung
und in deutscher Sprache erfolgen. Glukokortikoid-haltige Externa benötigen den Zusatz „kortisonhaltig". Bei frei komponierten Rezepturen müssen
alle Bestandteile nach Art und Menge deklariert werden. Auch bei standardisierten Zubereitungen hat der Ausschuss für Apotheken-, Arzneimittel-
wesen und Medizinprodukte (AAAMP) den Beschluss gefasst, dass im Falle
der Verwendung einer standardisierten Salbengrundlage die vollständige
Deklaration auf dem Etikett, einem Zusatzetikett, einer äußeren Umhüllung
oder einer Packungsbeilage erfolgen muss. Enthaltene Konservierungsmit-

tel müssen nach Art und Menge angegeben werden. Verschreibungspflichtige Magistralrezepturen benötigen eine Gebrauchsanweisung. Siehe auch Abb. 1 zur Kennzeichnung von Rezepturarzneimitteln.

11. Unerwünschte Arzneimittelwirkungen

Arzt und Apotheker sind aufgefordert, unerwünschte Arzneimittelwirkungen zu dokumentieren (Erfassungsbogen aus dem NRF, I.5.-2)

12. Dermatologische und pharmazeutische Aus-, Fort- und Weiterbildung

Kammern, Berufsverbände, Fachgesellschaften und Arzneimittelhersteller sind aufgefordert, den rationalen Umgang mit Magistralrezepturen zu fördern.

Die folgenden Gegenüberstellungen der frei komponierten Rezeptur, der standardisierten Magistralrezeptur und des Fertigarzneimittels in der Externatherapie sollen Klarheit über die Vor- und Nachteile der jeweiligen Anfertigung schaffen.

Gegenüberstellung der Rezepturen

1. Die standardisierte Magistralrezeptur

Das NRF und die SR 90 liefern die meisten Vorschriften der standardisierten Rezepturanfertigung. Die Ichthyol-Gesellschaft Cordes und Co hat ebenfalls eine häufig verwendete Form der Standard-Rezeptur entwickelt, das sogenannte „Baukasten-Prinzip". Als Grundlage wird die ambiphile Basis Cordes RK® verwendet. Passend dazu gibt es Rezeptur-Konzentrate, die 10fach höher als die Richtkonzentration dosiert sind und entsprechend verdünnt in die Grundlage eingearbeitet werden.

Art der Anwendung (z.B. „zum Auftragen auf die Haut") zwingend anzubringen! ◄

Gebrauchsanweisung (z.B. morgens und abends dünn), bei **verschreibungspflichtigen Arzneimitteln zwingend** (§ 2 VerschrVO i.V.m. § 14 (1) Nr. 3 ApBetrO)! ◄

Konservierungsmittel sind wirksame Bestandteile und daher grundsätzlich nach Art und Menge zu deklarieren! ◄

Hier ist das **Enddatum** (Monat/Jahr) der Aufbrauchfrist anzugeben! ◄

Hinweise:

Allgemeine Hinweise: z.B.
- Vor Gebrauch zu schütteln! (bei Suspensionen)
- Vor Licht geschützt lagern!
- Nicht unverdünnt anwenden!
- Nicht zur Injektion!
- Nicht über 8 °C lagern!

Angaben zur Kennzeichnung und Abgabe von **Rezeptur**arzneimitteln: DAC 1997/NRF 1.3

[1] § 14 ApBetrO
[2] §§ 2 und 3 AMWarnV
[3] Europäisches Arzneibuch

Bitte beachten Sie, dass **Defektur**arzneimittel nach § 10 AMG zu kennzeichnen sind!

Gefahrenhinweise:

Rezepturarzneimittel mit den **gefährlichen physikalischen Eigenschaften**
- explosionsgefährlich
- hochentzündlich
- leichtentzündlich
- brandfördernd

sind auch nach Gefahrstoffrecht zu kennzeichnen:
1. Gefahrensymbol
2. Gefahrenbezeichnung
3. R- und S-Sätze bei hochentzündlichen und explosionsgefährlichen Stoffen oder wenn der Inhalt 125 ml übersteigt.

Brennbare Flüssigkeiten sind auch als Rezepturarzneimittel mit der Gefahrenklasse nach Vbf zu kennzeichnen, wenn der Inhalt 300 ml übersteigt. Ausnahme: **Ether** und **Benzin** sind **immer** mit der Gefahrenklasse nach Vbf zu kennzeichnen.

Abb. 1: Kennzeichnung von Rezepturarzneimitteln

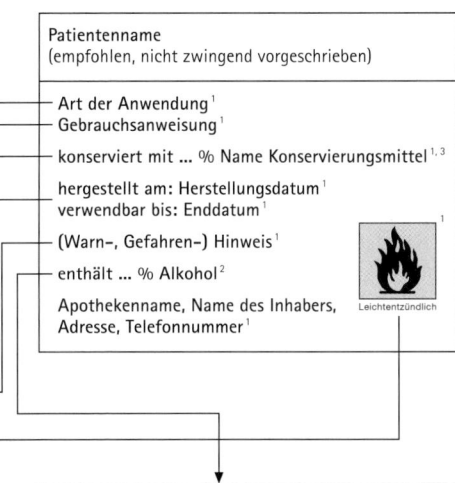

Patientenname
(empfohlen, nicht zwingend vorgeschrieben)

Art der Anwendung[1]
Gebrauchsanweisung[1]

konserviert mit ... % Name Konservierungsmittel[1, 3]

hergestellt am: Herstellungsdatum[1]
verwendbar bis: Enddatum[1]

(Warn-, Gefahren-) Hinweis[1]

enthält ... % Alkohol[2]

Apothekenname, Name des Inhabers,
Adresse, Telefonnummer[1]

wirksame Bestandteile nach Art
und Menge mit entsprechender
Maßeinheit[1]

Leichtentzündlich

Inhalt
nach Gewicht, Rauminhalt
(mit entsprechender Maßeinheit)
oder Stückzahl[1]

Warnhinweise: z.B. auf ethanolhaltige Arzneimittel

Bei 0,05 bis 0,5 g Ethanol in der maximalen Einzelgabe nach Dosierungsanleitung für die Anwendung per os und bei mindestens 0,05 g in der maximalen Einzelgabe für Injektions- und Infusionszubereitung sowie Mund- und Rachendesinfektionsmittel
→ „Enthält ... Vol.-% Alkohol."

Bei 0,5 bis 3,0 g Ethanol in der maximalen Einzelgabe nach Dosierungsanleitung für die Anwendung per os
→ „Dieses Arzneimittel enthält ... Vol.-% Alkohol. Bei Beachtung der Dosierungsanleitung werden bei jeder Einnahme bis zu ... g Alkohol zugeführt. Ein gesundheitliches Risiko besteht u.a. bei Leberkranken, Alkoholkranken, Epileptikern, Hirngeschädigten, Schwangeren und Kindern. Die Wirkung anderer Arzneimittel kann beeinträchtigt oder verstärkt werden."

Bei über 3,0 g Ethanol in der maximalen Einzelgabe nach Dosierungsanleitung für die Anwendung per os
→ „Dieses Arzneimittel enthält ... Vol.-% Alkohol. Bei Beachtung der Dosierungsanleitung werden bei jeder Einnahme bis zu ... g Alkohol zugeführt. Vorsicht ist geboten. Dieses Arzneimittel darf nicht angewendet werden bei Leberkranken, Alkoholkranken, Epileptikern, Hirngeschädigten, Schwangeren und Kindern. Die Wirkung anderer Arzneimittel kann beeinträchtigt oder verstärkt werden. Im Straßenverkehr und bei Bedienung von Maschinen kann das Reaktionsvermögen eingeschränkt sein."

Die galenische Qualität der standardisierten Rezepturen ist mit der von Fertigarzneimitteln vergleichbar!

Vorteile der standardisierten Magistralrezeptur:
- einfache Orientierung über die Zusammensetzung der Grundlage ist möglich,
- galenische Qualität ist gesichert,
- Wirksamkeitsnachweis ist erbracht,
- Stabilität der Rezeptur ist gewährleistet,
- beliebig zu variierende Wirkstoffkonzentration,
- potente Allergene können sofort erkannt werden,
- stehen Wirkstoffe in Fertigarzneimitteln nicht in der richtigen Konzentration oder überhaupt nicht zur Verfügung, eröffnet die Rezeptur Möglichkeiten.

Nachteile der standardisierten Magistralrezeptur:
- eventuelle Herstellungsfehler in der Apotheke,
- häufig nur sehr begrenzte Haltbarkeiten.

2. Die frei komponierte oder individuelle Rezeptur
Sie ist die hohe Kunst der Dermatotherapie und hat auch heute noch den größten Anteil im Apothekenalltag. Eine optimale Anpassung an die individuellen Bedürfnisse des Patienten ist möglich. Problematisch sind allerdings immer noch die fehlenden Nachweise der Wirkung und die Unsicherheiten bezüglich der galenischen Qualität und Stabilität.

Vorteile der individuellen Rezeptur:
- beste individuelle Anpassbarkeit,
- Abdeckung therapeutischer Lücken,
- ganz bestimmte Wirkstoffkombinationen sind möglich,
- schnelle Reaktionen auf den pharmazeutischen Fortschritt.

Nachteile der individuellen Rezeptur:
- galenische Qualität ist nicht immer gegeben,
- Fehlen der notwendigen Stabilität, wenn Inkompatibilitäten nicht erkannt werden,
- häufig nur sehr begrenzt haltbar,

- Wirksamkeitsnachweise können vor der Anwendung nicht erbracht werden,
- häufig sehr unwirtschaftlich.

3. Das Fertigarzneimittel

Fertigarzneimittel werden häufig auch für die schnelle Herstellung von Individualrezepturen genutzt, indem sie als Grundlage vorgelegt werden. Es erfolgt der Zusatz von Wasser oder weiterer Wirkstoffe nach dem Verdünnungsprinzip. Dieses Verfahren ist nicht ganz unproblematisch, da die quantitative Zusammensetzung und somit die Eigenwirkung der Grundlage häufig nicht berücksichtigt werden kann.

Vorteile der Fertigarzneimittel:
- galenische Qualität ist gesichert,
- Stabilität der Rezeptur ist gewährleistet,
- klinische Prüfung ist durchgeführt,
- Wirksamkeitsnachweis ist erbracht.

Nachteile der Fertigarzneimittel:
- die quantitative Zusammensetzung ist nicht ausreichend erläutert,
- keine genaue Angaben zum Wassergehalt (Problem bei Emulsionen),
- fixe Wirkstoffkonzentration,
- wenige Alternativen bei der Packungsgröße,
- der Konservierungsmittelzusatz wird nie quantitativ aufgeführt (meistens wird bis zur Höchstgrenze zugesetzt).

Wie aus den Gegenüberstellungen gut ersichtlich ist, können die Nachteile der frei komponierten Rezeptur und auch die der Fertigarzneimittel durch die Herstellung von standardisierten Magistralrezepturen aufgefangen werden.

Die standardisierte Rezeptur ist qualitativ hochwertig, unbedenklich, wirksam, stabil und rentabel. Sie ist somit sicherlich richtungsweisend für die Zukunft!

Rezepturprobleme

Im Folgenden noch einige kurze Hinweise zur Vorgehensweise bei Rezepturproblemen:

Mögliche Schwierigkeiten bei der Herstellung von Individualrezepturen, sollten immer vor Beginn der Herstellung und nicht währenddessen geklärt werden.

Am einfachsten und schnellsten ist die Rücksprache mit der **Hotline des NRF.** Entweder per Internet oder Fax bekommt man schnell und kompetent Auskunft.
Fax-Hotline: 06196–928330; Internet-Adresse: www.pharmazeutische-zeitung.de, Rubrik DAC/NRF
Empfehlenswert sind Fachbüchern wie NRF, DAC, DAB, Ph.Eur., etc.

Eine wichtige Hilfestellung zur rechtzeitigen Vermeidung von Inkompatibilitäten liefert u.a. das NRF mit der Tabelle „**galenische Plausibilitätsprüfung**". Für die individuelle Rezeptur sind hier rezeptierbare pH-Bereiche, eventuelle Ionenreaktionen, therapeutische Richtkonzentrationen und antimikrobielle Eigenschaften der relevanten Arzneistoffe aufgeführt. Gerade die Angabe der therapeutischen Richtkonzentrationen ist sehr hilfreich, da das Arzneibuch auf die Festlegung von Höchstdosen verzichtet.

Weiterhin findet man schnell und übersichtlich Angaben zu Haltbarkeiten, Weiterverarbeitungsfristen und Aufbrauchfristen der gängigen Rezepturgrundlagen. Im Folgenden sind die Definitionen zu den genannten Begriffen aufgeführt.

Haltbarkeit (Laufzeit, Schutzlagerung)
Sie umfasst den Zeitraum, in dem der Wirkstoff und die gesamte Rezeptur unverändert vorliegen. Fertigarzneimittel in ungeöffnetem Zustand haben eine genau festgelegte Laufzeit und somit Haltbarkeit.

Aufbrauchfrist
Sie ist grundsätzlich kürzer als die Haltbarkeit und gilt für den Patienten außerhalb der Apotheke.

Folgende Faktoren bestimmen die Aufbrauchfrist:
▓ Verpackungsmaterial,
▓ Entnahmefrequenz,
▓ Wassergehalt in der Rezeptur,
▓ Außentemperatur und Luftfeuchte,
▓ Patientenhygiene.

Allgemein kann folgende Faustregel eingesetzt werden:

Senkt man die Lagertemperatur um 10 Grad Celsius, so verlängert man die Aufbrauchfrist um den Faktor 2,5!

Weiterverarbeitungsfrist
Sie gilt für Anbrüche oder Defekturen in der Apotheke und darf nicht länger als die Laufzeit sein.

Literatur

Gesellschaft für Dermopharmazie (2000): Hygienerichtlinie für die Apotheke. Deutsche Apotheker Zeitung. 140; 1174–1177

Gloor, M., Thoma, K., Fluhr, J. (2000): Dermatologische Externatherapie, Springer-Verlag, Berlin

Groppe, S. (2002): Maßgeschneiderte Arzneimittel aus der Apotheke. Pharmazeutische Zeitung. 147; 3706–3712

Müller-Bohn, Th. (2002): Rezeptur und Defektur. Deutsche Apotheker Zeitung. 142; 197–202

Rezepturen mit Asche Basis®. Firmeninformation Asche Basis

Rezepturen mit Wolff®-Dermatika. Firmeninformation Wolff

Rezepturmöglichkeiten mit Fertigarzneimitteln – Hermal. Firmeninformation Hermal

Schmidt, M. (2000): Erst die Galenik macht die Arznei. PTA heute. 12; 8–12

Schöffling, U. (2000): Ein Hygienekonzept für die Apotheke. PTA heute. 12; 17–27

Schöffling, U. (2002): „Hightech" und „Bio" im Cremetopf. 2; 8–18

Internetadressen
www.pharmazeutische-zeitung.de, Rubrik DAC/NRF

Teil I

Rezepturleitfaden

1.1 Apothekenübliche Herstellungstechniken

1.1.1 Konventionelle Methode

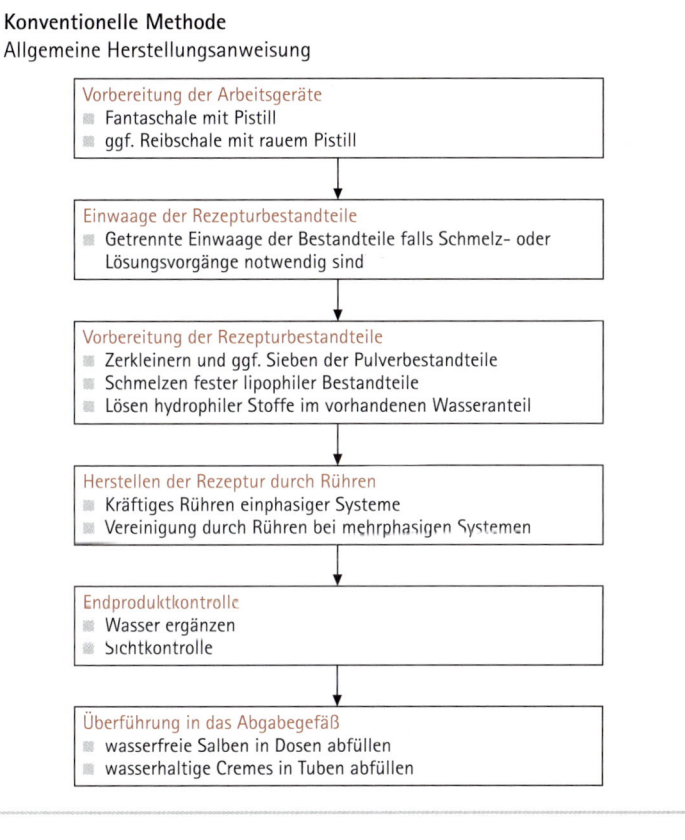

Konventionelle Methode
Allgemeine Herstellungsanweisung

Vorbereitung der Arbeitsgeräte
- Fantaschale mit Pistill
- ggf. Reibschale mit rauem Pistill

Einwaage der Rezepturbestandteile
- Getrennte Einwaage der Bestandteile falls Schmelz- oder Lösungsvorgänge notwendig sind

Vorbereitung der Rezepturbestandteile
- Zerkleinern und ggf. Sieben der Pulverbestandteile
- Schmelzen fester lipophiler Bestandteile
- Lösen hydrophiler Stoffe im vorhandenen Wasseranteil

Herstellen der Rezeptur durch Rühren
- Kräftiges Rühren einphasiger Systeme
- Vereinigung durch Rühren bei mehrphasigen Systemen

Endproduktkontrolle
- Wasser ergänzen
- Sichtkontrolle

Überführung in das Abgabegefäß
- wasserfreie Salben in Dosen abfüllen
- wasserhaltige Cremes in Tuben abfüllen

Für die Anfertigung halbfester Zubereitungen stellt nach wie vor die konventionelle Methode eine praktische Möglichkeit für die Apotheken-Rezeptur dar. Auf Grund der Herstellungstechnik ist die mit Fantaschale und Pistill angefertigte Rezeptur anfällig für mikrobielle Verunreinigungen. Andererseits gibt es einige Zubereitungen, die nur durch die Anfertigung per Hand eine gute galenische Qualität aufweisen.

Allgemeine Herstellungsanweisung

Vorbereitung der Arbeitsgeräte
Die Fantaschale mit dazu passendem Pistill wird gereinigt und mit Isopropanol 70 % desinfiziert. Falls zu verarbeitende Pulver zerkleinert werden müssen, wird zusätzlich eine raue Reibschale mit rauem Pistill bereitgestellt.

Einwaage der Rezepturbestandteile
Gehen Schmelz- oder Lösevorgänge der eigentlichen Herstellung voraus, so müssen die Bestandteile entsprechend ihrer Eigenschaften getrennt abgewogen werden.

Vorbereitung der Rezepturbestandteile
Die Pulverbestandteile werden ggf. zerkleinert und gesiebt. Bei bereits mikronisiert vorliegenden Substanzen ist diese Vorarbeit nicht notwendig. Lipophile feste Bestandteile werden auf dem Wasserbad oder in der Mikrowelle bei geeigneter Temperatur bzw. Wattzahl geschmolzen. Hydrophile Stoffe werden im vorhandenen Wasseranteil gelöst. Ist die Zubereitung wasserfrei, werden die hydrophilen Substanzen mit einem Teil der Grundlage angerieben.

Herstellung der Rezeptur durch Rühren
Einphasige Systeme werden in der Fantaschale kräftig bis zur Homogenisierung gerührt. Bei mehrphasigen Systemen wird die geschmolzene hydrophobe Phase mit der ebenfalls erwärmten hydrophilen Phase in der Fantaschale vereinigt. Ein kräftiges Rühren mit dem Pistill sorgt für eine gute Homogenisierung der Zubereitung.

Endproduktkontrolle

Während der Herstellung eventuell verdunstetes Wasser ergänzen. Die Anfertigung wird mit Hilfe der Sichtkontrolle bezüglich ihrer galenischen Qualität geprüft.

Überführung in das Abgabegefäß

Wasserfreie Zubereitungen können in Dosen mit großer Entnahmeöffnung abgefüllt werden. Wasserhaltige Zubereitungen werden in Tuben abgefüllt und abgegeben.

1.1.2   TopiTec®-System

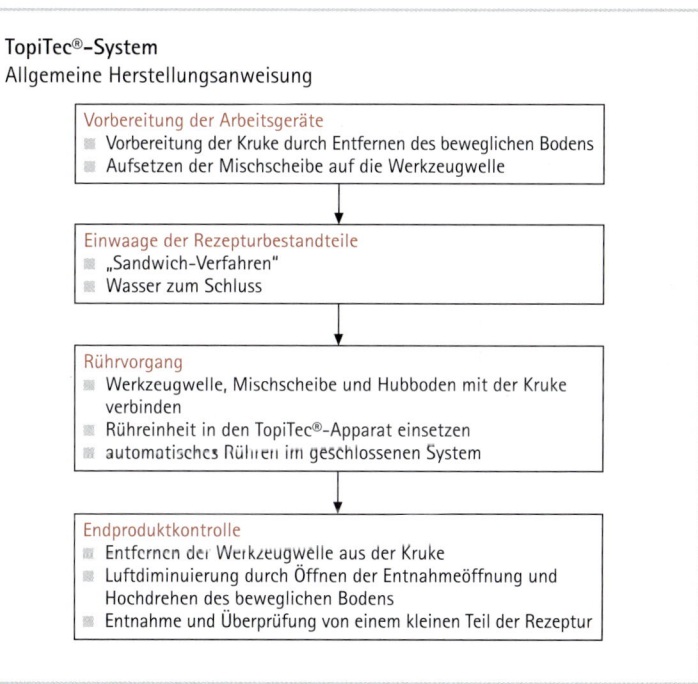

TopiTec®-System
Allgemeine Herstellungsanweisung

Vorbereitung der Arbeitsgeräte
- Vorbereitung der Kruke durch Entfernen des beweglichen Bodens
- Aufsetzen der Mischscheibe auf die Werkzeugwelle

Einwaage der Rezepturbestandteile
- „Sandwich-Verfahren"
- Wasser zum Schluss

Rührvorgang
- Werkzeugwelle, Mischscheibe und Hubboden mit der Kruke verbinden
- Rühreinheit in den TopiTec®-Apparat einsetzen
- automatisches Rühren im geschlossenen System

Endproduktkontrolle
- Entfernen der Werkzeugwelle aus der Kruke
- Luftdiminuierung durch Öffnen der Entnahmeöffnung und Hochdrehen des beweglichen Bodens
- Entnahme und Überprüfung von einem kleinen Teil der Rezeptur

Das TopiTec®-System wurde von der Firma Wepa auf den Markt gebracht. Es handelt sich um ein geschlossenes Rührsystem, bei dem der Herstellungsprozess im Abgabegefäß (Kruke) stattfindet. Bei den Geräten der 2. Generation besteht die Möglichkeit, verschiedene Misch- und Zerkleinerungsvorgänge durchzuführen und zu programmieren.

Allgemeine Herstellungsanweisung

Vorbereitung der Arbeitsgeräte
Mit Hilfe der Werkzeugwelle wird der bewegliche Boden der Kruke entfernt. Anschließend wird die Mischscheibe auf die Werkzeugwelle aufgesetzt.

Einwaage der Rezepturbestandteile
Bei der Einwaage der Rezepturbestandteile sollten feste Substanzen in halbfeste Grundstoffe eingebettet werden (Sandwich-Verfahren). Wasser wird zum Schluss dazugegeben und verteilt sich anschließend in der Rezeptur.

Rührvorgang
Für den eigentlichen Rührvorgang werden Werkzeugwelle, Mischscheibe und der aufgeschobene Hubboden mit der Kruke verbunden. Die Rühreinheit wird in die TopiTec®-Apparatur eingesetzt. Anschließend erfolgt das automatische Rühren im geschlossenen System.

Endproduktkontrolle
Die Werkzeugwelle wird aus der Kruke entfernt. Durch Hochdrehen des Hubbodens bei geöffneter Entnahmeöffnung wird Luft aus dem System entfernt und ein kleiner Teil der Rezeptur kann zur organoleptischen Prüfung entnommen werden.

Literatur
TopiTec® Handbuch der Firma Wepa
www.topitec.de

1.1.3   Unguator®-Technologie

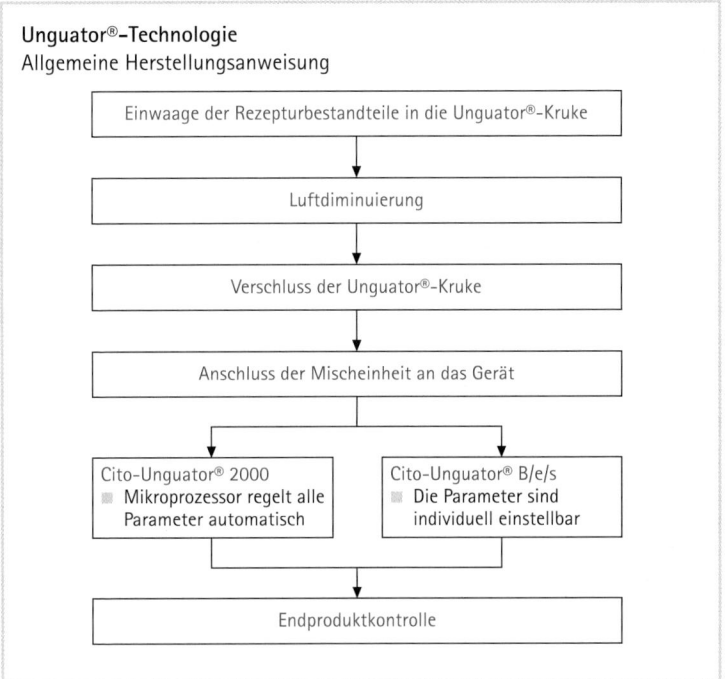

Unguator®-Technologie
Allgemeine Herstellungsanweisung

Einwaage der Rezepturbestandteile in die Unguator®-Kruke

Luftdiminuierung

Verschluss der Unguator®-Kruke

Anschluss der Mischeinheit an das Gerät

Cito-Unguator® 2000
■ Mikroprozessor regelt alle Parameter automatisch

Cito-Unguator® B/e/s
■ Die Parameter sind individuell einstellbar

Endproduktkontrolle

Die Unguator® Technologie wurde von Apotheker Albrecht Konietzko entwickelt. Derzeit befinden sich der
■ Cito-Unguator® B,
■ Cito-Unguator® e/s,
■ Cito-Unguator® 2000

am Markt. Die Cito-Unguatoren unterscheiden sich bezüglich ihrer Handhabung. Sowohl individuell einstellbare als auch automatische Systeme stehen zur Verfügung. Regelbare Parameter sind die Hubführung, die Drehzahl und die Mischzeit.

Allgemeine Herstellungsanweisung

Einwaage der Rezepturbestandteile in die Unguator®-Kruke

Die geschichtete Wirkstoffeinwaage in 2 bis 3 Ebenen verbessert die Vertikaldurchmischung.

Luftdiminuierung

Durch Verschieben des Bodens nach oben, werden Lufteinschlüsse und Überdruck in der Kruke vermieden.

Verschluss der Unguator®-Kruke

Der Verschluss der Unguator®-Kruke erfolgt durch festes Zudrehen des Schraubdeckels.

Anschluss der Mischeinheit an das Gerät

Die Mischeinheit (Flügelrührer und Kruke) wird an das Gerät angeschlossen.

Der Cito-Unguator® 2000 verfügt über einen Mikroprozessor, der automatisch die Hubführung, die Drehzahl und die Mischzeit rezepturabhängig regelt.

Bei den Cito-Unguatoren® B bzw. e/s können die Drehzahl und die Mischzeit individuell eingestellt werden. Die Hubführung erfolgt beim Cito-Unguator® B manuell, der Cito-Unguator® e/s verfügt über eine automatische Hubführung.

Endproduktkontrolle

Die visuelle Endproduktkontrolle an einer hinreichend großen Sichtfläche, erfolgt durch Öffnen des Kruken-Schraubdeckels. Bei diesem Arbeitsschritt wird ebenfalls der Unguator®-Standard-Flügelrührer entfernt. Der Unguator®-Einwegrührer kann, muss aber nicht, bei dieser Endproduktkontrolle entfernt und verworfen werden.

Literatur

Betriebsanleitung Unguator®-Technologie
www.gako.de

1.1.4   TUBAG-Rolliersystem

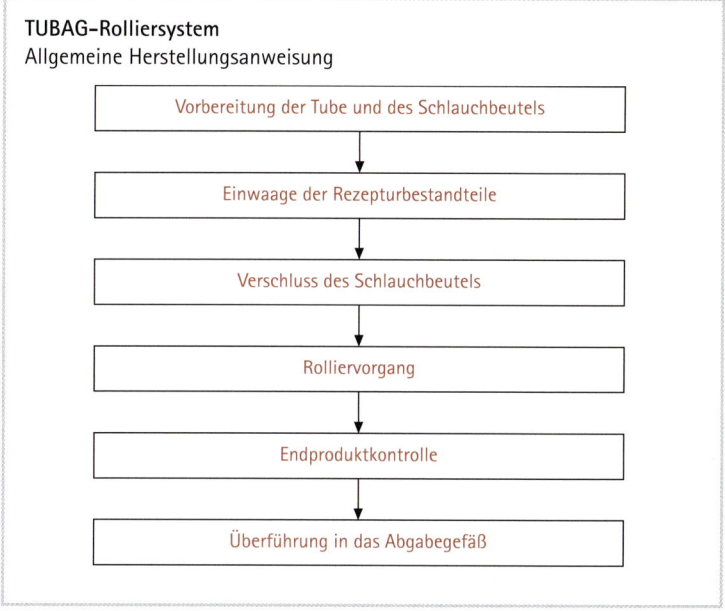

TUBAG-Rolliersystem
Allgemeine Herstellungsanweisung

Vorbereitung der Tube und des Schlauchbeutels

Einwaage der Rezepturbestandteile

Verschluss des Schlauchbeutels

Rolliervorgang

Endproduktkontrolle

Überführung in das Abgabegefäß

Das TUBAG-System wurde von Apotheker Heinz Hartmann entwickelt. TU-BAG setzt sich aus den englischen Bezeichnungen „tube" (Schlauch, Röhre) und „bag" (Beutel) zusammen. In diesem völlig geschlossenen System erfolgt die Salbenherstellung durch „Rollieren". Der Rolliervorgang stellt ein ganz neuartiges Prinzip der Zubereitung halbfester Rezepturen dar. Zum Erlernen der Technik können zu Übungszwecken flüssige Farbstoffe zugesetzt werden, die den Endpunkt des Homogenisierungsprozesses durch Farbwechsel anzeigen.

Allgemeine Herstellungsanweisung

Vorbereitung der Tube und des Schlauchbeutels

Die Tube wird auf den dazu passenden Kunststoff-Standfuß aufgeschraubt. Der noch beidseitig verschlossene Schlauchbeutel wird mit Hilfe einer speziellen Einfädelnadel eingeführt. Anschließend wird der Schlauch oben aufgeschnitten, das offene Ende über den Tubenrand gestülpt und dann vorsichtig bis zum Tubensockel heruntergezogen.

Einwaage der Rezepturbestandteile

Es werden alle Bestandteile der Rezeptur zusammen eingewogen. Pulverbestandteile sollten alle gemeinsam „oben auf" eingewogen werden.

Verschluss des Schlauchbeutels

Nach der Einwaage wird der Schlauch aus der Tube entnommen. Durch Glattstreichen zum offenen Ende hin, wird der Beutel entlüftet und anschließend zugeknotet. Sofern die Rezeptur einen Feststoff enthält, wird dieser nun etwas angerieben. Dafür wird an der Stelle, an der das Pulver sitzt mit zwei Fingern eine kleine „Beule" gebildet und hier mit etwas Grundlage angerieben.

Rolliervorgang

Vor dem eigentlichen Rolliervorgang wird der Schlauchinhalt noch einige Male hin- und her bewegt, bzw. durchgeknetet. Erfordert die Herstellung der Rezeptur ein Aufschmelzen der Bestandteile, so kann der verschlossene Beutel in ein Wasserbad eingelegt werden. Anschließend wird der Schlauchbeutel in den Rollierer gelegt und kräftig auf der rutschfesten Unterlage rolliert. Das Mitrollieren einer Kühlkompresse ermöglicht eine schnelle Abkühlung eventuell vorher erhitzter Bestandteile.

Endproduktkontrolle

Die visuelle Endproduktkontrolle erfolgt von außen im verschlossenen Schlauchbeutel.

Überführung in das Abgabegefäß

Der Schlauchbeutel wird samt Inhalt erneut in die Tube gegeben und am Tubengewinde aufgeschnitten. Anschließend wird die Kappe aufgeschraubt und die Tube am anderen Ende zugekrimt.

Literatur
Handbuch TUBAG-Rolliersystem

1.2 Lösungssalben

Die Anfertigung von Lösungssalben ist nicht unproblematisch, da die eingearbeiteten Wirkstoffe möglichst bei Raumtemperatur in Lösung gebracht werden sollten. Größere Temperaturerhöhungen bei der Herstellung können später zu Auskristallisationen und Ausfällungen führen. Je niedriger die Temperatur gehalten werden kann, desto besser ist die Stabilität der Lösungssalbe. Als Salbengrundlage werden Kohlenwasserstoffgele wie z.B. Vaseline, Wachse oder Ungt. Cordes eingesetzt. Typische Wirkstoffe, die verarbeitet werden, sind Menthol, Campher und ätherische Öle.

Theoretische Vorüberlegungen

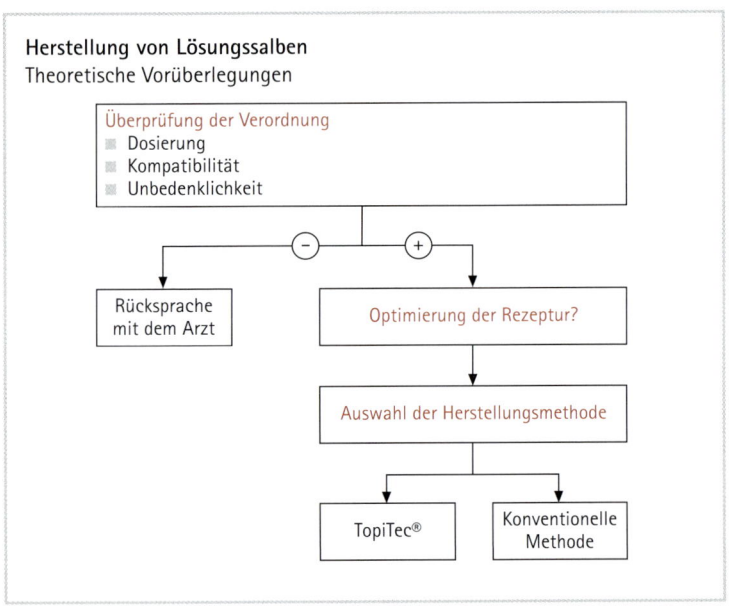

Überprüfung der Verordnung

Dosierung: Die Dosierung mit Hilfe von Standardwerken wie z. B. NRF, Tabelle der oberen Richtkonzentrationen dermatologischer Arzneistoffe oder der Normdosentabelle überprüfen.

Kompatibilität der Grundlage und der Wirkstoffe: Die Grundlage und die Wirkstoffe bezüglich ihrer Verträglichkeit untereinander überprüfen.

Unbedenklichkeit: Verordnungen nur ausführen, wenn sie richtig und nach Art und Menge unbedenklich sind. Die Liste der bedenklichen Stoffe findet sich in Teil II, 9.6, und im NRF, Allgemeine Hinweise I.5.

Optimierung der Rezeptur notwendig?

Die Grundlage liegt einfach oder zusammengesetzt vor. Wenn es sich um natürliche Bestandteile (pflanzliche Fette) handelt, die Stabilität durch Zusatz geeigneter Antioxidantien erhöhen.

Detaillierte Angaben zu den Eigenschaften von Grundlagen und Wirkstoffen finden sich in Teil II, 8.

Auswahl der Herstellungsmethode

Die Herstellungsmethode nach der Beschaffenheit der Grundlage, der Empfindlichkeit der Arzneistoffe und den Voraussetzungen in der Apotheke auswählen. Beispielhaft sind beschrieben:

- konventionelle Methode,
- TopiTec®-Methode.

Praktische Durchführung: konventionelle Methode

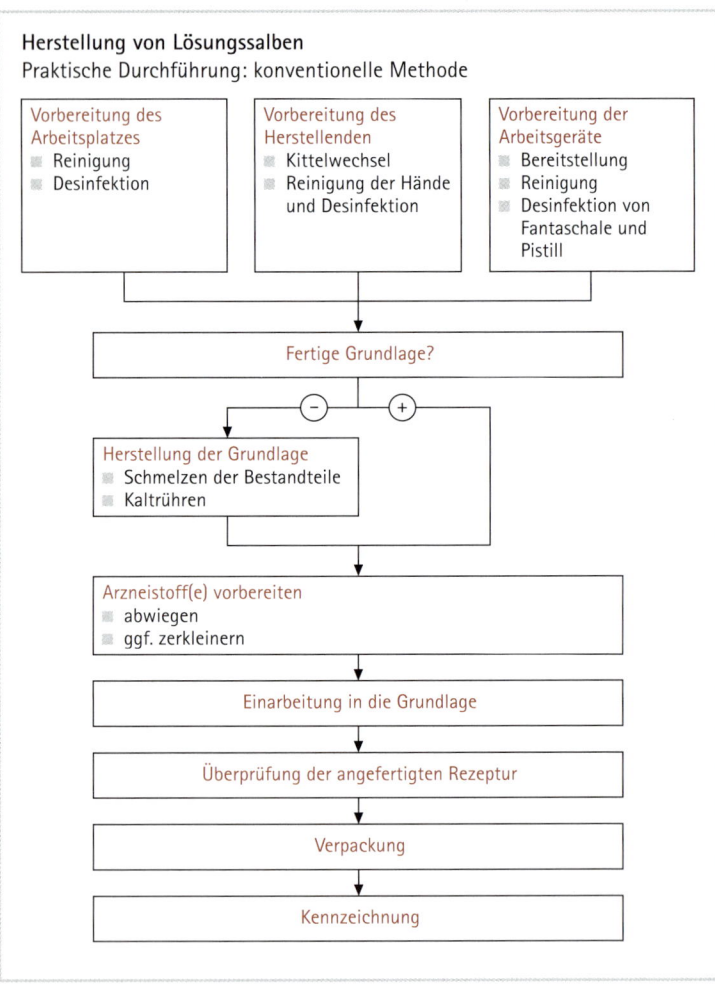

Vorbereitung des Arbeitsplatzes
Reinigung der Arbeitsfläche und anschließende Desinfektion mit Isopropanol 70 %.

Vorbereitung des Herstellenden
Der Kittelwechsel dient dem Schutz vor Kontamination. Reinigung der Hände und anschließende Desinfektion mit Isopropanol 70 %. Beim Arbeiten nach der konventionellen Methode, den Arbeitsplatz während der Herstellung nicht verlassen.

Vorbereitung der Arbeitsgeräte
Bereitstellung aller benötigten Geräte:
- Fantaschale mit Pistill,
- Reibschale mit angerautem Pistill,
- Löffel,
- Spatel,
- Kartenblätter.

Die gereinigten Gefäße vor der Anwendung mit Isopropanol 70 % desinfizieren und dann getrocknet einsetzen.

Fertige Grundlage steht zur Verfügung?
Fertige Grundlage: Entnahme der Salbengrundlage aus dem Stand- oder Vorratsgefäß.

Herstellung der Grundlage
Schmelzen der einzelnen Salbengrundstoffe und anschließendes Kaltrühren.

Arzneistoff(e) vorbereiten
Gegebenenfalls Zerkleinern des Arzneistoffs mit Hilfe der Reibschale und des Pistill, anschließend einwiegen.

Einarbeitung in die Grundlage
Der oder die Wirkstoff(e) möglichst bei Raumtemperatur in die Salbengrundlage einarbeiten. Die Wirkstoffe gegebenenfalls zerkleinert vorlegen und dann anteilig mit Grundlage verarbeiten. Eine geringe Teilchen-

größe und das gelinde Erwärmen der Grundlage begünstigt dabei den Lösungsvorgang. Flüssige Wirkstoffe immer in die vorgelegte Grundlage einarbeiten.

Cave! Thermolabile Stoffe und Substanzen, die zur Rekristallisation neigen, keinesfalls erhitzen!

Überprüfung der angefertigten Rezeptur

Endgewichtkontrolle: Mit Hilfe der Oberschalenwaage das Gewicht der Rezeptur kontrollieren.

Organoleptische Kontrolle: Die Rezeptur nach Aussehen und Beschaffenheit visuell überprüfen. Lösungssalben sind von gleichmäßiger Beschaffenheit und frei von festen Bestandteilen. Es darf beim Rühren in der Fantaschale kein knirschendes Geräusch mehr wahrgenommen werden!

Verpackung

Bei der Herstellung nach der konventionellen Methode zwischen dem Abfassen in eine Kruke und dem Abfüllen in eine Tube wählen. Aus hygienischen Gründen ist eine Tube als Abgabegefäß vorzuziehen. Bei hochviskosen Zubereitungen ist allerdings eine Kruke zu bevorzugen, da die Entnahme aus der Tube eventuell schwer möglich ist.

Kennzeichnung

Laut Apothekenbetriebsordnung § 14.

Das Etikett sollte außerdem folgende Angaben enthalten:
- Bestandteile in deutscher Sprache.
- Verschreibungspflichtige Verordnungen benötigen eine Gebrauchsanweisung.
- „Zum Auftragen auf die betroffenen Hautstellen".
- Aufbrauchfrist laut NRF: konventionelle Methode:

Tube	3 Jahre,
Kruke mit weiter Öffnung	6 Monate.

Patienteninformation: Zubereitung keinen großen Temperaturschwankungen aussetzen.

Praktische Durchführung: TopiTec®-Methode

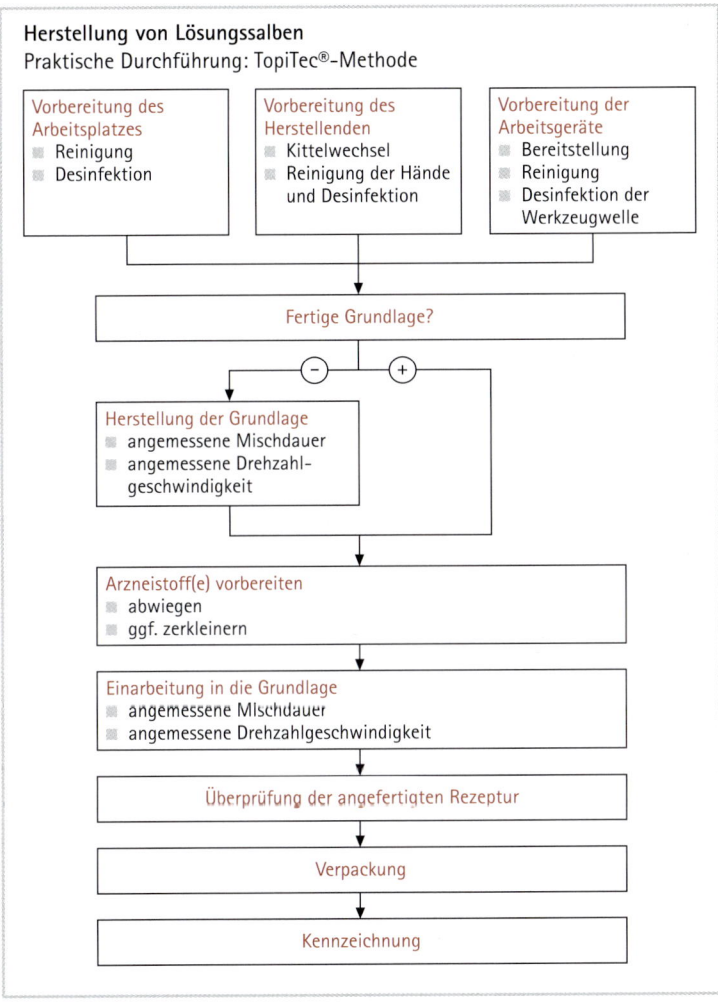

Herstellung von Lösungssalben
Praktische Durchführung: TopiTec®-Methode

Vorbereitung des Arbeitsplatzes
- Reinigung
- Desinfektion

Vorbereitung des Herstellenden
- Kittelwechsel
- Reinigung der Hände und Desinfektion

Vorbereitung der Arbeitsgeräte
- Bereitstellung
- Reinigung
- Desinfektion der Werkzeugwelle

Fertige Grundlage?

– +

Herstellung der Grundlage
- angemessene Mischdauer
- angemessene Drehzahlgeschwindigkeit

Arzneistoff(e) vorbereiten
- abwiegen
- ggf. zerkleinern

Einarbeitung in die Grundlage
- angemessene Mischdauer
- angemessene Drehzahlgeschwindigkeit

Überprüfung der angefertigten Rezeptur

Verpackung

Kennzeichnung

Vorbereitung des Arbeitsplatzes

Reinigung der Arbeitsfläche und anschließende Desinfektion mit Isopropanol 70 %.

Vorbereitung des Herstellenden

Der Kittelwechsel dient dem Schutz vor Kontamination. Reinigung der Hände und anschließende Desinfektion mit Isopropanol 70 %. Beim Arbeiten mit dem geschlossenen TopiTec®-System kann der Arbeitsplatz während der Herstellung verlassen werden.

Vorbereitung der Arbeitsgeräte

Bereitstellung aller benötigten Geräte:

- TopiTec®-System,
- TopiTec®-Mischscheibe,
- TopiTec®-Zerkleinerungssystem (Mahlaufsatz) oder Reibschale mit angerautem Pistill,
- Löffel,
- Spatel,
- Kartenblätter.

Die gereinigten Geräte und die Werkzeugwelle vor der Anwendung mit Isopropanol 70 % desinfizieren.

Fertige Grundlage steht zur Verfügung?

Fertige Grundlage: Entnahme der Salbengrundlage aus dem Stand- oder Vorratsgefäß.

Herstellung der Grundlage

Die Salbengrundlage im TopiTec®-System durch eine ausreichend lange Mischdauer und angepasste Drehzahlgeschwindigkeit fertigen. Die gleichzeitige Einarbeitung der Wirkstoffe während der Herstellung der Grundlage ist im Einzelfall möglich, jedoch nicht grundsätzlich zu empfehlen.

Arzneistoff(e) vorbereiten

- Abwiegen des/der Arzneistoff(e) und gegebenenfalls Zerkleinern mit Hilfe der Reibschale und des angerauten Pistill.

- Eine Zerkleinerung kristalliner Substanzen mit dem TopiTec®-Zerkleinerungssystem ist bei kristallinen Substanzen und einer Einwaage ≥ 2 g möglich; nicht empfehlenswert ist die Verarbeitung von Substanzen mit einem hohen Feuchtigkeitsgehalt und einer Teilchengröße ≥ 500 μm.

Einarbeitung in die Grundlage

Tara der Kruke (einschließlich des Hubbodens mit eingeschobener Werkzeugwelle und Mischscheibe) dokumentieren. Die Hälfte der Grundlage in die Kruke vorlegen und den oder die Arzneistoffe hinzufügen. Die restliche Grundlage dazuwiegen und die Kruke in den Schlitten einsetzen

Es ist darauf zu achten, dass der oder die Wirkstoff(e) immer gut in der Grundlage eingebettet vorliegen (Sandwichverfahren). Bei mehreren Arzneistoffen ist eine weitere Zwischenschicht mit Salbengrundlage empfehlenswert.

Systemparameter:

- Die empfohlene **Drehzahlgeschwindigkeit** (UpM) richtet sich nach der Konsistenz der Grundlage und der Zusammensetzung der Rezeptur. Bei hochviskosen Zubereitungen liegt sie höher, sollte aber 2000 UpM nicht überschreiten.
- die **Mischdauer** richtet sich vor allem nach der zu verarbeitenden Menge. Für den Rezepturmaßstab (20 bis 200 g) 3 Minuten nicht überschreiten.

Der oder die Wirkstoff(e) möglichst bei Raumtemperatur verarbeiten. Allgemein ist eine schnellere Lösung der Arzneistoffe durch ein gelindes Erwärmen der Grundlage zu erreichen. Diese Temperaturerhöhung wird häufig schon durch die Rührumdrehungen im TopiTec® ausgelöst.

Cave! Thermolabile Stoffe und Substanzen, die zur Rekristallisation neigen, sollten keinesfalls zu starken Erwärmungen und somit hohen Drehzahlen ausgesetzt werden.

Überprüfung der angefertigten Rezeptur

Endgewichtkontrolle: Mit Hilfe der Oberschalenwaage das Gewicht der Rezeptur kontrollieren.

Organoleptische Kontrolle: Durch Betrachtung einer kleinen Probe aus der Entnahmeöffnung, die Rezeptur nach Aussehen und Beschaffenheit visuell überprüfen. Lösungssalben sind von gleichmäßiger Beschaffenheit und frei von festen Bestandteilen.

Verpackung
Bei der Herstellung nach der TopiTec®-Methode die geeigneten Kruken mit kleiner Entnahmeöffnung einsetzen.

Kennzeichnung
Laut Apothekenbetriebsordnung § 14.

Das Etikett sollte außerdem folgende Angaben enthalten:
- Bestandteile in deutscher Sprache.
- Verschreibungspflichtige Verordnungen benötigen eine Gebrauchsanweisung.
- „Zum Auftragen auf die betroffenen Hautstellen".
- Aufbrauchfrist laut NRF: TopiTec®-Kruke (Spenderdose) 3 Jahre.

Patienteninformation: Zubereitung keinen großen Temperaturschwankungen aussetzen.

1.3   Suspensionssalben

Die meisten halbfesten dermatologischen Zubereitungen liegen in Form von Suspensionen vor. Bei den Suspensionssalben wird der Wirkstoff nicht gelöst, sondern dispergiert. Um eine gute Verträglichkeit und Bioverfügbarkeit der Wirkstoffe zu erzielen, sollten sie mikronisiert oder fein gepulvert verarbeitet werden. Für hochwirksame oder schlecht zu verarbeitende Arzneistoffe bietet sich die Anfertigung von Stammverreibungen an.

Theoretische Vorüberlegungen

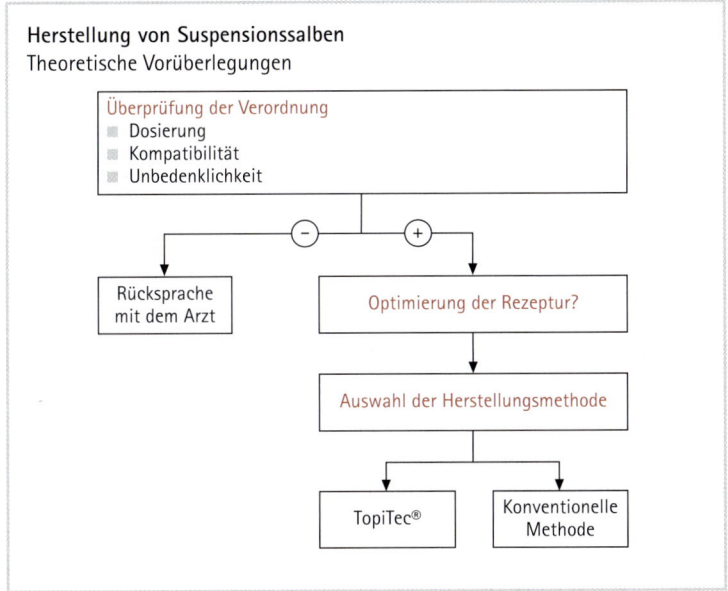

Herstellung von Suspensionssalben
Theoretische Vorüberlegungen

Überprüfung der Verordnung
- Dosierung
- Kompatibilität
- Unbedenklichkeit

Rücksprache mit dem Arzt

Optimierung der Rezeptur?

Auswahl der Herstellungsmethode

TopiTec®

Konventionelle Methode

Überprüfung der Verordnung

Dosierung: Die Dosierung mit Hilfe von Standardwerken wie z. B. NRF, Tabelle der oberen Richtkonzentrationen dermatologischer Arzneistoffe oder der Normdosentabelle überprüfen.

Kompatibilität der Grundlage und der Wirkstoffe: Die Grundlage und die Wirkstoffe bezüglich ihrer Verträglichkeit untereinander überprüfen.

Unbedenklichkeit: Verordnungen nur ausführen, wenn sie richtig und nach Art und Menge unbedenklich sind. Die Liste der bedenklichen Stoffe findet sich in Teil II, 9.6, und im NRF, Allgemeine Hinweise I.5.

Optimierung der Rezeptur notwendig?

Die Grundlage liegt einfach oder zusammengesetzt vor. Wenn es sich um natürliche Bestandteile (pflanzliche Fette) handelt, Stabilität durch Zusatz geeigneter **Antioxidantien** erhöhen.

Detaillierte Angaben zu den Eigenschaften von Grundlagen und Wirkstoffen finden sich in: Teil II, 8.

Auswahl der Herstellungsmethode

Die Herstellungsmethode nach der Beschaffenheit der Grundlage, der Empfindlichkeit der Arzneistoffe und den Voraussetzungen in der Apotheke auswählen. Beispielhaft sind beschrieben:
- konventionelle Methode,
- TopiTec®-Methode.

Praktische Durchführung: konventionelle Methode

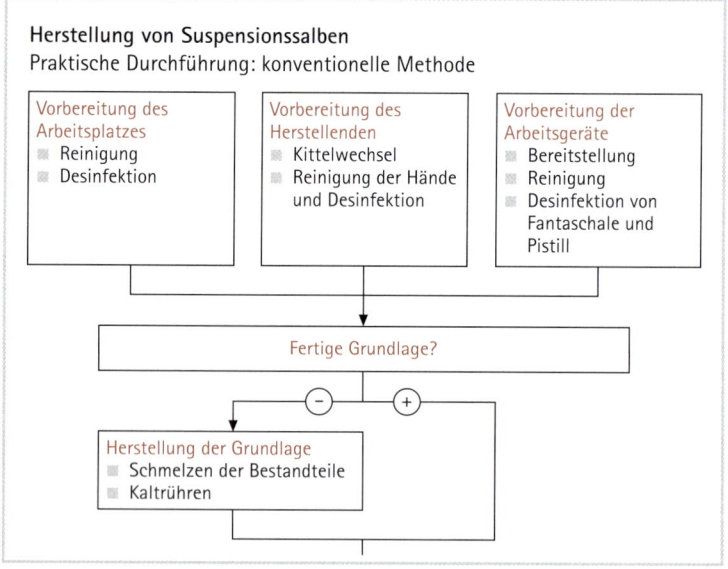

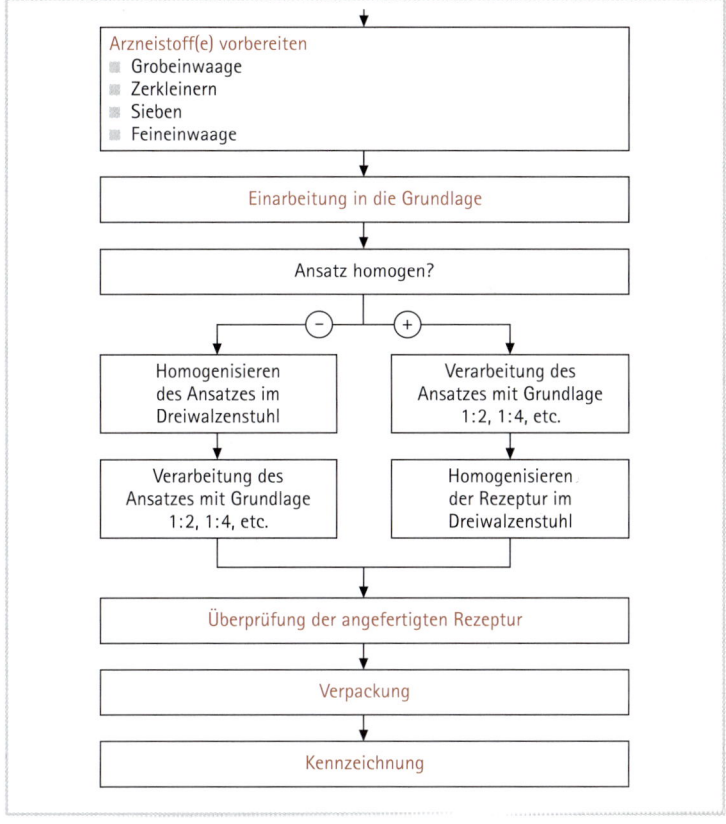

Vorbereitung des Arbeitsplatzes

Reinigung der Arbeitsfläche und anschließende Desinfektion mit Isopropanol 70 %.

Vorbereitung des Herstellenden

Der Kittelwechsel dient dem Schutz vor Kontamination. Reinigung der Hände und anschließende Desinfektion mit Isopropanol 70 %. Beim Arbei-

ten nach der konventionellen Methode, den Arbeitsplatz während der Herstellung nicht verlassen.

Vorbereitung der Arbeitsgeräte
Bereitstellung aller benötigten Geräte:
- Fantaschalen mit Pistill,
- Reibschale mit angerautem Pistill,
- Löffel,
- Spatel,
- Kartenblätter,
- Dreiwalzenstuhl.

Die gereinigten Gefäße vor der Anwendung mit Isopropanol 70 % desinfizieren und dann getrocknet einsetzen.

Fertige Grundlage steht zur Verfügung?
Fertige Grundlage: Entnahme der Salbengrundlage aus dem Stand- oder Vorratsgefäß.

Herstellung der Grundlage
Schmelzen der einzelnen Salbengrundstoffe und anschließendes Kaltrühren.

Arzneistoff(e) vorbereiten
Grobeinwaage des/der Arzneistoff(e) mit anschließendem Zerkleinern und Sieben. Erst dann erfolgt die genaue Einwaage des/der Arzneistoffe.

Einarbeitung in die Grundlage
Anreiben des/der Wirkstoff(e) mit der Salbengrundlage im Verhältnis 1 : 1.

Ansatz homogen: Verdünnung des Ansatzes mit Salbengrundlage im Verhältnis 1 : 2, 1 : 4, etc. Die vollständige Rezeptur wird zur endgültigen Homogenisierung durch den Dreiwalzenstuhl gegeben.

Ansatz heterogen: Der Ansatz weist Pulveragglomerate auf, die mit Hilfe des Dreiwalzenstuhles zerstört werden. Der homogenisierte Ansatz wird mit Salbengrundlage im Verhältnis 1 : 2, 1 : 4, etc. weiter verarbeitet.

In Einzelfällen ist es ratsam, den Feststoffanteil mit einem flüssigen Bestandteil der Salbengrundlage anzureiben!

Überprüfung der angefertigten Rezeptur

Endgewichtkontrolle: Mit Hilfe der Oberschalenwaage das Gewicht der Rezeptur kontrollieren.

Organoleptische Prüfung: Die Rezeptur nach Aussehen und Beschaffenheit visuell überprüfen. Suspensionssalben sind von gleichmäßiger Beschaffenheit. Es dürfen keine Kristalle oder Agglomerate zu erkennen sein.

Verpackung

Bei der Herstellung nach der konventionellen Methode zwischen dem Abfassen in eine Kruke und dem Abfüllen in eine Tube wählen. Aus hygienischen Gründen ist eine Tube als Abgabegefäß vorzuziehen. Bei hochviskosen Zubereitungen ist allerdings eine Kruke zu bevorzugen, da die Entnahme aus der Tube eventuell schwer möglich ist.

Kennzeichnung

Laut Apothekenbetriebsordnung § 14.

Das Etikett sollte außerdem folgende Angaben enthalten:
- Bestandteile in deutscher Sprache.
- Verschreibungspflichtige Verordnungen benötigen eine Gebrauchsanweisung.
- „Zum Auftragen auf die betroffenen Hautstellen".
- Aufbrauchfrist laut NRF: konventionelle Methode:

Tube	3 Jahre,
Kruke mit weiter Öffnung	6 Monate.

Patienteninformation: Zubereitung dicht verschlossen, vor Licht und Feuchtigkeit geschützt, lagern.

Praktische Durchführung: TopiTec® Methode

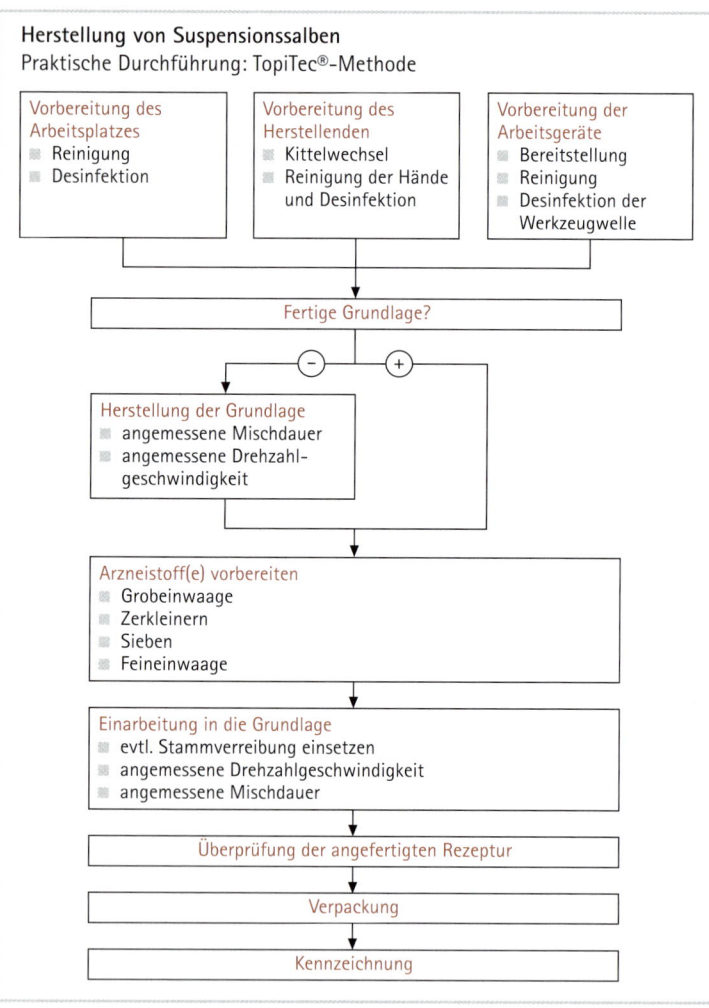

Herstellung von Suspensionssalben
Praktische Durchführung: TopiTec®-Methode

Vorbereitung des Arbeitsplatzes
- Reinigung
- Desinfektion

Vorbereitung des Herstellenden
- Kittelwechsel
- Reinigung der Hände und Desinfektion

Vorbereitung der Arbeitsgeräte
- Bereitstellung
- Reinigung
- Desinfektion der Werkzeugwelle

Fertige Grundlage?

– / +

Herstellung der Grundlage
- angemessene Mischdauer
- angemessene Drehzahlgeschwindigkeit

Arzneistoff(e) vorbereiten
- Grobeinwaage
- Zerkleinern
- Sieben
- Feineinwaage

Einarbeitung in die Grundlage
- evtl. Stammverreibung einsetzen
- angemessene Drehzahlgeschwindigkeit
- angemessene Mischdauer

Überprüfung der angefertigten Rezeptur

Verpackung

Kennzeichnung

Vorbereitung des Arbeitsplatzes
Reinigung der Arbeitsfläche und anschließende Desinfektion mit Isopropanol 70 %.

Vorbereitung des Herstellenden
Der Kittelwechsel dient dem Schutz vor Kontamination. Reinigung der Hände und anschließende Desinfektion mit Isopropanol 70 %. Beim Arbeiten mit dem geschlossenen TopiTec®-System kann der Arbeitsplatz während der Herstellung verlassen werden.

Vorbereitung der Arbeitsgeräte
Bereitstellung aller benötigten Geräte:
- TopiTec®-System,
- TopiTec®-Mischscheibe,
- TopiTec®-Zerkleinerungsgerät (Mahlaufsatz) oder Reibschale mit angerautem Pistill,
- Löffel,
- Spatel,
- Kartenblätter.

Die gereinigten Geräte und die Werkzeugwelle werden vor der Anwendung mit Isopropanol 70 % desinfiziert.

Fertige Grundlage steht zur Verfügung?
Fertige Grundlage: Entnahme der Salbengrundlage aus dem Stand- oder Vorratsgefäß.

Herstellung der Grundlage
Die Salbengrundlage im TopiTec®-System durch eine ausreichend lange Mischdauer und angepasste Drehzahlgeschwindigkeit fertigen. Die gleichzeitige Einarbeitung der Wirkstoffe während der Herstellung der Grundlage ist im Einzelfall möglich, jedoch nicht grundsätzlich zu empfehlen.

Arzneistoff(e) vorbereiten
- Grobeinwaage des/der Arzneistoff(e) mit anschließendem Zerkleinern (Reibschale mit angerautem Pistill) und Sieben. Erst dann erfolgt die genaue Einwaage des/der Arzneistoffe.

▦ Eine Zerkleinerung kristalliner Substanzen mit dem Topitec®-Zerkleine-
rungssystem ist bei kristallinen Substanzen und einer Einwaage ≥ 2 g
möglich; nicht empfehlenswert ist die Verarbeitung von Substanzen mit
einem hohen Feuchtigkeitsgehalt und einer Teilchengröße ≥ 500 μm.

▦ Für das Pulverisieren sollte maximal mit 2000 UpM gearbeitet werden.

Einarbeitung in die Grundlage

Tara der Kruke (einschließlich des Hubbodens mit eingeschobener Werkzeugwelle und Mischscheibe) dokumentieren. Die Hälfte der Grundlage in
die Kruke vorlegen und den oder die Arzneistoffe hinzufügen. Anschließend die restliche Grundlage dazuwiegen und die Kruke in den Schlitten
einsetzen.

Es ist darauf zu achten, dass der oder die Wirkstoff(e) immer gut in Grundlage eingebettet vorliegen (Sandwichverfahren). Bei mehreren Arzneistoffen ist eine weitere Zwischenschicht mit Salbengrundlage empfehlenswert.

Hinweis: Es empfiehlt sich bei niedrig dosierten Arzneistoffen und bei agglomeriert vorliegenden Ausgangssubstanzen mit ca. 10 bis 15 % der Salbengrundlage eine **Stammverreibung** in der TopiTec®-Kruke herzustellen.
Die restliche Grundlage wird anschließend ergänzt und die Zubereitung
durch erneutes Mischen homogenisiert.

Systemparameter:

▦ Die empfohlene **Drehzahlgeschwindigkeit** (UpM) richtet sich nach der
Konsistenz der Grundlage und der Zusammensetzung der Rezeptur. Bei
hochviskosen Zubereitungen liegt sie höher, sollte aber 1500 UpM nicht
überschreiten.

▦ die **Mischdauer** (Min.) richtet sich vor allem nach der zu verarbeitenden
Menge. Für den Rezepturmaßstab (20 bis 200 g) 3 Minuten nicht überschreiten.

Überprüfung der angefertigten Rezeptur

Endgewichtkontrolle: Mit Hilfe der Oberschalenwaage das Gewicht der Rezeptur kontrollieren.

Organoleptische Prüfung: Durch Betrachten einer kleinen Probe aus der Entnahmeöffnung, die Rezeptur nach Aussehen und Beschaffenheit visuell überprüfen. Suspensionssalben sind von gleichmäßiger Beschaffenheit. Es dürfen keine Kristalle oder Agglomerate zu erkennen sein.

Verpackung
Bei der Herstellung nach der TopiTec®-Methode die geeigneten Kruken mit kleiner Entnahmeöffnung einsetzen.

Kennzeichnung
Laut Apothekenbetriebsordnung § 14.

Das Etikett sollte außerdem folgende Angaben enthalten:
- Bestandteile in deutscher Sprache.
- Verschreibungspflichtige Verordnungen benötigen eine Gebrauchsanweisung.
- „Zum Auftragen auf die betroffenen Hautstellen".
- Aufbrauchfrist laut NRF: TopiTec®-Kruke (Spenderdose) 3 Jahre.

Patienteninformation: Zubereitung dicht verschlossen, vor Licht und Feuchtigkeit geschützt, lagern.

1.4   Pasten

Suspensionssalben, die einen Feststoffanteil größer als 10% aufweisen, werden als Pasten bezeichnet. Diese hochkonzentrierten Suspensionssalben stellen den Übergang zu den feuchten Pulvern dar. Um die Herstellung der Pasten zu erleichtern, sollten die Wirkstoffe mikronisiert oder feingepulvert verarbeitet werden. Für hochwirksame oder schlecht zu verarbeitende Arzneistoffe bietet sich die Anfertigung und Verarbeitung von Stammverreibungen an.

Theoretische Vorüberlegungen

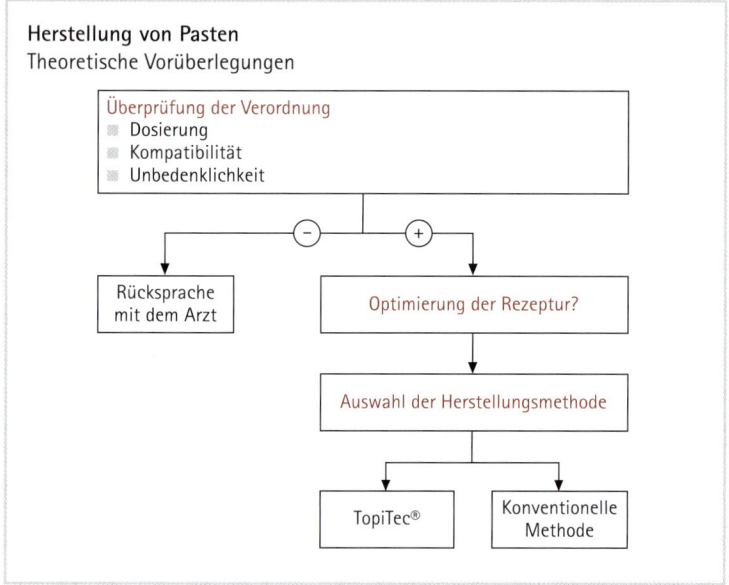

Herstellung von Pasten
Theoretische Vorüberlegungen

Überprüfung der Verordnung
- Dosierung
- Kompatibilität
- Unbedenklichkeit

Rücksprache mit dem Arzt

Optimierung der Rezeptur?

Auswahl der Herstellungsmethode

TopiTec®

Konventionelle Methode

Überprüfung der Verordnung

Dosierung: Die Dosierung mit Hilfe von Standardwerken wie z. B. NRF, Tabelle der oberen Richtkonzentrationen dermatologischer Arzneistoffe oder der Normdosentabelle überprüfen.

Kompatibilität der Grundlage und der Wirkstoffe: Die Grundlage und die Wirkstoffe bezüglich ihrer Verträglichkeit untereinander überprüfen.

Unbedenklichkeit: Verordnungen nur ausführen, wenn sie richtig und nach Art und Menge unbedenklich sind. Die Liste der bedenklichen Stoffe findet sich in Teil II, 9.6, und im NRF, Allgemeine Hinweise I.5.

Optimierung der Rezeptur notwendig?

Die Grundlage liegt einfach oder zusammengesetzt vor. Wenn es sich um natürliche Bestandteile (pflanzliche Fette) handelt, die Stabilität durch Zusatz geeigneter **Antioxidantien** erhöhen.

Detaillierte Angaben zu den Eigenschaften von Grundlagen und Wirkstoffen finden sich in Teil II, 8.

Auswahl der Herstellungsmethode

Die Herstellungsmethode nach der Beschaffenheit der Grundlage, der Empfindlichkeit der Arzneistoffe und den Voraussetzungen in der Apotheke auswählen. Beispielhaft sind beschrieben:

- konventionelle Methode,
- TopiTec®-Methode.

Praktische Durchführung: konventionelle Methode

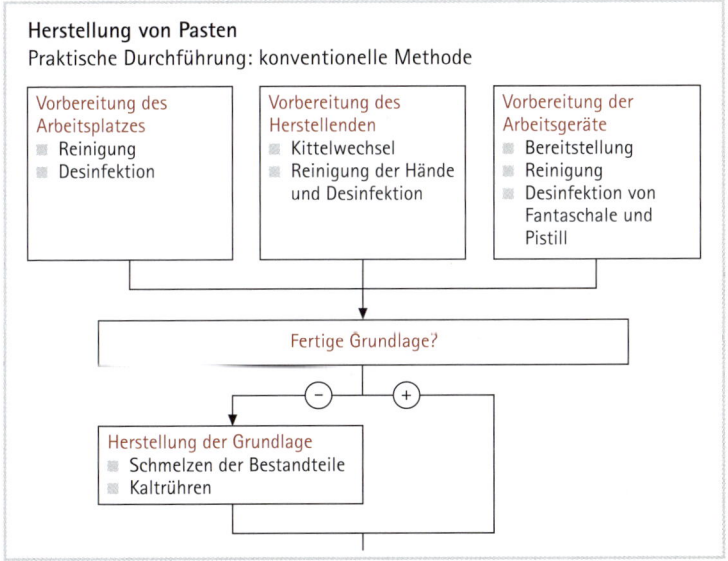

Herstellung von Pasten
Praktische Durchführung: konventionelle Methode

Vorbereitung des Arbeitsplatzes	Vorbereitung des Herstellenden	Vorbereitung der Arbeitsgeräte
- Reinigung - Desinfektion	- Kittelwechsel - Reinigung der Hände und Desinfektion	- Bereitstellung - Reinigung - Desinfektion von Fantaschale und Pistill

Fertige Grundlage? − +

Herstellung der Grundlage
- Schmelzen der Bestandteile
- Kaltrühren

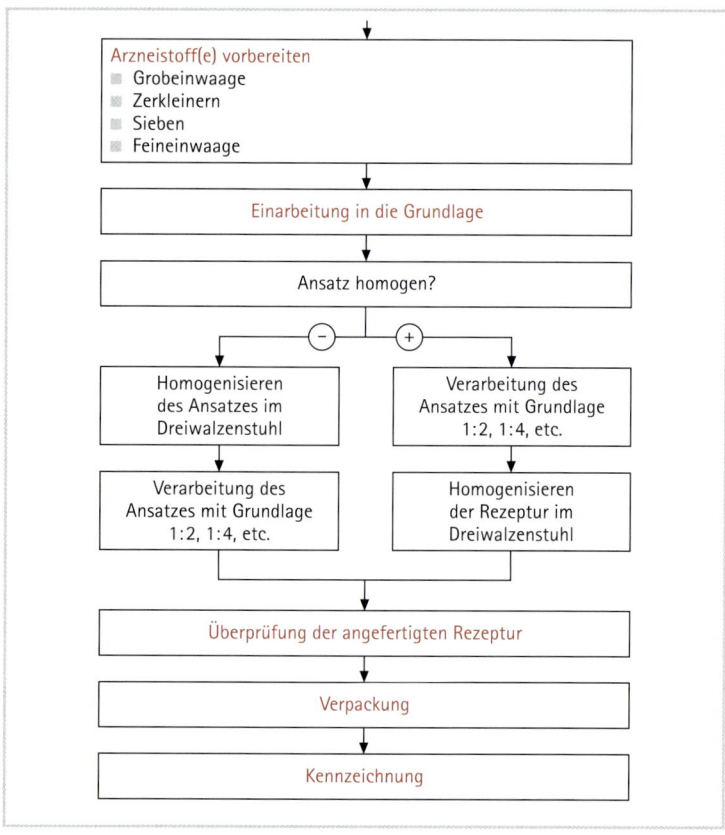

Vorbereitung des Arbeitsplatzes

Reinigung der Arbeitsfläche und anschließende Desinfektion mit Isopropanol 70 %.

Vorbereitung des Herstellenden

Der Kittelwechsel dient dem Schutz vor Kontamination. Reinigung der Hände und anschließende Desinfektion mit Isopropanol 70 %. Beim Arbei-

ten nach der konventionellen Methode, den Arbeitsplatz während der Herstellung nicht verlassen.

Vorbereitung der Arbeitsgeräte
Bereitstellung aller benötigten Geräte:
- Fantaschalen mit Pistill,
- Reibschale mit angerautem Pistill,
- Löffel,
- Spatel,
- Kartenblätter,
- Dreiwalzenstuhl.

Die gereinigten Gefäße vor der Anwendung mit Isopropanol 70% desinfizieren und dann getrocknet einsetzen.

Fertige Grundlage steht zur Verfügung?
Fertige Grundlage: Entnahme der Salbengrundlage aus dem Stand- oder Vorratsgefäß.

Herstellung der Grundlage
Schmelzen der einzelnen Salbengrundstoffe und anschließendes Kaltrühren.

Arzneistoff(e) vorbereiten
Grobeinwaage des/der Arzneistoff(e) mit anschließendem Zerkleinern und Sieben. Erst dann erfolgt die genaue Einwaage des/der Arzneistoffe.

Einarbeitung in die Grundlage
Anreiben des/der Wirkstoff(e) mit der Salbengrundlage im Verhältnis 1:1.

Ansatz homogen: Verdünnung des Ansatzes mit Salbengrundlage im Verhältnis 1:2, 1:4, etc. Die vollständige Rezeptur wird zur endgültigen Homogenisierung durch den Dreiwalzenstuhl gegeben.

Ansatz heterogen: Der Ansatz weist Pulveragglomerate oder grobe Kristalle auf, die mit Hilfe des Dreiwalzenstuhles zerstört werden. Der homogenisierte Ansatz wird mit Salbengrundlage im Verhältnis 1:2, 1:4, etc. weiter verarbeitet

In Einzelfällen ist es ratsam, einen Teil des Feststoffes mit einem flüssigen Bestandteil der Salbengrundlage anzureiben.

Überprüfung der angefertigten Rezeptur
Endgewichtkontrolle: Mit Hilfe der Oberschalenwaage das Gewicht der Rezeptur kontrollieren.

Organoleptische Prüfung: Die Rezeptur nach Aussehen und Beschaffenheit visuell überprüfen. Pasten weisen eine gleichmäßige Beschaffenheit auf. Es dürfen keine Kristalle oder Agglomerate zu erkennen sein.

Verpackung
Je nach Konzentration und somit Viskosität der Paste, in eine geeignete Kruke oder Tube abfassen.

Kennzeichnung
Laut Apothekenbetriebsordnung § 14.

Das Etikett sollte außerdem folgende Angaben enthalten:
- Bestandteile in deutscher Sprache.
- Verschreibungspflichtige Verordnungen benötigen eine Gebrauchsanweisung.
- „Zum Auftragen auf die betroffenen Hautstellen".
- Aufbrauchfrist laut NRF: konventionelle Methode:
  Tube   3 Jahre,
  Kruke mit weiter Öffnung   6 Monate.

Patienteninformation: Zubereitung dicht verschlossen, vor Licht und Feuchtigkeit geschützt, lagern.

Praktische Durchführung: TopiTec®-Methode

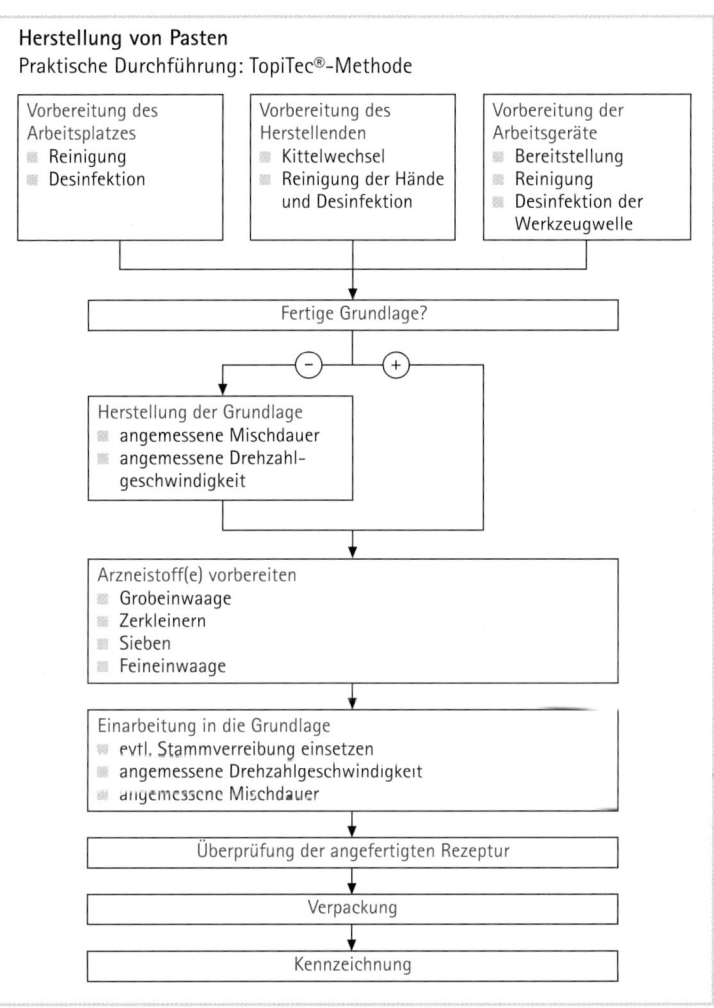

Herstellung von Pasten
Praktische Durchführung: TopiTec®-Methode

Vorbereitung des Arbeitsplatzes	Vorbereitung des Herstellenden	Vorbereitung der Arbeitsgeräte
▪ Reinigung ▪ Desinfektion	▪ Kittelwechsel ▪ Reinigung der Hände und Desinfektion	▪ Bereitstellung ▪ Reinigung ▪ Desinfektion der Werkzeugwelle

Fertige Grundlage?

(−)   (+)

Herstellung der Grundlage
▪ angemessene Mischdauer
▪ angemessene Drehzahlgeschwindigkeit

Arzneistoff(e) vorbereiten
▪ Grobeinwaage
▪ Zerkleinern
▪ Sieben
▪ Feineinwaage

Einarbeitung in die Grundlage
▪ evtl. Stammverreibung einsetzen
▪ angemessene Drehzahlgeschwindigkeit
▪ angemessene Mischdauer

Überprüfung der angefertigten Rezeptur

Verpackung

Kennzeichnung

Vorbereitung des Arbeitsplatzes

Reinigung der Arbeitsfläche und anschließende Desinfektion mit Isopropanol 70 %.

Vorbereitung des Herstellenden

Der Kittelwechsel dient dem Schutz vor Kontamination. Reinigung der Hände und anschließende Desinfektion mit Isopropanol 70 %. Beim Arbeiten mit dem geschlossenen TopiTec®-System kann der Arbeitsplatz während der Herstellung verlassen werden.

Vorbereitung der Arbeitsgeräte

Bereitstellung aller benötigten Geräte:
- TopiTec®-System,
- TopiTec®-Mischscheibe,
- TopiTec®-Zerkleinerungsgerät (Mahlaufsatz) oder Reibschale mit angerautem Pistill,
- Löffel,
- Spatel,
- Kartenblätter.

Die gereinigten Geräte und die Werkzeugwelle vor der Anwendung mit Isopropanol 70 % desinfizieren.

Fertige Grundlage steht zur Verfügung?

Fertige Grundlage: Entnahme der Salbengrundlage aus dem Stand- oder Vorratsgefäß.

Herstellung der Grundlage

Die Salbengrundlage im TopiTec®-System durch eine ausreichend lange Mischdauer und angepasste Drehzahlgeschwindigkeit fertigen. Die gleichzeitige Einarbeitung der Wirkstoffe während der Herstellung der Grundlage ist im Einzelfall möglich, jedoch nicht grundsätzlich zu empfehlen.

Arzneistoff(e) vorbereiten

- Grobeinwaage des/der Arzneistoff(e) mit anschließendem Zerkleinern (Reibschale mit angerautem Pistill) und Sieben. Erst dann erfolgt die genaue Einwaage des/der Arzneistoffe.

- Eine Zerkleinerung kristalliner Substanzen mit dem TopiTec®-Zerkleinerungssystem ist bei kristallinen Substanzen und einer Einwaage ≥ 2 g möglich; nicht empfehlenswert ist die Verarbeitung von Substanzen mit einem hohen Feuchtigkeitsgehalt und einer Teilchengröße ≥ 500µm.
- Für das Pulverisieren sollte mit maximal 2000 UpM gearbeitet werden.

Einarbeitung in die Grundlage

Tara der Kruke (einschließlich des Hubbodens mit eingeschobener Werkzeugwelle und Mischscheibe) dokumentieren. Die Hälfte der Grundlage in die Kruke vorlegen und den oder die Arzneistoffe hinzufügen. Anschließend die restliche Grundlage dazuwiegen und die Kruke in den Schlitten einsetzen.

Es ist darauf zu achten, dass der oder die Wirkstoff(e) immer gut in Grundlage eingebettet vorliegen (Sandwichverfahren). Bei mehreren Arzneistoffen ist eine weitere Zwischenschicht mit Salbengrundlage empfehlenswert.

Hinweis: Es empfiehlt sich bei niedrig dosierten Arzneistoffen und bei agglomeriert vorliegenden Ausgangssubstanzen, mit ca. 10 bis 15% der Salbengrundlage eine **Stammverreibung** in der TopiTec®-Kruke herzustellen. Die restliche Grundlage anschließend ergänzen und die Zubereitung durch erneutes Mischen homogenisieren.

Systemparameter:

- Die empfohlene **Drehzahlgeschwindigkeit** (UpM) richtet sich nach der Konsistenz der Grundlage und der Zusammensetzung der Rezeptur. Bei hochviskosen Zubereitungen liegt sie höher, sollte aber 2000 UpM nicht überschreiten.
- die **Mischdauer** (Min.) richtet sich vor allem nach der zu verarbeitenden Menge. Für den Rezepturmaßstab (20 bis 200 g) 3 Minuten nicht überschreiten.

Überprüfung der angefertigten Rezeptur

Endgewichtkontrolle: Mit Hilfe der Oberschalenwaage das Gewicht der Rezeptur kontrollieren.

Organoleptische Prüfung: Durch Betrachtung einer kleinen Probe aus der Entnahmeöffnung, die Rezeptur nach Aussehen und Beschaffenheit visuell überprüfen. Pasten sind von gleichmäßiger Beschaffenheit. Es dürfen keine Kristalle oder Agglomerate zu erkennen sein.

Verpackung
Bei der Herstellung nach der TopiTec®-Methode die geeigneten Kruken mit kleiner Entnahmeöffnung einsetzen.

Kennzeichnung
Laut Apothekenbetriebsordnung § 14.

Das Etikett sollte außerdem folgende Angaben enthalten:
- Bestandteile in deutscher Sprache.
- Verschreibungspflichtige Verordnungen benötigen eine Gebrauchsanweisung.
- „Zum Auftragen auf die betroffenen Hautstellen".
- Aufbrauchfrist laut NRF: TopiTec®-Kruke (Spenderdose) 3 Jahre.

Patienteninformation: Zubereitung dicht verschlossen, vor Licht und Feuchtigkeit geschützt, lagern.

1.5   Cremes

1.5.1   Hydrophile Cremes
Als Cremes werden halbfeste Zubereitungen bezeichnet, die eine Lipidphase und eine wässrige Phase enthalten. Durch einen geeigneten Emulgatorzusatz können stabile Emulsionen hergestellt werden. Den hydrophilen Cremes werden Emulgatoren mit großer Polariät zugesetzt. Die Öl-in-Wasser-Emulsionen (O/W) trocknen auf Grund des hohen Wasseranteils leicht aus und sind mikrobiologisch sehr anfällig. Häufig ist der Zusatz geeigneter Feuchthaltemittel wie z.B. Sorbitol, Glycerol, etc. notwendig. Auch für eine ausreichende Haltbarkeit muss gesorgt werden, indem eine Konservierung mit Sorbinsäure, Kaliumsorbat, etc. durchgeführt wird.

Bedingt durch den hohen Wassergehalt in der äußeren Phase, haben sie eine kühlende Wirkung und sind gut abwaschbar.

Theoretische Vorüberlegungen

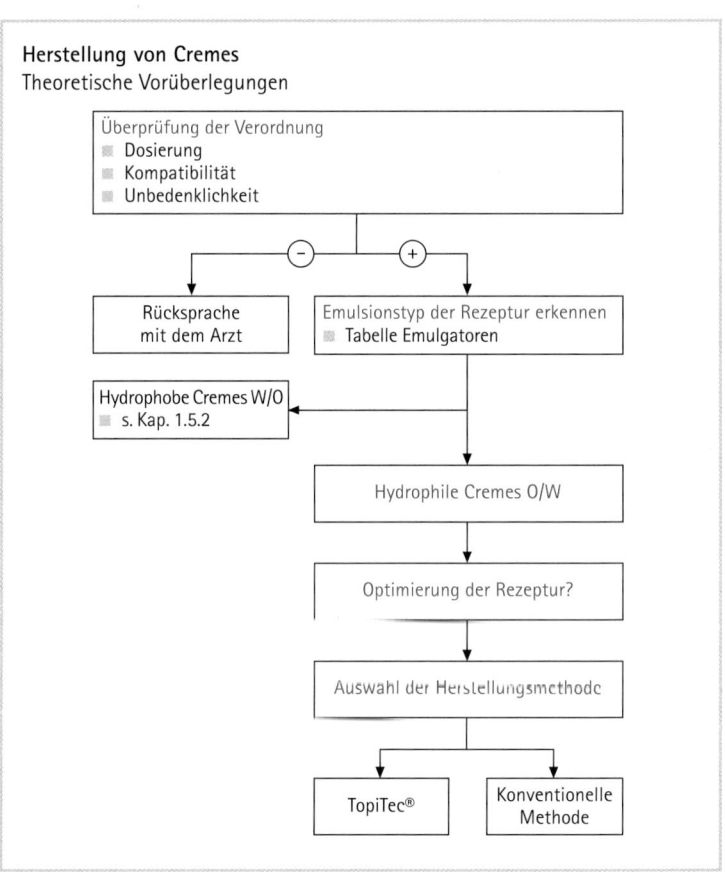

Überprüfung der Verordnung
Dosierung: Die Dosierung mit Hilfe von Standardwerken wie z. B. NRF, Tabelle der oberen Richtkonzentrationen dermatologischer Arzneistoffe, oder der Normdosentabelle überprüfen.

Kompatibilität der Grundlage und der Wirkstoffe: Die Grundlage und die Wirkstoffe bezüglich ihrer Verträglichkeit untereinander überprüfen.

Unbedenklichkeit: Verordnungen nur ausführen, wenn sie richtig und nach Art und Menge unbedenklich sind. Die Liste der bedenklichen Stoffe findet sich in Teil II, 9.6, und im NRF, Allgemeine Hinweise I.5.

Emulsionstyp der Rezeptur erkennen
Detaillierte Angaben zu den Eigenschaften von Emulgatoren finden sich in Teil II, 9.3.

Hydrophile Cremes O/W
Die Einordnung der Emulsion ist für die weitere Vorgehensweise notwendig, da sonst eine geeignete Optimierung der Rezeptur nicht durchgeführt werden kann.

Optimierung der Rezeptur notwendig?
Da Wasser die zusammenhängende äußere Phase bildet, die Rezeptur vor mikrobiellem Befall und vor dem Austrocknen schützen.

Konservierungsmittel: siehe Teil II, 9.4.

Feuchthaltemittel: Sorbitol, Mannitol, Glycerol, etc.

Detaillierte Angaben zu den Eigenschaften von Grundlagen und Wirkstoffen finden sich in Teil II, 8.

Auswahl der Herstellungsmethode
Die Herstellungsmethode nach der Beschaffenheit der Grundlage, der Empfindlichkeit der Arzneistoffe und den Voraussetzungen in der Apotheke auswählen. Beispielhaft sind beschrieben:

- konventionelle Methode,
- TopiTec®-Methode.

Praktische Durchführung: konventionelle Methode

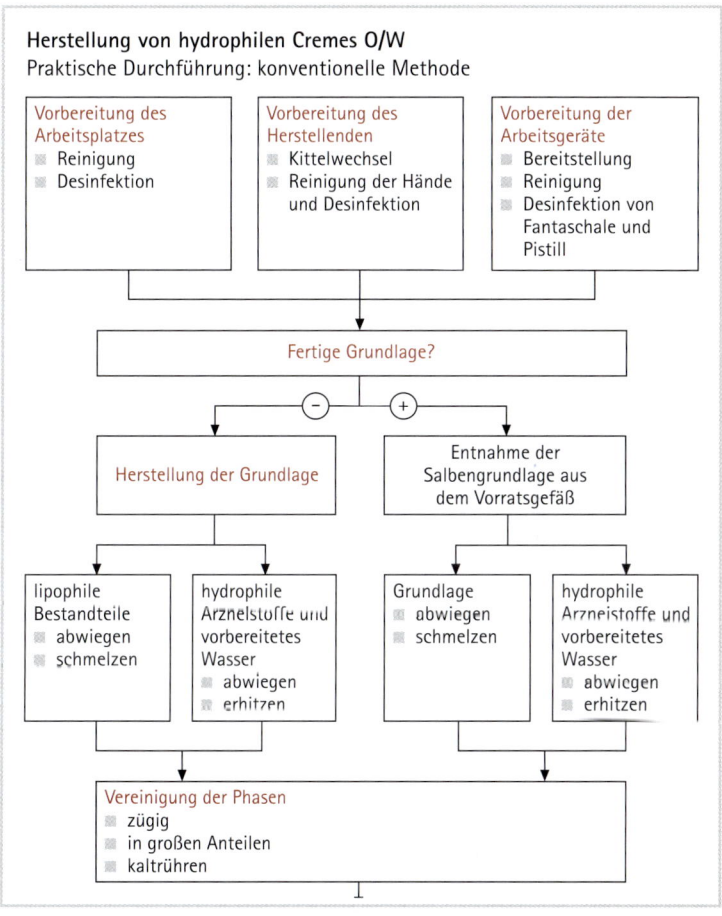

Herstellung von hydrophilen Cremes O/W
Praktische Durchführung: konventionelle Methode

Vorbereitung des Arbeitsplatzes
- Reinigung
- Desinfektion

Vorbereitung des Herstellenden
- Kittelwechsel
- Reinigung der Hände und Desinfektion

Vorbereitung der Arbeitsgeräte
- Bereitstellung
- Reinigung
- Desinfektion von Fantaschale und Pistill

Fertige Grundlage?

(−) (+)

Herstellung der Grundlage

Entnahme der Salbengrundlage aus dem Vorratsgefäß

lipophile Bestandteile
- abwiegen
- schmelzen

hydrophile Arznelstoffe und vorbereitetes Wasser
- abwiegen
- erhitzen

Grundlage
- abwiegen
- schmelzen

hydrophile Arzneistoffe und vorbereitetes Wasser
- abwiegen
- erhitzen

Vereinigung der Phasen
- zügig
- in großen Anteilen
- kaltrühren

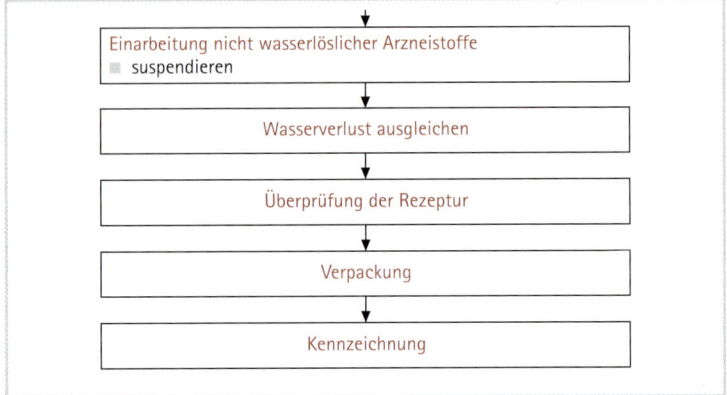

Vorbereitung des Arbeitsplatzes

Reinigung der Arbeitsfläche und anschließende Desinfektion mit Isopropanol 70 %.

Vorbereitung des Herstellenden

Der Kittelwechsel dient dem Schutz vor Kontamination. Reinigung der Hände und anschließende Desinfektion mit Isopropanol 70 %. Beim Arbeiten nach der konventionellen Methode, den Arbeitsplatz während der Herstellung nicht verlassen.

Vorbereitung der Arbeitsgeräte

Bereitstellung aller benötigten Geräte:

- Fantaschalen mit Pistill,
- Reibschale mit angerautem Pistill,
- Löffel,
- Spatel,
- Kartenblätter.

Die gereinigten Gefäße vor der Anwendung mit Isopropanol 70 % desinfizieren und dann getrocknet einsetzen.

Fertige Grundlage steht zur Verfügung?
Fertige Grundlage: Entnahme der Salbengrundlage aus dem Stand- oder Vorratsgefäß. Abwiegen und Schmelzen auf dem Wasserbad. Hydrophile Arzneistoffe und das vorbereitete Wasser abwiegen und auf ca. 70 °C erhitzen.

Die Möglichkeit der Kaltherstellung bei thermolabilen Arzneistoffen in Betracht ziehen.

Herstellung der Grundlage
Lipophile Salbengrundstoffe abwiegen und auf dem Wasserbad schmelzen. Hydrophile (thermostabile) Arzneistoffe und das vorbereitete Wasser abwiegen und erhitzen.

Es besteht auch die Möglichkeit, gut wasserlösliche Arzneistoffe später in die erkaltete Grundlage einzuarbeiten. (Empfehlenswert bei thermolabilen Arzneistoffen!)

Vereinigung der Phasen
Die wässrige Phase zügig und in großen Anteilen in die lipophile Phase einarbeiten. Bis zum Erkalten rühren, um eine homogene Emulsion herzustellen.

Einarbeitung nicht wasserlöslicher Arzneistoffe in die Creme
Suspendieren des/der Wirkstoff(e) in der Emulsion, d.h. den Feststoff vorlegen und anteilig Emulsionsgrundlage einarbeiten.

In Einzelfällen ist es ratsam, den nichtlöslichen Feststoffanteil mit einem flüssigen Bestandteil der Salbengrundlage anzureiben.

Wasserverlust ausgleichen
In die erkaltete Rezeptur das durch das Erhitzen verlorengegangene Wasser ergänzen.

Überprüfung der angefertigten Rezeptur
Endgewichtskontrolle: Mit Hilfe der Oberschalenwaage das Gewicht der Rezeptur kontrollieren.

Organoleptische Prüfung: Die Rezeptur nach Aussehen und Beschaffenheit visuell überprüfen. Cremes sind von gleichmäßiger Beschaffenheit. Es dürfen keine Kristalle oder Agglomerate zu erkennen sein.

Verpackung
Bei der Herstellung nach der konventionellen Methode, kann man zwischen dem Abfassen in eine Kruke und dem Abfüllen in eine Tube wählen. Auf Grund der mikrobiellen Anfälligkeit wasserhaltiger Zubereitungen, empfiehlt sich eine Tube.

Kennzeichnung
Laut Apothekenbetriebsordnung § 14.

Das Etikett sollte außerdem folgende Angaben enthalten:
- Bestandteile in deutscher Sprache.
- Verschreibungspflichtige Verordnungen benötigen eine Gebrauchsanweisung.
- Angabe der zugesetzten Konservierungsmittel.
- „Zum Auftragen auf die betroffenen Hautstellen".
- Aufbrauchfrist laut NRF: konventionelle Methode

Kruke mit weiter Öffnung	ohne Konservierung	1 Woche,
Tube	ohne Konservierung	1 Woche,
Kruke mit weiter Öffnung	mit Konservierung	4 Wochen,
Tube	mit Konservierung	1 Jahr.

Patienteninformation: Zubereitung dicht verschlossen, vor Licht und Feuchtigkeit geschützt, lagern.

Praktische Durchführung: TopiTec®-Methode

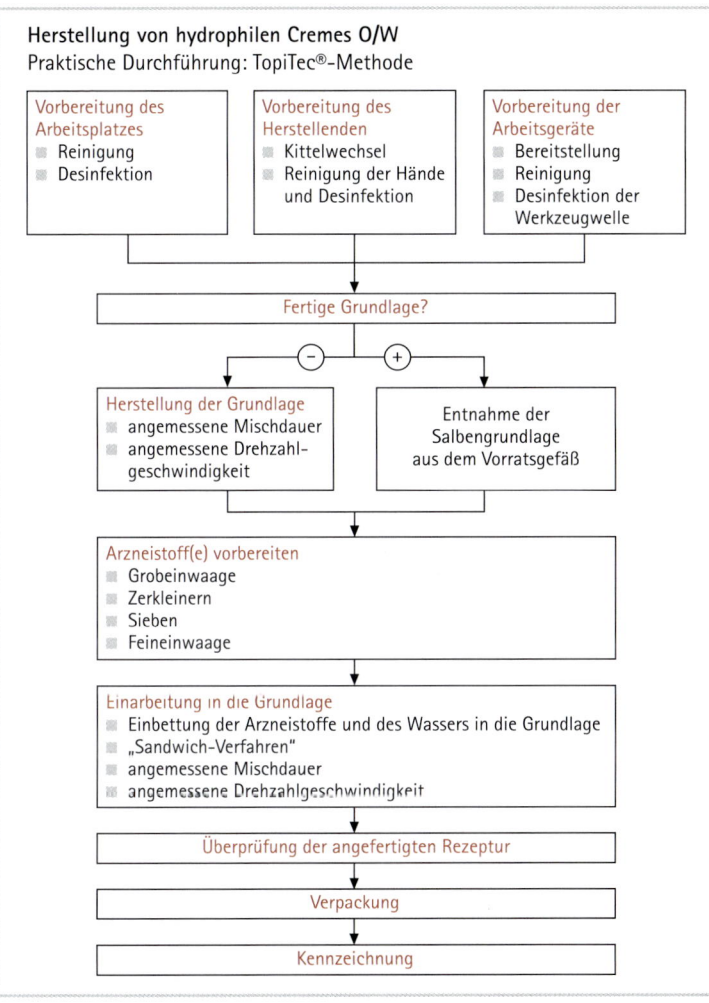

Herstellung von hydrophilen Cremes O/W
Praktische Durchführung: TopiTec®-Methode

Vorbereitung des Arbeitsplatzes
- Reinigung
- Desinfektion

Vorbereitung des Herstellenden
- Kittelwechsel
- Reinigung der Hände und Desinfektion

Vorbereitung der Arbeitsgeräte
- Bereitstellung
- Reinigung
- Desinfektion der Werkzeugwelle

Fertige Grundlage?

(−) (+)

Herstellung der Grundlage
- angemessene Mischdauer
- angemessene Drehzahlgeschwindigkeit

Entnahme der Salbengrundlage aus dem Vorratsgefäß

Arzneistoff(e) vorbereiten
- Grobeinwaage
- Zerkleinern
- Sieben
- Feineinwaage

Einarbeitung in die Grundlage
- Einbettung der Arzneistoffe und des Wassers in die Grundlage
- „Sandwich-Verfahren"
- angemessene Mischdauer
- angemessene Drehzahlgeschwindigkeit

Überprüfung der angefertigten Rezeptur

Verpackung

Kennzeichnung

Vorbereitung des Arbeitsplatzes

Reinigung der Arbeitsfläche und anschließende Desinfektion mit Isopropanol 70 %.

Vorbereitung des Herstellenden

Der Kittelwechsel dient dem Schutz vor Kontamination. Reinigung der Hände und anschließende Desinfektion mit Isopropanol 70 %. Beim Arbeiten mit dem geschlossenen TopiTec®-System kann der Arbeitsplatz während der Herstellung verlassen werden.

Vorbereitung der Arbeitsgeräte

Bereitstellung aller benötigten Geräte:

- TopiTec®-System,
- TopiTec®-Mischscheibe,
- TopiTec®-Zerkleinerungsgerät (Mahlaufsatz) oder Reibschale mit angerautem Pistill,
- Löffel,
- Spatel,
- Kartenblätter.

Reinigung der Arbeitsgeräte, Desinfektion der Werkzeugwelle mit Isopropanol 70 %.

Fertige Grundlage steht zur Verfügung?

Fertige Grundlage: Entnahme der Salbengrundlage aus dem Stand- oder Vorratsgefäß.

Herstellung der Grundlage

Die Salbengrundlage im TopiTec®-System durch eine ausreichend lange Mischdauer und angepasste Drehzahlgeschwindigkeit fertigen. Die gleichzeitige Einarbeitung der Wirkstoffe während der Herstellung der Grundlage ist im Einzelfall möglich, jedoch nicht grundsätzlich zu empfehlen.

Arzneistoff(e) vorbereiten

- Grobeinwaage des/der Arzneistoff(e) mit anschließendem Zerkleinern (Reibschale mit angerautem Pistill) und Sieben. Erst dann erfolgt die genaue Einwaage des/der Arzneistoffe.

▦ Eine Zerkleinerung kristalliner Substanzen mit dem TopiTec®-Zerkleinerungssystem ist bei kristallinen Substanzen und einer Einwaage ≥ 2 g möglich; nicht empfehlenswert ist die Verarbeitung von Substanzen mit einem hohen Feuchtigkeitsgehalt und einer Teilchengröße ≥ 500 µm.

Einarbeitung in die Grundlage

Tara der Kruke (einschließlich des Hubbodens mit eingeschobener Werkzeugwelle und Mischscheibe) dokumentieren. Die Hälfte der Grundlage in die Kruke vorlegen und den oder die Arzneistoffe hinzufügen. Anschließend die restliche Grundlage dazu wiegen und die Kruke in den Schlitten einsetzen. Die Einwaage von Aqua purificata kann in beliebiger Reihenfolge mit anderen Ausgangsstoffen erfolgen, empfehlenswert ist aber grundsätzlich die Einbettung in Grundlage. Es ist weiterhin darauf zu achten, dass der oder die Wirkstoff(e) immer gut in Grundlage eingebettet vorliegen (Sandwichverfahren). Bei mehreren Arzneistoffen ist eine weitere Zwischenschicht mit Salbengrundlage empfehlenswert.

Systemparameter:

▦ Die empfohlene **Drehzahlgeschwindigkeit** (UpM) richtet sich nach der Konsistenz der Grundlage und der Zusammensetzung der Rezeptur. Bei hochviskosen Zubereitungen liegt sie höher, sollte aber 700 UpM nicht überschreiten.

▦ die **Mischdauer** (Min.) richtet sich vor allem nach der zu verarbeitenden Menge. Für den Rezepturmaßstab (20 bis 200 g) 3 Minuten nicht überschreiten.

Überprüfung der angefertigten Rezeptur

Endgewichtkontrolle: Mit Hilfe der Oberschalenwaage das Gewicht der Rezeptur kontrollieren.

Organoleptische Prüfung: Durch Betrachtung einer kleinen Probe aus der Entnahmeöffnung, die Rezeptur nach Aussehen und Beschaffenheit visuell überprüfen. Cremes sind von gleichmäßiger Beschaffenheit. Es dürfen keine Kristalle oder Agglomerate zu erkennen sein.

Verpackung

Bei der Herstellung nach der TopiTec®-Methode die geeigneten Kruken mit kleiner Entnahmeöffnung einsetzen.

Kennzeichnung

Laut Apothekenbetriebsordnung § 14.

Das Etikett sollte außerdem folgende Angaben enthalten:
▪ Bestandteile in deutscher Sprache.
▪ Verschreibungspflichtige Verordnungen benötigen eine Gebrauchsanweisung.
▪ Angabe der zugesetzten Konservierungsmittel.
▪ „Zum Auftragen auf die betroffenen Hautstellen".
▪ Aufbrauchfrist laut NRF:
▪ TopiTec®-Kruke (Spenderdose): ohne Konservierung   1 Woche,
                                                     im Kühlschrank
                                                     2 Wochen,
                             mit Konservierung   6 Monate.

Patienteninformation: Zubereitung dicht verschlossen, vor Licht und Feuchtigkeit geschützt, lagern.

1.5.2   Hydrophobe Cremes

Als Cremes werden halbfeste Zubereitungen bezeichnet, die eine Lipidphase und eine wässrige Phase enthalten. Durch einen geeigneten Emulgatorzusatz können stabile Emulsionen hergestellt werden. Den hydrophoben Cremes werden Emulgatoren mit geringer Polarität zugesetzt. Die Wasser-in-Öl-Emulsionen (W/O) sind bei Verwendung von pflanzlichen Ölen in der äußeren Phase sehr anfällig für Oxidationsprozesse. Um ein Ranzigwerden zu verzögern, werden Antioxidantien (α-Tocopherolacetat) zugesetzt. Mit zunehmendem Wassergehalt besteht auch die Gefahr des mikrobiellen Verderbs. Um eine angemessene Haltbarkeit zu garantieren, sollte eine Konservierung mit Sorbinsäure, Kaliumsorbat, etc. durchgeführt werden.

Bedingt durch den höheren Lipidanteil der W/O-Cremes, haben sie eine hautschützende und pflegende Wirkung. Aus diesem Grund kommen sie häufig als Nacht-, Cold- und Babycremes zum Einsatz.

Theoretische Vorüberlegungen

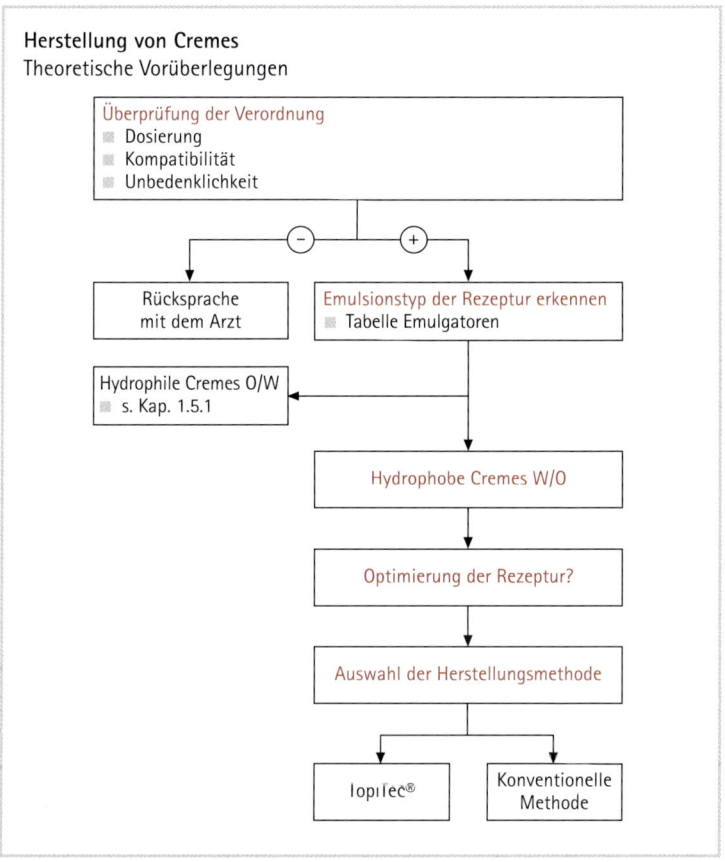

Herstellung von Cremes
Theoretische Vorüberlegungen

Überprüfung der Verordnung
Dosierung: Die Dosierung mit Hilfe von Standardwerken wie z. B. NRF, Tabelle der oberen Richtkonzentrationen dermatologischer Arzneistoffe oder der Normdosentabelle überprüfen.

Kompatibilität der Grundlage und der Wirkstoffe: Die Grundlage und die Wirkstoffe bezüglich ihrer Verträglichkeit untereinander überprüfen.

Unbedenklichkeit: Verordnungen nur ausführen, wenn sie richtig und nach Art und Menge unbedenklich sind. Die Liste der bedenklichen Stoffe findet sich in Teil II, 9.6, und im NRF, Allgemeine Hinweise I.5.

Emulsionstyp der Rezeptur erkennen
Detaillierte Angaben zu den Eigenschaften von Emulgatoren finden sich in Teil II, 9.3.

Hydrophobe Cremes W/O
Die Einordnung der Emulsion ist für die weitere Vorgehensweise notwendig, da sonst eine geeignete Optimierung der Rezeptur nicht durchgeführt werden kann.

Optimierung der Rezeptur notwendig?
- Je nach Wasseranteil die Rezeptur vor mikrobiellem Befall schützen.
- Konservierungsmittel: siehe Teil II, 9.4.
- Bei Verwendung von pflanzlichen Ölen in der äußeren Phase Antioxidantien zusetzen, z.B. Vitamin E (α-Tocopherolacetat) etc.

Detaillierte Angaben zu den Eigenschaften von Grundlagen und Wirkstoffen finden sich in Teil II, 8.

Auswahl der Herstellungsmethode
Die Herstellungsmethode nach der Beschaffenheit der Grundlage, der Empfindlichkeit der Arzneistoffe und den Voraussetzungen in der Apotheke auswählen. Beispielhaft sind beschrieben:
- konventionelle Methode,
- TopiTec®-Methode.

Praktische Durchführung (konventionelle Methode)

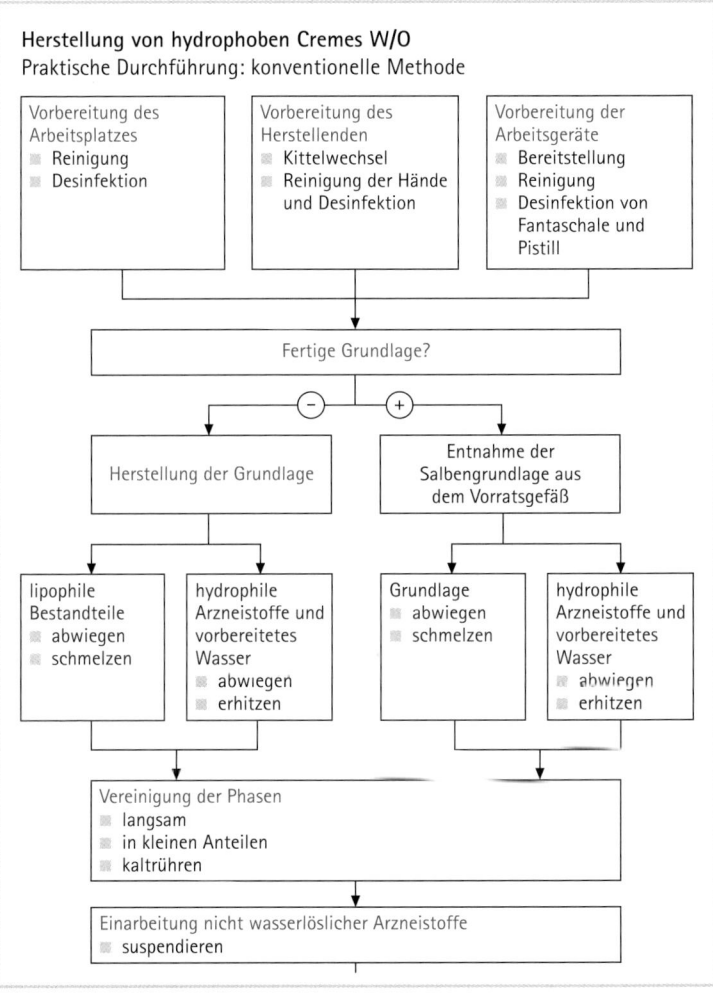

Herstellung von hydrophoben Cremes W/O
Praktische Durchführung: konventionelle Methode

Vorbereitung des
Arbeitsplatzes
■ Reinigung
■ Desinfektion

Vorbereitung des
Herstellenden
■ Kittelwechsel
■ Reinigung der Hände
und Desinfektion

Vorbereitung der
Arbeitsgeräte
■ Bereitstellung
■ Reinigung
■ Desinfektion von
Fantaschale und
Pistill

Fertige Grundlage?

(–)   (+)

Herstellung der Grundlage

Entnahme der
Salbengrundlage aus
dem Vorratsgefäß

lipophile
Bestandteile
■ abwiegen
■ schmelzen

hydrophile
Arzneistoffe und
vorbereitetes
Wasser
■ abwiegen
■ erhitzen

Grundlage
■ abwiegen
■ schmelzen

hydrophile
Arzneistoffe und
vorbereitetes
Wasser
■ abwiegen
■ erhitzen

Vereinigung der Phasen
■ langsam
■ in kleinen Anteilen
■ kaltrühren

Einarbeitung nicht wasserlöslicher Arzneistoffe
■ suspendieren

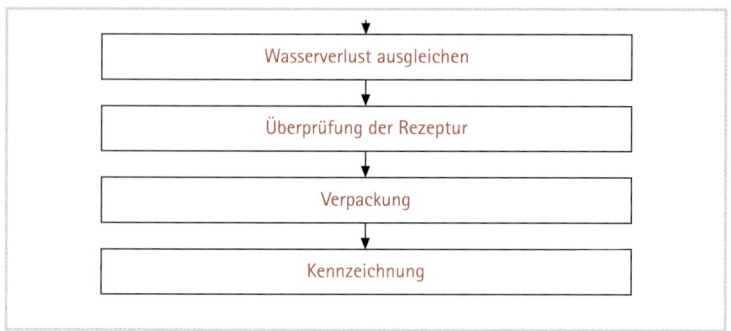

Vorbereitung des Arbeitsplatzes
Reinigung der Arbeitsfläche und anschließende Desinfektion mit Isopropanol 70%.

Vorbereitung des Herstellenden
Der Kittelwechsel dient dem Schutz vor Kontamination. Reinigung der Hände und anschließende Desinfektion mit Isopropanol 70%. Beim Arbeiten nach der konventionellen Methode, den Arbeitsplatz während der Herstellung nicht verlassen.

Vorbereitung der Arbeitsgeräte
Bereitstellung aller benötigten Geräte:
- Fantaschalen mit Pistill,
- Reibschale mit angerautem Pistill,
- Löffel,
- Spatel,
- Kartenblätter.

Die gereinigten Gefäße vor der Anwendung mit Isopropanol 70% desinfizieren und dann getrocknet einsetzen.

Fertige Grundlage steht zur Verfügung?
Fertige Grundlage: Entnahme der Salbengrundlage aus dem Stand- oder Vorratsgefäß. Abwiegen und Schmelzen auf dem Wasserbad. Hydrophile

Arzneistoffe und das vorbereitete Wasser abwiegen und auf ca. 70 °C erhitzen.

Die Möglichkeit der Kaltherstellung bei thermolabilen Arzneistoffen in Betracht ziehen.

Herstellung der Grundlage
Lipophile Salbengrundstoffe abwiegen und auf dem Wasserbad schmelzen. Hydrophile thermostabile Arzneistoffe und das vorbereitete Wasser abwiegen und erhitzen.

Vereinigung der Phasen
Die wässrige Phase langsam und in kleinen Anteilen in die lipophile Phase einarbeiten. Bis zum Erkalten rühren, um eine homogene Emulsion herzustellen.

Einarbeitung nicht wasserlöslicher Arzneistoffe in die Creme
Suspendieren des/der Wirkstoff(e) in der Emulsion, d. h. den Feststoff vorlegen und anteilig Emulsionsgrundlage einarbeiten.

In Einzelfällen ist es ratsam, den nichtlöslichen Feststoffanteil mit einem flüssigen Bestandteil der Salbengrundlage anzureiben.

Wasserverlust ausgleichen
Das durch das Erhitzen verlorengegangene Wasser ergänzen.

Überprüfung der angefertigten Rezeptur
Endgewichtkontrolle: Mit Hilfe der Oberschalenwaage das Gewicht der Rezeptur kontrollieren.

Organoleptische Prüfung: Die Rezeptur nach Aussehen und Beschaffenheit visuell überprüfen. Cremes sind von gleichmäßiger Beschaffenheit. Es dürfen keine Kristalle oder Agglomerate zu erkennen sein.

Verpackung
Bei der Herstellung nach der konventionellen Methode kann man zwischen dem Abfassen in eine Kruke und dem Abfüllen in eine Tube wählen. Auf

Grund der mikrobiellen Anfälligkeit wasserhaltiger Zubereitungen empfiehlt sich die Tube.

Kennzeichnung
Laut Apothekenbetriebsordnung § 14.

Das Etikett sollte außerdem folgende Angaben enthalten:
- Bestandteile in deutscher Sprache.
- Verschreibungspflichtige Verordnungen benötigen eine Gebrauchsan-
  weisung.
- Zugesetzte Konservierungsmittel müssen angegeben werden.
- „Zum Auftragen auf die betroffenen Hautstellen".
- Aufbrauchfrist laut NRF: konventionelle Methode

Kruke mit weiter Öffnung	ohne Konservierung	1 – 2 Wochen,
Tube	ohne Konservierung	4 Wochen,
Kruke mit weiter Öffnung	mit Konservierung	4 Wochen,
Tube	mit Konservierung	1 Jahr.

Patienteninformation: Zubereitung dicht verschlossen, vor Licht und
Feuchtigkeit geschützt, lagern.

Praktische Durchführung: TopiTec®-Methode

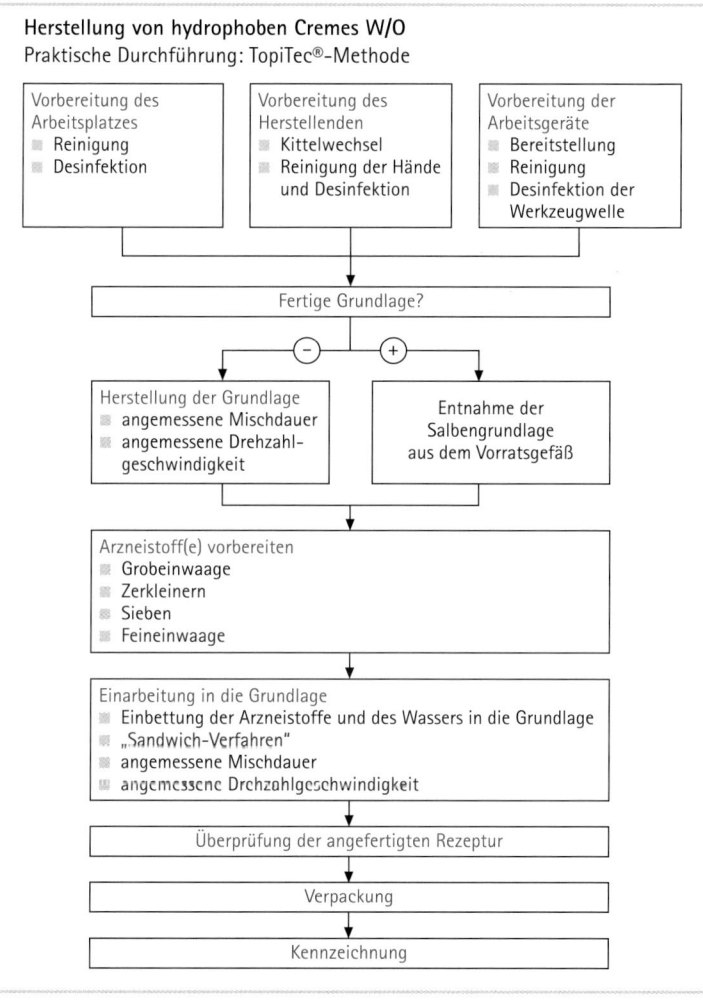

Herstellung von hydrophoben Cremes W/O
Praktische Durchführung: TopiTec®-Methode

Vorbereitung des Arbeitsplatzes
- Reinigung
- Desinfektion

Vorbereitung des Herstellenden
- Kittelwechsel
- Reinigung der Hände und Desinfektion

Vorbereitung der Arbeitsgeräte
- Bereitstellung
- Reinigung
- Desinfektion der Werkzeugwelle

Fertige Grundlage?

(−)   (+)

Herstellung der Grundlage
- angemessene Mischdauer
- angemessene Drehzahlgeschwindigkeit

Entnahme der Salbengrundlage aus dem Vorratsgefäß

Arzneistoff(e) vorbereiten
- Grobeinwaage
- Zerkleinern
- Sieben
- Feineinwaage

Einarbeitung in die Grundlage
- Einbettung der Arzneistoffe und des Wassers in die Grundlage
- „Sandwich-Verfahren"
- angemessene Mischdauer
- angemessene Drehzahlgeschwindigkeit

Überprüfung der angefertigten Rezeptur

Verpackung

Kennzeichnung

Vorbereitung des Arbeitsplatzes

Reinigung der Arbeitsfläche und anschließende Desinfektion mit Isopropanol 70 %.

Vorbereitung des Herstellenden

Der Kittelwechsel dient dem Schutz vor Kontamination. Reinigung der Hände und anschließende Desinfektion mit Isopropanol 70 %. Beim Arbeiten mit dem geschlossenen TopiTec®-System kann der Arbeitsplatz während der Herstellung verlassen werden.

Vorbereitung der Arbeitsgeräte

Bereitstellung aller benötigten Geräte:

- TopiTec®-System,
- TopiTec®-Mischscheibe,
- TopiTec®-Zerkleinerungsgerät (Mahlaufsatz) oder Reibschale mit angerautem Pistill,
- Löffel,
- Spatel,
- Kartenblätter.

Die gereinigten Geräte und die Werkzeugwelle vor Gebrauch mit Isopropanol 70 % desinfizieren.

Fertige Grundlage steht zur Verfügung?

Fertige Grundlage: Entnahme der Salbengrundlage aus dem Stand- oder Vorratsgefäß

Herstellung der Grundlage

Die Salbengrundlage im TopiTec® mit ausreichend hoher Umdrehungsgeschwindigkeit fertigen. Die gleichzeitige Einarbeitung der Wirkstoffe während der Herstellung der Grundlage ist im Einzelfall möglich, jedoch nicht grundsätzlich zu empfehlen.

Arzneistoff(e) vorbereiten

- Grobeinwaage des/der Arzneistoff(e) mit anschließendem Zerkleinern (Reibschale mit angerautem Pistill) und Sieben. Erst dann erfolgt die genaue Einwaage des/der Arzneistoffe.

▫ Eine Zerkleinerung kristalliner Substanzen mit dem TopiTec®-Zerkleinerungssystem ist bei kristallinen Substanzen und einer Einwaage ≥ 2 g möglich; nicht empfehlenswert ist die Verarbeitung von Substanzen mit einem hohen Feuchtigkeitsgehalt und einer Teilchengröße ≥ 500 µm.

Für das Pulverisieren sollte maximal mit 2000 UpM gearbeitet werden.

Einarbeitung in die Grundlage
Tara der Kruke (einschließlich des Hubbodens mit eingeschobener Werkzeugwelle und Mischscheibe) dokumentieren. Die Hälfte der Grundlage in die Kruke vorlegen und den oder die Arzneistoffe hinzufügen. Anschließend die restliche Grundlage dazu wiegen und die Kruke in den Schlitten einsetzen. Die Einwaage von Aqua purificata kann in beliebiger Reihenfolge mit anderen Ausgangsstoffen erfolgen, empfehlenswert ist aber grundsätzlich die Einbettung in Grundlage. Es ist weiterhin darauf zu achten, dass der oder die Wirkstoff(e) immer gut in Grundlage eingebettet vorliegen (Sandwichverfahren). Bei mehreren Arzneistoffen ist eine weitere Zwischenschicht mit Salbengrundlage empfehlenswert.

Systemparameter:
▫ Die empfohlene **Drehzahlgeschwindigkeit** (UpM) richtet sich nach der Konsistenz der Grundlage und der Zusammensetzung der Rezeptur. Bei hochviskosen Zubereitungen liegt sie höher, sollte aber 1000 UpM nicht überschreiten.
▫ die **Mischdauer** (Min.) richtet sich vor allem nach der zu verarbeitenden Menge. Für den Rezepturmaßstab (20 bis 200 g) 3 Minuten nicht überschreiten.

Überprüfung der angefertigten Rezeptur
Endgewichtkontrolle: Mit Hilfe der Oberschalenwaage das Gewicht der Rezeptur kontrollieren.

Organoleptische Prüfung: Durch Betrachtung einer kleinen Probe, die Rezeptur nach Aussehen und Beschaffenheit visuell überprüfen. Cremes sind von gleichmäßiger Beschaffenheit. Es dürfen keine Kristalle oder Agglomerate zu erkennen sein.

Verpackung

Bei der Herstellung nach der TopiTec®-Methode die geeigneten Kruken mit kleiner Entnahmeöffnung einsetzen.

Kennzeichnung

Laut Apothekenbetriebsordnung § 14.

Das Etikett sollte außerdem folgende Angaben enthalten:
- Bestandteile in deutscher Sprache.
- Verschreibungspflichtige Verordnungen benötigen eine Gebrauchsanweisung.
- Zugesetzte Konservierungsmittel müssen deklariert werden.
- „Zum Auftragen auf die betroffenen Hautstellen".
- Aufbrauchfrist laut NRF:

TopiTec®-Kruke (Spenderdose): ohne Konservierung   4 Wochen,
                                mit Konservierung   6 Monate.

Patienteninformation: Zubereitung dicht verschlossen, vor Licht und Feuchtigkeit geschützt, lagern.

1.6   Hydrogele

Bei der Gelherstellung in der Rezeptur erlangen zunehmend Hydrogele an Bedeutung. Die klassische Rezeptur enthält immer den **Gelbildner** und einen **hohen Wasseranteil,** in den meisten Fällen ein **Feuchthaltemittel** sowie einen **konservierenden Zusatz.** Anorganische Gelbildner sind relativ unbedeutend. Bei den organischen Gelbildnern setzt man vor allem verschiedene **Celluloseether** ein, die sich auf Grund ihrer Oberflächenwirkung auf der Haut zu dünnen Filmen ausbreiten. Einsatz finden sie vor allem als Brandgele, Mundgele und bei Juckreiz. Gele mit **Polyacrylsäure** sind für ihre Tiefenwirkung bekannt und können großflächig angewendet werden. Durch Zusatz von Alkohol kann dieser Effekt noch verstärkt werden.

Als Feuchthaltemittel werden Glycerol 85%, Sorbitol 70% sowie Propylenglykol in Konzentrationen von 10 bis 20% eingesetzt, dabei fungieren sie auch als Weichmacher.

Theoretische Vorüberlegungen

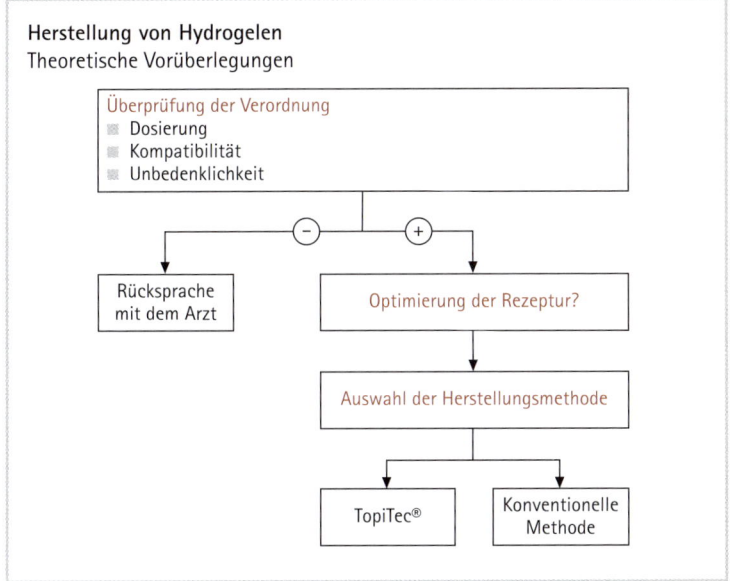

Herstellung von Hydrogelen
Theoretische Vorüberlegungen

Überprüfung der Verordnung

Dosierung: Die Dosierung mit Hilfe von Standardwerken wie z. B. NRF, Tabelle der oberen Richtkonzentrationen dermatologischer Arzneistoffe oder der Normdosentabelle überprüfen.

Kompatibilität der Gelgrundlage und der Wirkstoffe: Die Gelgrundlage und die Wirkstoffe bezüglich ihrer Verträglichkeit untereinander überprüfen.

Cave! Inkompatibilitäten sind häufig durch Verflüssigung der Gelstruktur erkennbar!

Unbedenklichkeit: Verordnungen nur ausgeführt, wenn sie richtig und nach Art und Menge unbedenklich sind. Die Liste der bedenklichen Stoffe findet sich in Teil II, 9.6, und im NRF, Allgemeine Hinweise I.5.

Optimierung der Rezeptur notwendig?

Hydrogele sollten geeignete konservierende Zusätze enthalten. Eingesetzt werden Sorbinsäure/Kaliumsorbat (je 0,1 %) sowie Alkyl-4-hydroxybenzoate (0,14 %).

Detaillierte Angaben zu den Eigenschaften von Grundlagen und Wirkstoffen finden sich in Teil II, 8.

Auswahl der Herstellungsmethode

Die Herstellungsmethode nach der Zusammensetzung der Rezeptur und den Voraussetzungen in der Apotheke auswählen. Beispielhaft sind beschrieben:

▪ konventionelle Methode,
▪ TopiTec®-Methode.

Celluloseether und andere
Praktische Durchführung: konventionelle Methode

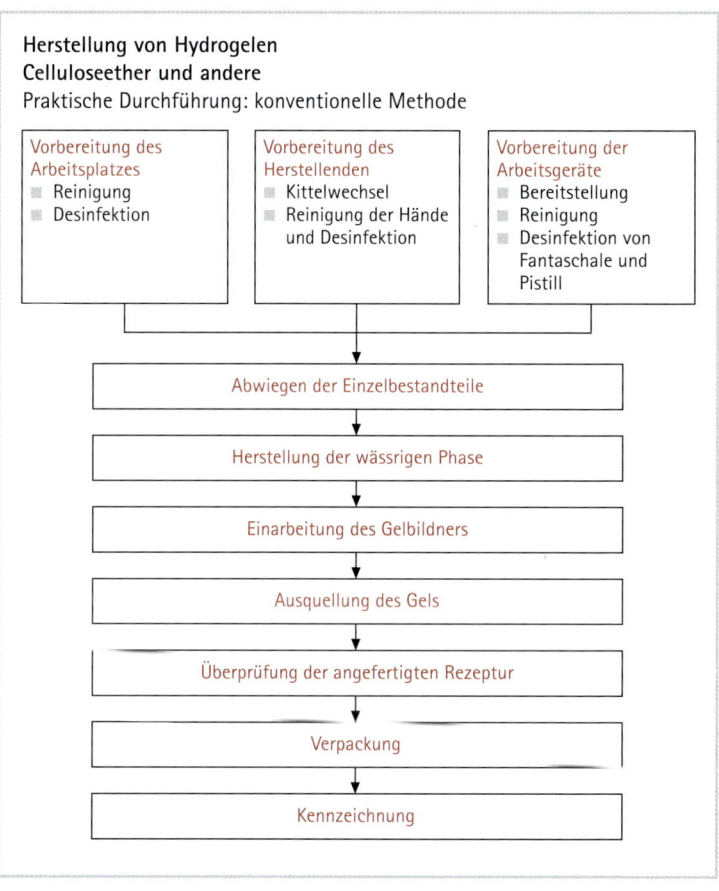

Herstellung von Hydrogelen
Celluloseether und andere
Praktische Durchführung: konventionelle Methode

Vorbereitung des Arbeitsplatzes	Vorbereitung des Herstellenden	Vorbereitung der Arbeitsgeräte
▪ Reinigung ▪ Desinfektion	▪ Kittelwechsel ▪ Reinigung der Hände und Desinfektion	▪ Bereitstellung ▪ Reinigung ▪ Desinfektion von Fantaschale und Pistill

Abwiegen der Einzelbestandteile

↓

Herstellung der wässrigen Phase

↓

Einarbeitung des Gelbildners

↓

Ausquellung des Gels

↓

Überprüfung der angefertigten Rezeptur

↓

Verpackung

↓

Kennzeichnung

Vorbereitung des Arbeitsplatzes

Reinigung der Arbeitsfläche und anschließende Desinfektion mit Isopropanol 70%.

Vorbereitung des Herstellenden

Der Kittelwechsel dient dem Schutz vor Kontamination. Reinigung der Hände und anschließende Desinfektion mit Isopropanol 70%. Beim Arbeiten nach der konventionellen Methode, den Arbeitsplatz während der Herstellung nicht verlassen.

Vorbereitung der Arbeitsgeräte

Bereitstellung aller benötigten Geräte:
▪ Fantaschale mit Pistill oder Becherglas mit Glasstab,
▪ Löffel,
▪ Spatel,
▪ Kartenblätter.

Die gereinigten Gefäße vor der Anwendung mit Isopropanol 70% desinfizieren und dann getrocknet einsetzen.

Abwiegen der Einzelbestandteile

Gelbildner, gereinigtes Wasser (vorher 5 min. aufkochen), ggf. Wirkstoff(e), Feuchthaltemittel oder konservierende Zusätze abwiegen und bereitstellen.

Herstellung der wässrigen Phase

Hydrophile Bestandteile je nach Thermostabilität in dem noch heißen Wasser lösen. Anschließend diese Lösung ganz oder teilweise abkühlen lassen.

Einarbeitung des Gelbildners

Die Einarbeitung des Gelbildners ist durch Anreiben mit Feuchthaltemitteln oder der wässrigen Phase möglich. Es besteht aber auch die Möglichkeit, den Gelbildner auf die wässrige Phase langsam und gleichmäßig aufzustreuen. Die Entscheidung erfolgt je nach Gelbildner, bzw. den Erfahrungen und Fähigkeiten des Herstellenden. Wird die Methode des Anreibens gewählt, bewährt sich anschließend eine 10- bis 15-minütige Vorquellung. Die weitere Einarbeitung der restlichen hydrophilen Phase erfolgt unter gleichmäßiger Dispergierung, wobei das Einarbeiten von Luftblasen zu vermeiden ist.

Ausquellung des Gels

Die Ausquellung des Gels findet in den meisten Fällen bei Raumtemperatur oder im Kühlschrank statt. Die Ausquellung wird beschleunigt, wenn gelegentlich vorsichtig mit dem Glasstab durchgerührt wird, um den Gelbildner gleichmäßig zu verteilen. Das Einarbeiten von Luftblasen ist dabei zu vermeiden.

Überprüfung der angefertigten Rezeptur

Endgewichtkontrolle: Mit Hilfe der Oberschalenwaage das Gewicht der Rezeptur kontrollieren.

Organoleptische Kontrolle: Die Rezeptur nach Aussehen und Beschaffenheit visuell überprüfen. Hydrogele sind in der Regel farblos und klar, sie dürfen keine erkennbaren Einschlüsse von ungequollenen Gelbildnern aufweisen.

Verpackung

Hydrogele grundsätzlich in Tuben abfassen, da sonst, bedingt durch den hohen Wassergehalt, das Gel sehr schnell austrocknen kann.

Kennzeichnung

Laut Apothekenbetriebsordnung § 14.

Das Etikett sollte außerdem folgende Angaben enthalten.

- Bestandteile in deutscher Sprache.
- Verschreibungspflichtige Verordnungen benötigen eine Gebrauchsanweisung.
- „Zum Auftragen auf die betroffenen Hautstellen".
- Aufbrauchfrist laut NRF: konventionelle Methode:
  - konserviert in Tuben   1 Jahr,
  - konserviert in Kruken   4 Wochen (Ausnahmefall,
                                               z. B. bei Unverträglichkeiten mit Tuben),
                                               unkonserviert in Tuben   1 Woche.

Patienteninformation: Kühleffekt und Haltbarkeit werden durch Lagerung im Kühlschrank begünstigt.

Polyacrylsäure – Praktische Durchführung: konventionelle Methode

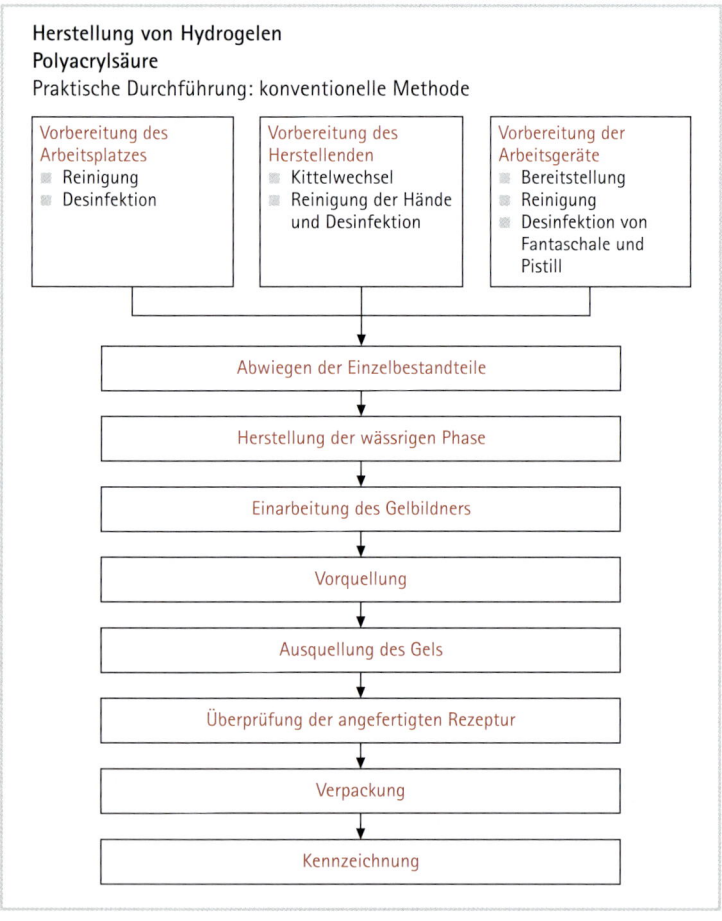

Vorbereitung des Arbeitsplatzes

Reinigung der Arbeitsfläche und anschließende Desinfektion mit Isopropanol 70 %.

Vorbereitung des Herstellenden

Der Kittelwechsel dient dem Schutz vor Kontamination. Reinigung der Hände und anschließende Desinfektion mit Isopropanol 70 %. Da die Herstellung von Gelen, bedingt durch den Quellvorgang, relativ lange dauern kann, darf der Arbeitsplatz während der Herstellung verlassen werden.

Vorbereitung der Arbeitsgeräte

Bereitstellung aller benötigten Geräte:
▪ Fantaschale mit Pistill oder Becherglas mit Glasstab,
▪ Löffel,
▪ Spatel,
▪ Kartenblätter.

Die gereinigten Gefäße vor der Anwendung mit Isopropanol 70 % desinfizieren und dann getrocknet einsetzen.

Abwiegen der Einzelbestandteile

Polyacrylsäure, gereinigtes Wasser (vorher 5 min. aufkochen), ggf. Wirkstoff(e), Feuchthaltemittel oder konservierende Zusätze abwiegen und bereitstellen.

Herstellung der wässrigen Phase

Dieser Arbeitsschritt beinhaltet die Lösung der hydrophilen Bestandteile je nach Thermostabilität in dem noch heißen Wasser. Anschließend diese Lösung ganz oder teilweise abkühlen lassen.

Einarbeitung des Gelbildners

Bei der Herstellung von Gelen mit Polyacrylsäure hat sich die Methode des Anreibens bewährt. Je nach Rezeptur kann Polyacrylsäure mit dem Feuchthaltemittel, nur mit Wasser oder auch mit einem Teil der hydrophilen Phase angerieben werden.

Vorquellung
Nach dem Anreiben ist eine 10- bis 15-minütige Vorquellung sinnvoll.

Ausquellung des Gels
Die Ausquellung des Gels erfolgt durch vorsichtige Neutralisation mit der Base (Schutzbrille), wobei das Einarbeiten von Luftblasen zu vermeiden ist.

Überprüfung der angefertigten Rezeptur
Endgewichtkontrolle: Mit Hilfe der Oberschalenwaage das Gewicht der Rezeptur kontrollieren.

Organoleptische Kontrolle: Die Rezeptur nach Aussehen und Beschaffenheit visuell überprüfen. Hydrogele sind in der Regel farblos und klar, sie dürfen keine erkennbaren Einschlüsse von ungequollenen Gelbildnern aufweisen.

Verpackung
Hydrogele grundsätzlich in Tuben abfassen, da sonst, bedingt durch den hohen Wassergehalt, das Gel sehr schnell austrocknen kann.

Kennzeichnung
Laut Apothekenbetriebsordnung § 14.

Das Etikett sollte außerdem folgende Angaben enthalten:
- Bestandteile in deutscher Sprache.
- Verschreibungspflichtige Verordnungen benötigen eine Gebrauchsanweisung.
- „Zum Auftragen auf die betroffenen Hautstellen".
- Aufbrauchfrist laut NRF: konventionelle Methode:
  - konserviert in Tuben   1 Jahr,
  - konserviert in Kruken   4 Wochen (Ausnahmefall, z.B. bei Unverträglichkeiten mit Tuben),
  - unkonserviert in Tuben   1 Woche.

Patienteninformation: Kühleffekt und Haltbarkeit werden durch Lagerung im Kühlschrank begünstigt.

Celluloseether und andere – Praktische Durchführung: TopiTec®-Methode

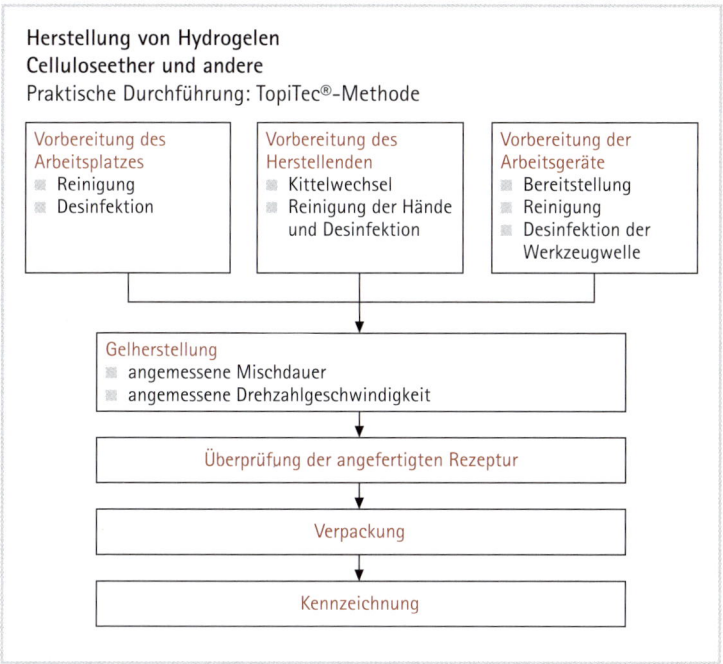

Herstellung von Hydrogelen
Celluloseether und andere
Praktische Durchführung: TopiTec®-Methode

Vorbereitung des Arbeitsplatzes
- Reinigung
- Desinfektion

Vorbereitung des Herstellenden
- Kittelwechsel
- Reinigung der Hände und Desinfektion

Vorbereitung der Arbeitsgeräte
- Bereitstellung
- Reinigung
- Desinfektion der Werkzeugwelle

Gelherstellung
- angemessene Mischdauer
- angemessene Drehzahlgeschwindigkeit

Überprüfung der angefertigten Rezeptur

Verpackung

Kennzeichnung

Vorbereitung des Arbeitsplatzes
Reinigung der Arbeitsfläche und anschließende Desinfektion mit Isopropanol 70 %.

Vorbereitung des Herstellenden
Der Kittelwechsel dient dem Schutz vor Kontamination. Reinigung der Hände und anschließende Desinfektion mit Isopropanol 70 %. Beim Arbeiten im geschlossenen TopiTec®-System kann der Arbeitsplatz während der Herstellung verlassen werden.

Vorbereitung der Arbeitsgeräte

Bereitstellung aller benötigten Geräte:

- TopiTec®-System,
- TopiTec®-Mischscheibe,
- Löffel,
- Spatel,
- Kartenblätter.

Die gereinigten Gefäße vor der Anwendung mit Isopropanol 70 % desinfizieren und dann getrocknet einsetzen.

Gelherstellung

Tara der Kruke (einschließlich des Hubbodens mit eingeschobener Werkzeugwelle und Mischscheibe) dokumentieren. Den Gelbildner in die Kruke vorlegen und Feuchthaltemittel hinzufügen. Die Kruke hin- und herbewegen, um den Gelbildner gut zu benetzen und gereinigtes Wasser ergänzen. Anschließend die Kruke in den Schlitten einsetzen und mischen.

Systemparameter:

- Die empfohlene **Drehzahlgeschwindigkeit** (UpM) richtet sich nach der Konsistenz der Grundlage und der Zusammensetzung der Rezeptur. Bei der Gelherstellung sollte sie aber 500 UpM nicht überschreiten. Die Einarbeitung von Luft wird durch Mischen bei niedrigster Drehzahlgeschwindigkeit minimiert!
- Die **Mischdauer** (Min.) richtet sich vor allem nach der zu verarbeitenden Menge. Für den Rezepturmaßstab (20 bis 200 g) 3 Minuten nicht überschreiten.

Überprüfung der angefertigten Rezeptur

Endgewichtkontrolle: Mit Hilfe der Oberschalenwaage das Gewicht der Rezeptur kontrollieren.

Organoleptische Kontrolle: Durch Betrachtung einer kleinen Probe aus der Entnahmeöffnung, die Rezeptur nach Aussehen und Beschaffenheit visuell überprüfen. Hydrogele sind in der Regel farblos und klar, sie dürfen keine erkennbaren Einschlüsse von ungequollenen Gelbildnern aufweisen.

Verpackung

Bei der Herstellung nach der TopiTec®-Methode die geeigneten Kruken mit kleiner Entnahmeöffnung einsetzen.

Kennzeichnung

Laut Apothekenbetriebsordnung § 14.

Das Etikett sollte außerdem folgende Angaben enthalten:

- Bestandteile in deutscher Sprache.
- Verschreibungspflichtige Verordnungen benötigen eine Gebrauchsanweisung.
- „Zum Auftragen auf die betroffenen Hautstellen".
- Aufbrauchfrist laut NRF:
  - konserviert TopiTec®-Kruke   6 Monate,
  - unkonserviert TopiTec®-Kruke   1 Woche, im Kühlschrank 2 Wochen.

Patienteninformation: Kühleffekt und Haltbarkeit werden durch Lagerung im Kühlschrank begünstigt.

Polyacrylsäure – Praktische Durchführung: TopiTec®-Methode

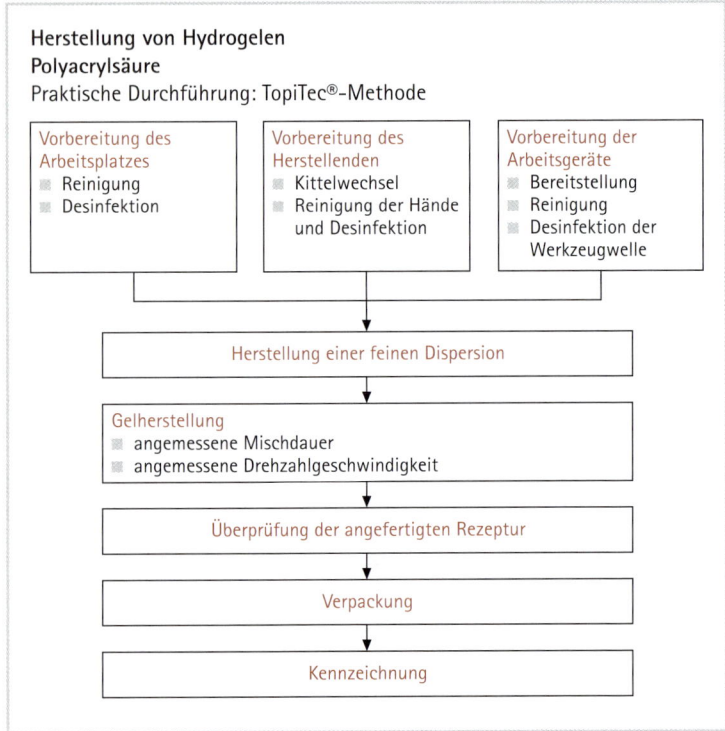

Herstellung von Hydrogelen
Polyacrylsäure
Praktische Durchführung: TopiTec®-Methode

Vorbereitung des Arbeitsplatzes	Vorbereitung des Herstellenden	Vorbereitung der Arbeitsgeräte
▪ Reinigung ▪ Desinfektion	▪ Kittelwechsel ▪ Reinigung der Hände und Desinfektion	▪ Bereitstellung ▪ Reinigung ▪ Desinfektion der Werkzeugwelle

Herstellung einer feinen Dispersion

Gelherstellung
▪ angemessene Mischdauer
▪ angemessene Drehzahlgeschwindigkeit

Überprüfung der angefertigten Rezeptur

Verpackung

Kennzeichnung

Vorbereitung des Arbeitsplatzes
Reinigung der Arbeitsfläche und anschließende Desinfektion mit Isopropanol 70 %.

Vorbereitung des Herstellenden
Der Kittelwechsel dient dem Schutz vor Kontamination. Reinigung der Hände und anschließende Desinfektion mit Isopropanol 70 %. Beim Arbei-

ten mit dem geschlossenen TopiTec®-System kann der Arbeitsplatz während der Herstellung verlassen werden.

Vorbereitung der Arbeitsgeräte

Bereitstellung aller benötigten Geräte:

- TopiTec®-System,
- TopiTec®-Mischscheibe,
- Löffel,
- Spatel,
- Kartenblätter.

Die gereinigten Gefäße vor der Anwendung mit Isopropanol 70% desinfizieren und dann getrocknet einsetzen.

Herstellung einer feinen Dispersion

Tara der Kruke (einschließlich des Hubbodens mit eingeschobener Werkzeugwelle und Mischscheibe) dokumentieren. Den Gelbildner, gereinigtes Wasser und ggf. Feuchthaltemittel in die Kruke einwiegen (Gelbildner vorlegen). Die Kruke hin- und herbewegen, um den Gelbildner gut zu benetzen. Um eine klumpenfreie Dispersion des Gelbildners zu erzielen, kann der Ansatz für kurze Zeit mit hoher Drehzahlgeschwindigkeit in der Topitec®-Kruke vermischt werden.

Gelherstellung

Die Kruke öffnen und die Base einwiegen (Schutzbrille!). Anschließend die wieder verschlossene Kruke in den Schlitten einsetzen und erneut mischen.

Systemparameter:

- Die empfohlene **Drehzahlgeschwindigkeit** (UpM) richtet sich nach der Konsistenz der Grundlage und der Zusammensetzung der Rezeptur. Bei der Gelherstellung sollte sie aber 500 UpM nicht überschreiten. Die Einarbeitung von Luft wird durch Mischen bei niedrigster Drehzahlgeschwindigkeit minimiert!

- Die **Mischdauer** (Min.) richtet sich vor allem nach der zu verarbeitenden Menge. Für den Rezepturmaßstab (20 bis 200 g) 3 Minuten nicht überschreiten.

Überprüfung der angefertigten Rezeptur

Endgewichtkontrolle: Mit Hilfe der Oberschalenwaage das Gewicht der Rezeptur kontrollieren.

Organoleptische Kontrolle: Durch Betrachtung einer kleinen Probe aus der Entnahmeöffnung die Rezeptur nach Aussehen und Beschaffenheit visuell überprüfen. Hydrogele sind in der Regel farblos und klar, sie dürfen keine erkennbaren Einschlüsse von ungequollenen Gelbildnern aufweisen.

Verpackung

Bei der Herstellung nach der TopiTec®-Methode die geeigneten Kruken mit kleiner Entnahmeöffnung einsetzen.

Kennzeichnung

Laut Apothekenbetriebsordnung § 14.

Das Etikett sollte außerdem folgende Angaben enthalten:

- Bestandteile in deutscher Sprache.
- Verschreibungspflichtige Verordnungen benötigen eine Gebrauchsanweisung.
- „Zum Auftragen auf die betroffenen Hautstellen".
- Aufbrauchfrist laut NRF:
    - konserviert TopiTec®-Kruke   6 Monate,
    - unkonserviert TopiTec®-Kruke   1 Woche, im Kühlschrank 2 Wochen.

Patienteninformation: Kühleffekt und Haltbarkeit werden durch Lagerung im Kühlschrank begünstigt.

1.7   Oleogele

Oleogele sind Zubereitungen, deren Grundlage durch Einarbeitung von anorganischen Gelbildnern, z.B. Aerosil® bzw. Aluminium- oder Zinkseifen versteift wird. Als Grundlagen kommen flüssiges Paraffin, Lebertran, Olivenöl und andere Öle zum Einsatz. Die Bedeutung von Oleogelen ist in der pharmazeutischen Praxis relativ gering.

Theoretische Vorüberlegungen

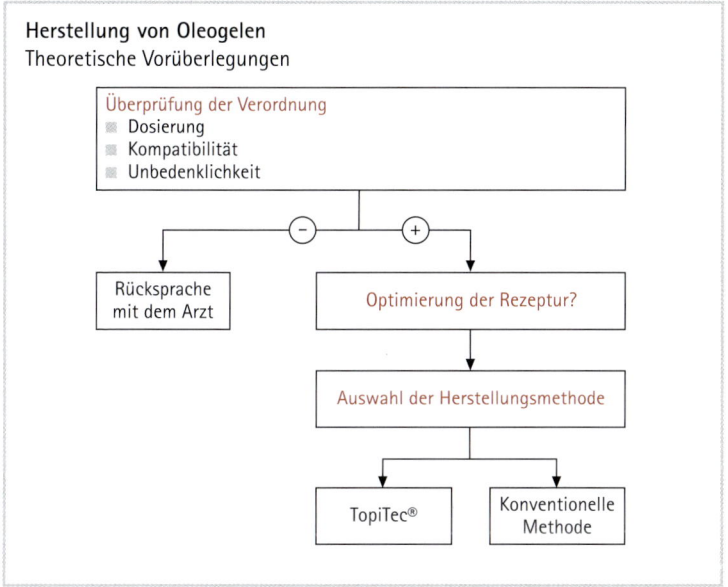

Überprüfung der Verordnung
Dosierung: Die Dosierung mit Hilfe von Standardwerken wie z.B. NRF, Tabelle der oberen Richtkonzentrationen dermatologischer Arzneistoffe oder der Normdosentabelle überprüfen.

Kompatibilität der Gelgrundlage und der Wirkstoffe: Die Gelgrundlage und die Wirkstoffe bezüglich ihrer Verträglichkeit untereinander überprüfen.

Cave! Inkompatibilitäten sind häufig durch Verflüssigung der Gelstruktur erkennbar!

Unbedenklichkeit: Verordnungen nur ausführen, wenn sie richtig und nach Art und Menge unbedenklich sind. Die Liste der bedenklichen Stoffe findet sich in Teil II, 9.6, und im NRF, Allgemeine Hinweise I.5.

Optimierung der Rezeptur notwendig?

Bei Verwendung von pflanzlichen Ölen, kann der Zusatz von Antioxidantien sinnvoll sein.

Detaillierte Angaben zu den Eigenschaften von Grundlagen und Wirkstoffen finden sich in Teil II, 8.

Auswahl der Herstellungsmethode

Die Herstellungsmethode nach der Zusammensetzung der Rezeptur und den Voraussetzungen in der Apotheke auswählen. Beispielhaft sind beschrieben:

▨ konventionelle Methode,
▨ TopiTec®-Methode.

Praktische Durchführung: konventionelle Methode

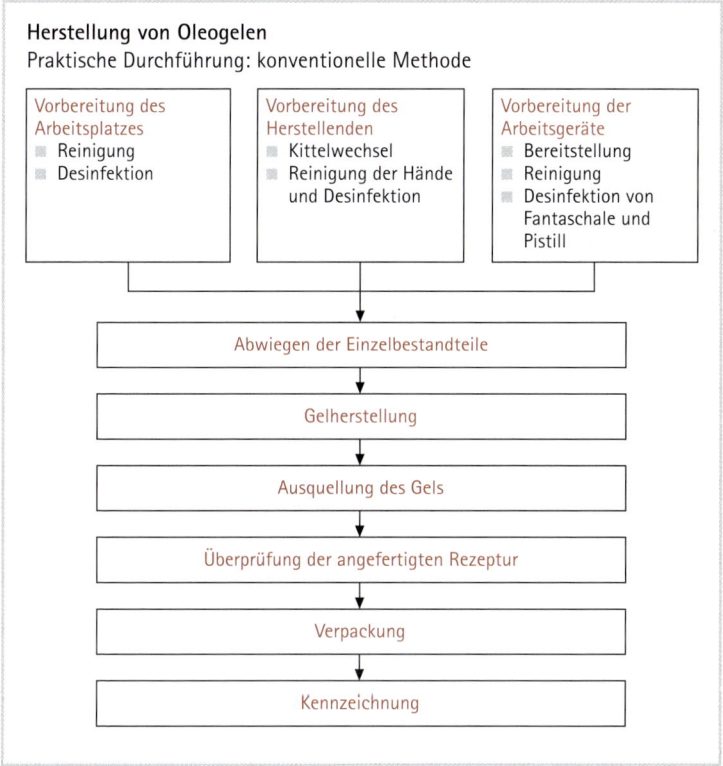

Herstellung von Oleogelen
Praktische Durchführung: konventionelle Methode

Vorbereitung des Arbeitsplatzes
■ Reinigung
■ Desinfektion

Vorbereitung des Herstellenden
■ Kittelwechsel
■ Reinigung der Hände und Desinfektion

Vorbereitung der Arbeitsgeräte
■ Bereitstellung
■ Reinigung
■ Desinfektion von Fantaschale und Pistill

Abwiegen der Einzelbestandteile

Gelherstellung

Ausquellung des Gels

Überprüfung der angefertigten Rezeptur

Verpackung

Kennzeichnung

Vorbereitung des Arbeitsplatzes
Reinigung der Arbeitsfläche und anschließende Desinfektion mit Isopropanol 70 %.

Vorbereitung des Herstellenden
Der Kittelwechsel dient dem Schutz vor Kontamination. Reinigung der Hände und anschließende Desinfektion mit Isopropanol 70 %. Da die Her-

stellung von Gelen, bedingt durch den Quellvorgang, relativ lange dauern kann, darf der Arbeitsplatz während der Herstellung verlassen werden.

Vorbereitung der Arbeitsgeräte
Bereitstellung aller benötigten Geräte:
- Fantaschale mit Pistill oder Becherglas mit Glasstab,
- Löffel,
- Spatel,
- Kartenblätter.

Die gereinigten Gefäße vor der Anwendung mit Isopropanol 70 % desinfizieren und dann getrocknet einsetzen.

Abwiegen der Einzelbestandteile
Gelbildner, lipophile Phase und ggf. Arzneistoff abwiegen und bereitstellen.

Gelherstellung
Die Einarbeitung des Gelbildners ist durch anteiliges Anreiben mit lipophiler Phase möglich. Die weitere Einarbeitung der restlichen lipophilen Phase erfolgt unter gleichmäßiger Dispergierung, wobei das Einarbeiten von Luftblasen zu vermeiden ist.

Ausquellung des Gels
Die Ausquellung des Gels findet in den meisten Fällen bei Raumtemperatur oder im Kühlschrank statt. Die Ausquellung wird beschleunigt, wenn gelegentlich vorsichtig mit dem Glasstab durchgerührt wird, um den Gelbildner gleichmäßig zu verteilen. Das Einarbeiten von Luftblasen ist dabei zu vermeiden.

Überprüfung der angefertigten Rezeptur
Endgewichtkontrolle: Mit Hilfe der Oberschalenwaage das Gewicht der Rezeptur kontrollieren.

Organoleptische Kontrolle: Die Rezeptur nach Aussehen und Beschaffenheit visuell überprüfen. Oleogele sind transparent, klar und dürfen keine erkennbaren Einschlüsse von ungequollenen Gelbildnern aufweisen.

Verpackung

Oleogele grundsätzlich in Tuben abfassen.

Kennzeichnung

Laut Apothekenbetriebsordnung § 14.

Das Etikett sollte außerdem folgende Angaben enthalten:
- Bestandteile in deutscher Sprache.
- Verschreibungspflichtige Verordnungen benötigen eine Gebrauchsanweisung.
- „Zum Auftragen auf die betroffenen Hautstellen".
- Aufbrauchfrist laut NRF: konventionelle Methode:
  - in Tuben   3 Jahre,
  - in Kruken   6 Monate (Ausnahmefall, z. B. bei sehr hoher Konsistenz).

Patienteninformation: Die Zubereitung sollte keinen großen Temperaturschwankungen ausgesetzt werden.

Praktische Durchführung: TopiTec®-Methode

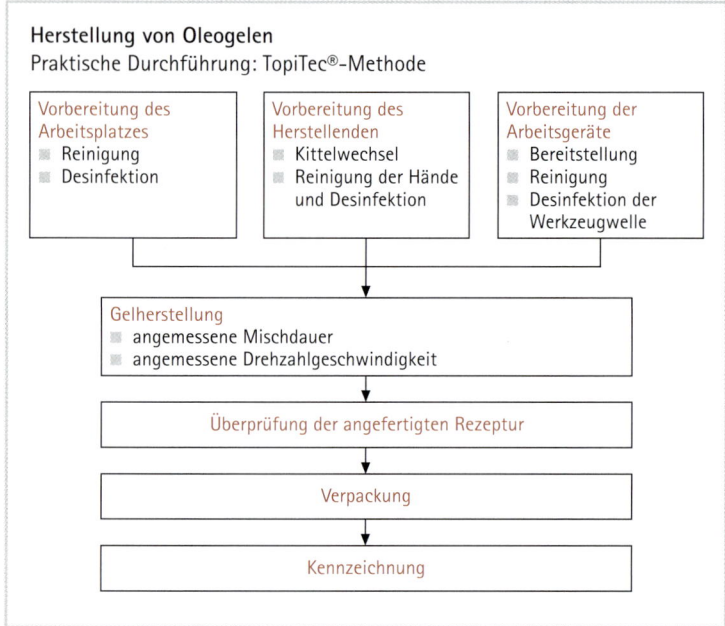

Vorbereitung des Arbeitsplatzes
Reinigung der Arbeitsfläche und anschließende Desinfektion mit Isopropanol 70 %.

Vorbereitung des Herstellenden
Der Kittelwechsel dient dem Schutz vor Kontamination. Reinigung der Hände und anschließende Desinfektion mit Isopropanol 70 %. Beim Arbeiten mit dem geschlossenen TopiTec®-System kann der Arbeitsplatz während der Herstellung verlassen werden.

Vorbereitung der Arbeitsgeräte

Bereitstellung aller benötigten Geräte:

- TopiTec®-System,
- TopiTec®-Mischscheibe,
- Löffel,
- Spatel,
- Kartenblätter.

Die gereinigten Gefäße vor der Anwendung mit Isopropanol 70 % desinfizieren und dann getrocknet einsetzen.

Gelherstellung

Die Tara der Kruke (einschließlich des Hubbodens mit eingeschobener Werkzeugwelle und Mischscheibe) dokumentieren. Die lipophile Phase zur Hälfte in die Kruke vorlegen und den Gelbildner einwiegen. Anschließend die restliche lipophile Phase hinzufügen, die Kruke in den Schlitten einsetzen und mischen.

Systemparameter:

- Die empfohlene **Drehzahlgeschwindigkeit** (UpM) richtet sich nach der Konsistenz der Grundlage und der Zusammensetzung der Rezeptur. Bei der Gelherstellung sollte sie aber 500 UpM nicht überschreiten. Die Einarbeitung von Luft wird durch Mischen bei niedrigster Drehzahlgeschwindigkeit minimiert!
- Die **Mischdauer** (Min.) richtet sich vor allem nach der zu verarbeitenden Menge. Für den Rezepturmaßstab (20 bis 200 g) 3 Minuten nicht überschreiten.

Überprüfung der angefertigten Rezeptur

Endgewichtkontrolle: Mit Hilfe der Oberschalenwaage das Gewicht der Rezeptur kontrollieren.

Organoleptische Kontrolle: Durch Betrachtung einer kleinen Probe aus der Entnahmeöffnung, die Rezeptur nach Aussehen und Beschaffenheit visuell überprüfen. Oleogele sind transparent, klar und dürfen keine erkennbaren Einschlüsse von ungequollenen Gelbildnern aufweisen.

Verpackung

Bei der Herstellung nach der TopiTec®-Methode die geeigneten Kruken mit kleiner Entnahmeöffnung einsetzen.

Kennzeichnung

Laut Apothekenbetriebsordnung § 14.

Das Etikett sollte außerdem folgende Angaben enthalten:
- Bestandteile in deutscher Sprache.
- Verschreibungspflichtige Verordnungen benötigen eine Gebrauchsanweisung.
- „Zum Auftragen auf die betroffenen Hautstellen".
- Aufbrauchfrist laut NRF: TopiTec®-Kruke 3 Jahre.

Patienteninformation: Die Zubereitung sollte keinen großen Temperaturschwankungen ausgesetzt werden.

1.8   Verdünnungsrezepturen

1.8.1   Verdünnung von Fertigarzneimitteln

Die Anfertigung von Verdünnungsrezepturen im Bereich der freien Individualrezeptur ist häufig problematisch. Soll ein Fertigarzneimittel verdünnt werden, so muss dessen Zusammensetzung und auch der Emulsionstyp der Grundlage bekannt sein. Inkompatibilitäten mit Wirk- oder Hilfsstoffen machen die anzufertigende Verdünnungsrezeptur instabil.

Einige Firmen haben daher auf Wunsch von Dermatologen und Apothekern ihre Produkte mit Hilfe der aktuellen Leitlinien zur dermatologischen Rezeptur der Fachgruppe Magistralrezepturen, hinsichtlich der Verdünnungsmöglichkeiten untersucht. Diese Firmen haben ihre Spezialitäten als Grundlage für Verdünnungsrezepturen eingesetzt und weiter verarbeitet. Ein Beispiel dafür sind die Ecural® Produkte, sowohl Ecural® Fettcreme, Salbe und Lösung wurden mit verschiedenen Grundlagen oder Wirkstoffen verdünnt und auf Kompatibilität und Haltbarkeit überprüft. Untersuchte Grundlagen sind z.B. Basiscreme DAC, Hydrophile Hautemulsionsgrundlage NRF, Hydrophobes Basisgel DAC, Pasta und Unguentum Cordes® sowie die Hydrophile Salbe DAB. Die Ergebnisse der untersuchten Verdünnungsrezepturen geben die Firmen mit kleinen Handbüchern an die Ärzte und Apotheken weiter.

Theoretische Vorüberlegungen

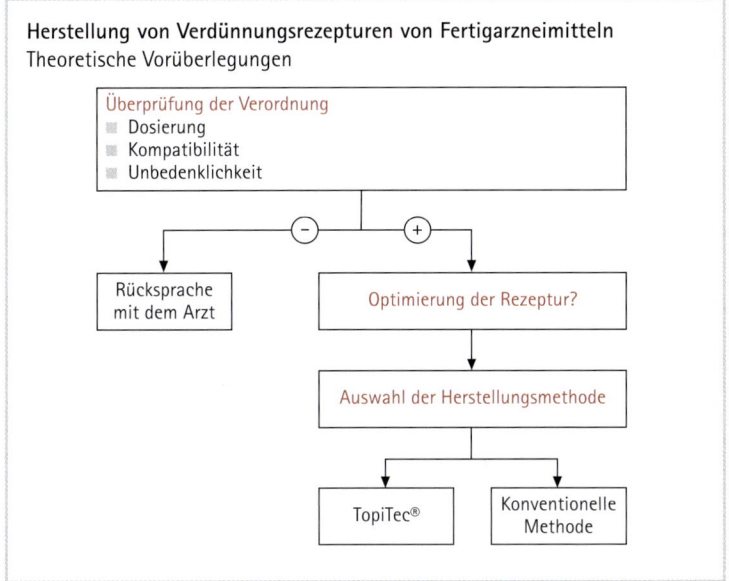

Überprüfung der Verordnung

Dosierung: Die Dosierung wird mit Hilfe von Standardwerken wie z.B. NRF, Tabelle der oberen Richtkonzentrationen dermatologischer Arzneistoffe oder der Normdosentabelle überprüft.

Kompatibilität der Grundlage und der Wirkstoffe: Die Grundlage und die Wirkstoffe bezüglich ihrer Verträglichkeit untereinander überprüfen.

Unbedenklichkeit: Verordnungen nur ausgeführen, wenn sie richtig und nach Art und Menge unbedenklich sind. Die Liste der bedenklichen Stoffe findet sich in Teil II, 9.6, und im NRF, Allgemeine Hinweise I.5.

Optimierung der Rezeptur notwendig?

Werden Fertigarzneimittel verdünnt, so ist häufig unklar, ob der zugesetzte Konservierungmittelanteil auch nach der Verdünnung noch ausreicht. Die Hersteller setzen meist die maximal zulässige Menge an Konservierungsmittel zu, eine quantitative Angabe fehlt aber.

Auswahl der Herstellungsmethode

Die Herstellungsmethode nach der Beschaffenheit der Grundlage, der Empfindlichkeit der Arzneistoffe und den Voraussetzungen in der Apotheke auswählen. Beispielhaft sind beschrieben:

- konventionelle Methode,
- TopiTec®-Methode.

Praktische Durchführung: konventionelle Methode

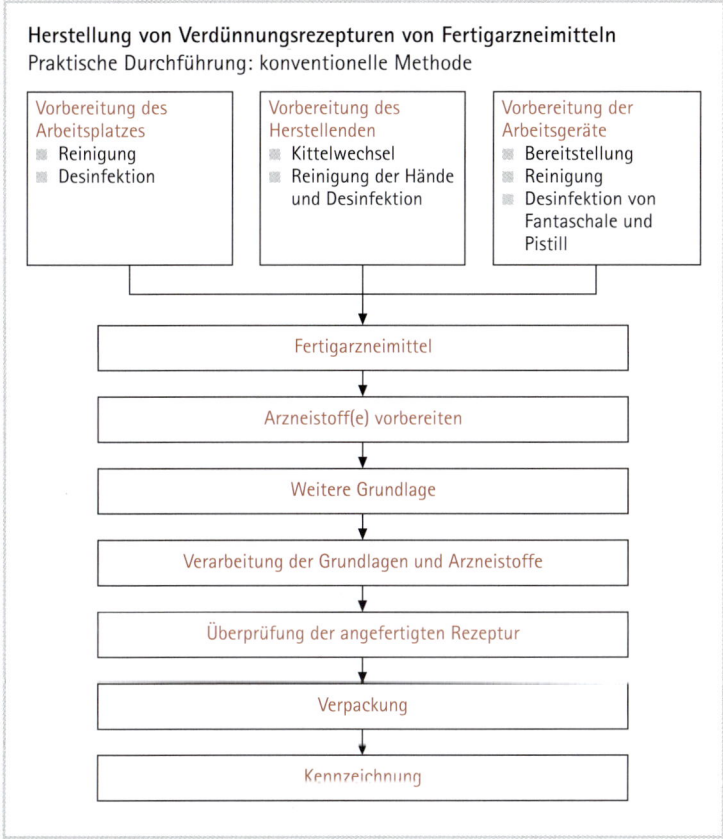

Herstellung von Verdünnungsrezepturen von Fertigarzneimitteln
Praktische Durchführung: konventionelle Methode

Vorbereitung des Arbeitsplatzes
▨ Reinigung
▨ Desinfektion

Vorbereitung des Herstellenden
▨ Kittelwechsel
▨ Reinigung der Hände und Desinfektion

Vorbereitung der Arbeitsgeräte
▨ Bereitstellung
▨ Reinigung
▨ Desinfektion von Fantaschale und Pistill

Fertigarzneimittel

Arzneistoff(e) vorbereiten

Weitere Grundlage

Verarbeitung der Grundlagen und Arzneistoffe

Überprüfung der angefertigten Rezeptur

Verpackung

Kennzeichnung

Vorbereitung des Arbeitsplatzes
Reinigung der Arbeitsfläche und anschließende Desinfektion mit Isopropanol 70 %.

Vorbereitung des Herstellenden

Der Kittelwechsel dient dem Schutz vor Kontamination. Reinigung der Hände und anschließende Desinfektion mit Isopropanol 70%. Beim Arbeiten nach der konventionellen Methode, den Arbeitsplatz während der Herstellung nicht verlassen.

Vorbereitung der Arbeitsgeräte

Bereitstellung aller benötigten Geräte:
- Fantaschale mit Pistill,
- Reibschale mit Pistill,
- Löffel,
- Spatel,
- Kartenblätter.

Die gereinigten Gefäße vor der Anwendung mit Isopropanol 70% desinfizieren und dann getrocknet einsetzen.

Fertigarzneimittel

Entnahme der Zubereitung aus der Primärverpackung.

Arzneistoff(e) vorbereiten

Abwiegen des/der Arzneistoff(e) und gegebenenfalls Zerkleinern mit Hilfe der Reibschale und dem angerauten Pistill.

Weitere Grundlage

Abwiegen der Grundlage und eventuelle Erwärmung.

Verarbeitung der Grundlagen und der Arzneistoffe

Die Grundlage mit der geringeren Viskosität anteilig in die höherviskose Zubereitung einarbeiten. Der oder die Wirkstoff(e) möglichst bei Raumtemperatur in die Salbengrundlage einarbeiten. Die Wirkstoffe gegebenenfalls zerkleinert vorlegen und dann anteilig mit Grundlage verarbeiten. Eine geringe Teilchengröße und das gelinde Erwärmen vereinfacht die Verarbeitung. Wasser oder flüssige Wirkstoffe immer in die vorgelegte Grundlage einarbeiten.

Cave! Thermolabile Stoffe und Substanzen, die zur Rekristallisation neigen, keinesfalls erhitzen.

Überprüfung der angefertigten Rezeptur

Endgewichtkontrolle: Mit Hilfe der Oberschalenwaage das Gewicht der Rezeptur kontrollieren.

Organoleptische Kontrolle: Die Rezeptur nach Aussehen und Beschaffenheit visuell überprüfen, sie muss von einheitlicher Beschaffenheit sein.

Verpackung

Bei der Herstellung nach der konventionellen Methode kann man zwischen dem Abfassen in eine Kruke und dem Abfüllen in eine Tube wählen. Bei hochviskosen Zubereitungen ist eine Kruke zu bevorzugen, da die Entnahme aus der Tube zum Teil nur schwer möglich ist. Anders ist es bei wasserhaltigen und somit mikrobiell anfälligen Zubereitungen, sie sollten immer in eine Tube abgefasst werden.

Kennzeichnung

Laut Apothekenbetriebsordnung § 14.

Das Etikett sollte außerdem folgende Angaben enthalten:

- Bestandteile in deutscher Sprache.
- Anwendungshinweise.
- Verschreibungspflichtige Verordnungen benötigen eine Gebrauchsanweisung.
- „Zum Auftragen auf die betroffenen Hautstellen".
- Angabe des zugesetzten Konservierungsmittels.
- Aufbrauchfrist: Keine allgemeine Angabe möglich!

Patienteninformation: Die Zubereitung sollte keinen großen Temperaturschwankungen ausgesetzt werden.

Praktische Durchführung: TopiTec®-Methode

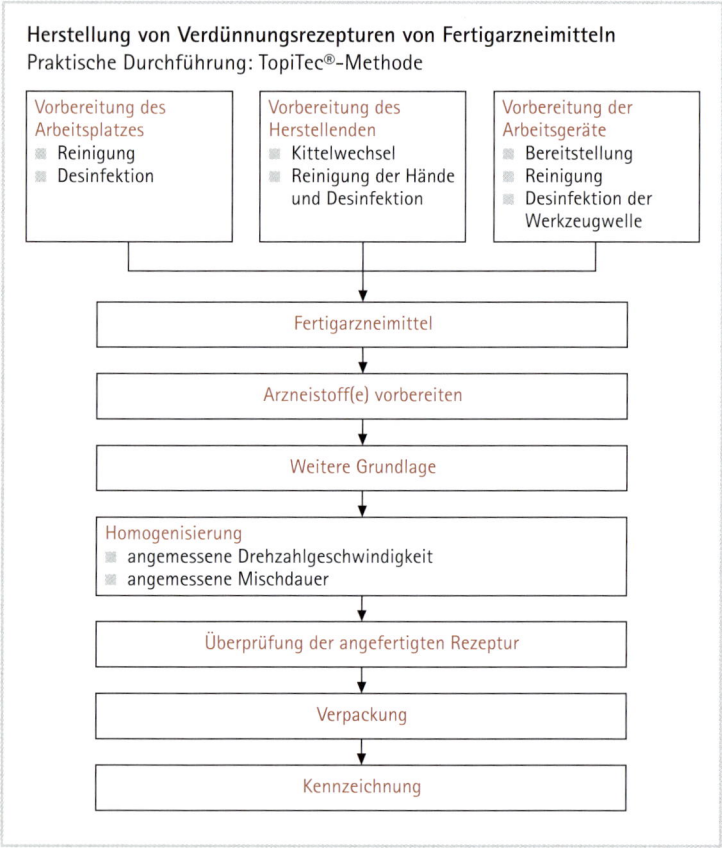

Herstellung von Verdünnungsrezepturen von Fertigarzneimitteln
Praktische Durchführung: TopiTec®-Methode

Vorbereitung des Arbeitsplatzes
▪ Reinigung
▪ Desinfektion

Vorbereitung des Herstellenden
▪ Kittelwechsel
▪ Reinigung der Hände und Desinfektion

Vorbereitung der Arbeitsgeräte
▪ Bereitstellung
▪ Reinigung
▪ Desinfektion der Werkzeugwelle

Fertigarzneimittel

Arzneistoff(e) vorbereiten

Weitere Grundlage

Homogenisierung
▪ angemessene Drehzahlgeschwindigkeit
▪ angemessene Mischdauer

Überprüfung der angefertigten Rezeptur

Verpackung

Kennzeichnung

Vorbereitung des Arbeitsplatzes

Reinigung der Arbeitsfläche und anschließende Desinfektion mit Isopropanol 70 %.

Vorbereitung des Herstellenden

Der Kittelwechsel dient dem Schutz vor Kontamination. Reinigung der Hände und anschließende Desinfektion mit Isopropanol 70 %. Beim Arbeiten mit dem geschlossenen TopiTec®-System kann der Arbeitsplatz während der Herstellung verlassen werden.

Vorbereitung der Arbeitsgeräte

Bereitstellung aller benötigten Geräte:
- TopiTec®-System,
- TopiTec®-Mischscheibe,
- TopiTec®-Zerkleinerungsgerät (Mahlaufsatz) oder Reibschale mit angerautem Pistill,
- Löffel,
- Spatel,
- Kartenblätter.

Die gereinigten Gefäße vor der Anwendung mit Isopropanol 70 % desinfizieren und dann getrocknet einsetzen.

Fertigarzneimittel

Entnahme der Zubereitung aus der Primärverpackung.

Arzneistoff(e) vorbereiten

- Abwiegen des/der Arzneistoff(e) und gegebenenfalls Zerkleinern mit Hilfe der Reibschale und dem angerauten Pistill.
- Eine Zerkleinerung kristalliner Substanzen mit dem TopiTec®-Zerkleinerungssystem ist bei kristallinen Substanzen und einer Einwaage ≥ 2 g möglich; nicht empfehlenswert ist die Verarbeitung von Substanzen mit einem hohen Feuchtigkeitsgehalt und einer Teilchengröße > 500µm.
- Für das Pulverisieren maximal mit 2000 UpM arbeiten.

Weitere Grundlage

Abwiegen der Grundlage.

Homogenisierung

Tara der Kruke (einschließlich des Hubbodens mit eingeschobener Werkzeugwelle und Mischscheibe) dokumentieren. Die Hälfte der höher viskosen

Zubereitung in die Kruke vorlegen, den oder die Arzneistoffe hinzufügen, restliche Grundlage dazu wiegen und Kruke in den Schlitten einsetzen.

Es ist darauf zu achten, dass der oder die Wirkstoff(e) immer gut in Grundlage eingebettet vorliegen (Sandwichverfahren). Bei mehreren Arzneistoffen ist eine weitere Zwischenschicht mit Salbengrundlage empfehlenswert.

Systemparameter:
- Die empfohlene **Drehzahlgeschwindigkeit** (UpM) richtet sich nach der Konsistenz der Grundlage und der Zusammensetzung der Rezeptur. Bei hochviskosen Zubereitungen liegt sie höher, sollte aber 1500 UpM nicht überschreiten.
- **Hinweis:** Ist Wasser in die Zubereitung einzuarbeiten, kann eine ausreichende Erwärmung durch sehr hohe Drehzahlgeschwindigkeiten erreicht werden, wobei 3000 UpM nicht überschritten werden sollen!
- Die **Mischdauer** (Min.) richtet sich vor allem nach der zu verarbeitenden Menge. Für den Rezepturmaßstab (20 bis 200 g) 3 Minuten nicht überschreiten.

Der oder die Wirkstoff(e) möglichst bei Raumtemperatur verarbeiten. Allgemein erreicht man eine schnellere Lösung der Arzneistoffe durch ein gelindes Erwärmen der Grundlage. Diese Temperaturerhöhung wird häufig schon durch die Rührumdrehungen im TopiTec®-System ausgelöst.

Cave! Thermolabile Stoffe und Substanzen, die zur Rekristallisation neigen, sollten keinesfalls zu starken Erwärmungen und somit hohen Drehzahlen ausgesetzt werden.

Überprüfung der angefertigten Rezeptur
Endgewichtkontrolle: Mit Hilfe der Oberschalenwaage das Gewicht der Rezeptur kontrollieren.

Organoleptische Kontrolle: Durch Betrachtung einer kleinen Probe aus der Entnahmeöffnung, die Rezeptur nach Aussehen und Beschaffenheit visuell überprüfen. Sie muss von einheitlicher Beschaffenheit sein.

Verpackung

Bei der Herstellung nach der TopiTec®-Methode die geeigneten Kruken mit kleiner Entnahmeöffnung einsetzen.

Kennzeichnung

Laut Apothekenbetriebsordnung § 14.

Das Etikett sollte außerdem folgende Angaben enthalten:

- Bestandteile in deutscher Sprache.
- Verschreibungspflichtige Verordnungen benötigen eine Gebrauchsanweisung.
- Zugesetzte Konservierungsmittel müssen deklariert werden.
- „Zum Auftragen auf die betroffenen Hautstellen".
- Aufbrauchfrist: Keine allgemeinen Angaben möglich!

Patienteninformation: Die Zubereitung sollte keinen großen Temperaturschwankungen ausgesetzt werden.

1.8.2   Verarbeitung von Rezepturkonzentraten

Zur Herstellung von Verdünnungsrezepturen kann man auch auf die Verwendung von Rezepturkonzentraten zurückgreifen. Bei diesen Produkten liegen genaue Daten über ihre Zusammensetzung und eventuelle Inkompatibilitäten mit Grundlagen oder Wirkstoffen vor. Das sogenannte „Baukastensystem" der Fa. Ichthyol® Gesellschaft ist ein Beispiel für diese Form der Verdünnung. Sie setzt sich aus der ambiphilen Grundlage Basis Cordes® RK und diversen wirkstoffhaltigen Cordes® Rezepturkonzentraten zusammen, z.B. Gentamicin 10% RK oder Clotrimazol RK. Die Basis Cordes® RK kann zu Cremes, Lotionen oder Pasten weiterverarbeitet werden.

Theoretische Vorüberlegungen

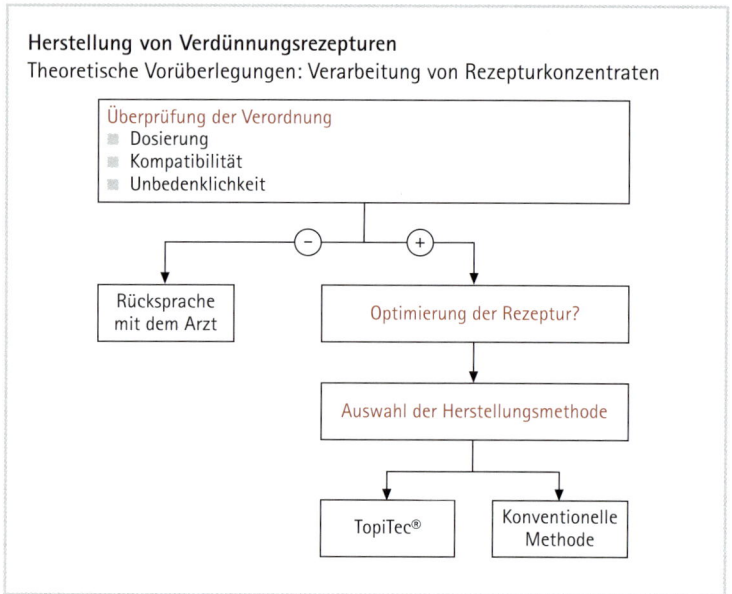

Herstellung von Verdünnungsrezepturen
Theoretische Vorüberlegungen: Verarbeitung von Rezepturkonzentraten

Überprüfung der Verordnung
- Dosierung
- Kompatibilität
- Unbedenklichkeit

(−) (+)

Rücksprache mit dem Arzt

Optimierung der Rezeptur?

Auswahl der Herstellungsmethode

TopiTec® Konventionelle Methode

Überprüfung der Verordnung

Dosierung: Die Dosierung mit Hilfe von Standardwerken wie z. B. NRF, Tabelle der oberen Richtkonzentrationen dermatologischer Arzneistoffe oder der Normdosentabelle überprüfen. Die Konzentrate liegen in der 10fach höheren Konzentration als therapeutisch üblich vor.

Kompatibilität der Grundlage und der Wirkstoffe: Die Grundlage und die Wirkstoffe sind bereits bezüglich ihrer Verträglichkeit untereinander überprüft.

Unbedenklichkeit: Verordnungen dürfen nur ausgeführt werden, wenn sie richtig und nach Art und Menge unbedenklich sind. Die Liste der bedenklichen Stoffe findet sich in Teil II, 9.6, und im NRF, Allgemeine Hinweise I.5.

Optimierung der Rezeptur notwendig?

Durch den Gehalt an Propylenglykol liegt, bei einem Zusatz bis 30 % Wasser, ein antimikrobieller Schutz für 8 Wochen vor.

Auswahl der Herstellungsmethode

Die Herstellungsmethode nach der Beschaffenheit der Grundlage, der Empfindlichkeit der Arzneistoffe und den Voraussetzungen in der Apotheke auswählen. Beispielhaft sind beschrieben:

- konventionelle Methode,
- TopiTec®-Methode.

Praktische Durchführung: konventionelle Methode

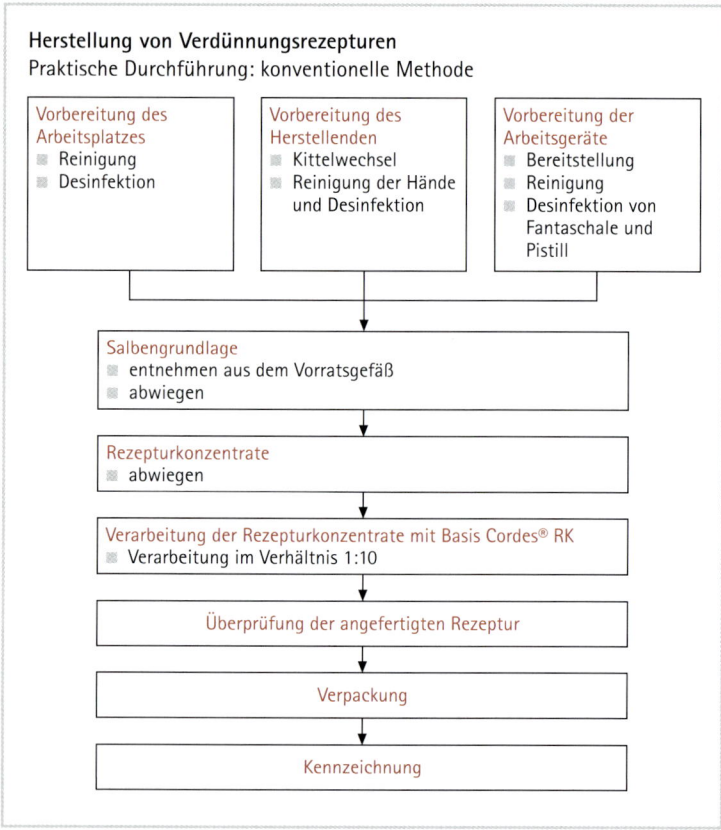

Herstellung von Verdünnungsrezepturen
Praktische Durchführung: konventionelle Methode

Vorbereitung des Arbeitsplatzes	Vorbereitung des Herstellenden	Vorbereitung der Arbeitsgeräte
▨ Reinigung ▨ Desinfektion	▨ Kittelwechsel ▨ Reinigung der Hände und Desinfektion	▨ Bereitstellung ▨ Reinigung ▨ Desinfektion von Fantaschale und Pistill

Salbengrundlage
▨ entnehmen aus dem Vorratsgefäß
▨ abwiegen

Rezepturkonzentrate
▨ abwiegen

Verarbeitung der Rezepturkonzentrate mit Basis Cordes® RK
▨ Verarbeitung im Verhältnis 1:10

Überprüfung der angefertigten Rezeptur

Verpackung

Kennzeichnung

Vorbereitung des Arbeitsplatzes
Reinigung der Arbeitsfläche und anschließende Desinfektion mit Isopropanol 70 %.

Vorbereitung des Herstellenden
Der Kittelwechsel dient dem Schutz vor Kontamination. Reinigung der Hände und anschließende Desinfektion mit Isopropanol 70%. Beim Arbeiten nach der konventionellen Methode, den Arbeitsplatz während der Herstellung nicht verlassen.

Vorbereitung der Arbeitsgeräte
Bereitstellung aller benötigten Geräte:
- Fantaschale mit Pistill,
- Spatel,
- Kartenblätter.

Die gereinigten Gefäße vor der Anwendung mit Isopropanol 70% desinfizieren und dann getrocknet einsetzen.

Salbengrundlage
Entnahme der Salbengrundlage Basis Cordes® RK aus dem Vorratsgefäß.

Rezepturkonzentrate
Abwiegen des/der Arzneistoff-Konzentrate.

Verarbeitung der Rezepturkonzentrate mit Basis Cordes® RK
Das oder die Konzentrat(e) im Verhältnis 1 zu 10 mit der Grundlage mischen. Bei der Verarbeitung mehrerer Konzentrate verringert sich der Anteil an Grundlage jeweils um ein weiteres Zehntel.

Überprüfung der angefertigten Rezeptur
Endgewichtkontrolle: Mit Hilfe der Oberschalenwaage das Gewicht der Rezeptur kontrollieren.

Organoleptische Kontrolle: Die Rezeptur nach Aussehen und Beschaffenheit visuell überprüfen, sie muss von einheitlicher Beschaffenheit sein.

Verpackung
Bei der Herstellung nach der konventionellen Methode zwischen dem Abfassen in eine Kruke und dem Abfüllen in eine Tube wählen.

Kennzeichnung
Laut Apothekenbetriebsordnung § 14.

Das Etikett sollte außerdem folgende Angaben enthalten:
- Bestandteile in deutscher Sprache.
- Verschreibungspflichtige Verordnungen benötigen eine Gebrauchsan-
  weisung.
- „Zum Auftragen auf die betroffenen Hautstellen".
- Aufbrauchfrist: siehe Herstellerangabe.

Patienteninformation: Vor Licht und Feuchtigkeit geschützt lagern.

Praktische Durchführung: TopiTec®-Methode

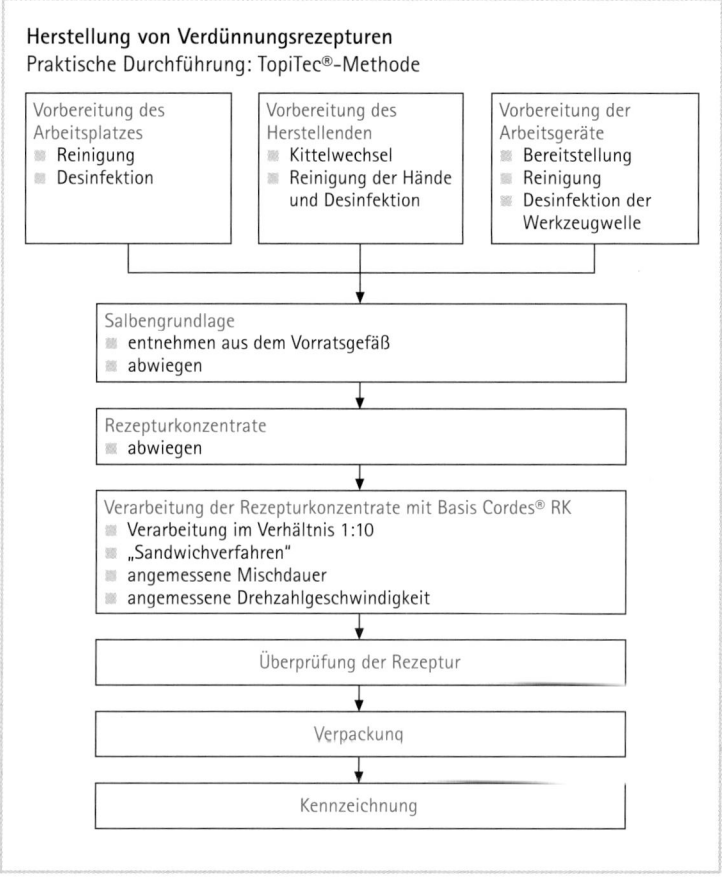

Herstellung von Verdünnungsrezepturen
Praktische Durchführung: TopiTec®-Methode

| Vorbereitung des Arbeitsplatzes
▪ Reinigung
▪ Desinfektion | Vorbereitung des Herstellenden
▪ Kittelwechsel
▪ Reinigung der Hände und Desinfektion | Vorbereitung der Arbeitsgeräte
▪ Bereitstellung
▪ Reinigung
▪ Desinfektion der Werkzeugwelle |

Salbengrundlage
▪ entnehmen aus dem Vorratsgefäß
▪ abwiegen

Rezepturkonzentrate
▪ abwiegen

Verarbeitung der Rezepturkonzentrate mit Basis Cordes® RK
▪ Verarbeitung im Verhältnis 1:10
▪ „Sandwichverfahren"
▪ angemessene Mischdauer
▪ angemessene Drehzahlgeschwindigkeit

Überprüfung der Rezeptur

Verpackung

Kennzeichnung

Vorbereitung des Arbeitsplatzes
Reinigung der Arbeitsfläche und anschließende Desinfektion mit Isopropanol 70 %.

Vorbereitung des Herstellenden

Der Kittelwechsel dient dem Schutz vor Kontamination. Reinigung der Hände und anschließende Desinfektion mit Isopropanol 70 %. Beim Arbeiten mit dem geschlossenen TopiTec®-System kann der Arbeitsplatz während der Herstellung verlassen werden.

Vorbereitung der Arbeitsgeräte

Bereitstellung aller benötigten Geräte:
- TopiTec®-System,
- TopiTec®-Mischscheibe,
- Löffel,
- Spatel,
- Kartenblätter.

Die gereinigten Gefäße vor der Anwendung mit Isopropanol 70 % desinfizieren und dann getrocknet einsetzen.

Salbengrundlage

Entnahme der Salbengrundlage Basis Cordes® RK aus dem Vorratsgefäß.

Rezepturkonzentrate

Abwiegen des/der Arzneistoff-Konzentrate.

Verarbeitung der Rezepturkonzentrate mit Basis Cordes® RK

Tara der Kruke (einschließlich des Hubbodens mit eingeschobener Werkzeugwelle und Mischscheibe) dokumentieren. Die Hälfte der Grundlage in die Kruke vorlegen und das Konzentrat einwiegen. Anschließend die restliche Grundlage dazuwiegen und die Kruke in den Schlitten einsetzen.

Das oder die Konzentrat(e) im Verhältnis 1 zu 10 mit der Grundlage mischen. Bei der Verarbeitung mehrerer Konzentrate verringert sich der Anteil an Grundlage jeweils um ein weiteres Zehntel.

Systemparameter:

- Die empfohlene **Drehzahlgeschwindigkeit** (UpM) richtet sich nach der Konsistenz der Grundlage und der Zusammensetzung der Rezeptur. Bei hochviskosen Zubereitungen liegt sie höher, sollte aber 2000 UpM nicht überschreiten.

Hinweis: Ist Wasser in die Zubereitung einzuarbeiten, kann eine ausreichende Erwärmung durch sehr hohe Drehzahlgeschwindigkeiten erreicht werden, wobei 3000 UpM nicht überschritten werden sollen!

- die **Mischdauer** (Min.) richtet sich vor allem nach der zu verarbeitenden Menge. Für den Rezepturmaßstab (20 bis 200 g) 3 Minuten nicht überschreiten.

Der oder die Wirkstoff(e) möglichst bei Raumtemperatur verarbeiten. Allgemein erreicht man eine schnellere Lösung der Arzneistoffe durch ein gelindes Erwärmen der Grundlage. Diese Temperaturerhöhung wird häufig schon durch die Rührumdrehungen im TopiTec®-System ausgelöst.

Cave! Thermolabile Stoffe und Substanzen, die zur Rekristallisation neigen, sollten keinesfalls zu starken Erwärmungen und somit hohen Drehzahlen ausgesetzt werden.

Überprüfung der angefertigten Rezeptur
Endgewichtkontrolle: Mit Hilfe der Oberschalenwaage das Gewicht der Rezeptur kontrollieren.

Organoleptische Kontrolle: Durch Betrachtung einer kleinen Probe aus der Entnahmeöffnung, die Rezeptur nach Aussehen und Beschaffenheit visuell überprüfen, sie muss von einheitlicher Beschaffenheit sein.

Verpackung
Bei der Herstellung nach der TopiTec®-Methode die geeigneten Kruken mit kleiner Entnahmeöffnung einsetzen.

Kennzeichnung
Laut Apothekenbetriebsordnung § 14.

Das Etikett sollte außerdem folgende Angaben enthalten:
- Bestandteile in deutscher Sprache.
- Verschreibungspflichtige Verordnungen benötigen eine Gebrauchsanweisung.

- „Zum Auftragen auf die betroffenen Hautstellen".
- Aufbrauchfrist: siehe Herstellerangabe.

Patienteninformation: Die Zubereitung sollte keinen großen Temperatur-schwankungen ausgesetzt werden.

2 Flüssige Zubereitungen, Liquida

2.1 Flüssige Zubereitungen zur Einnahme

Die Gruppe der oral anzuwendenden flüssigen Zubereitungen, Liquida peroralia, stellt eine sehr heterogene Arzneiformengruppe dar. In der Rezeptur sind die klassischen Lösungen als **Tropfen** oder **Säfte** bzw. als **Mixturen** von Bedeutung. Suspensionen und Emulsionen zur oralen Anwendung werden überwiegend industriell hergestellt. Vorteile der oral einsetzbaren Lösungen sind die einfache Herstellung sowie der schnelle Wirkungseintritt bedingt durch die zügige Resorption der bereits in Lösung befindlichen Wirkstoffe. Weiterhin ist eine individuelle und abgestufte Dosierung möglich. Als Nachteil ist die geringe Haltbarkeit gegenüber festen Zubereitungen durch den schnellen Verderb von Wasser anzumerken. Zugelassene Hilfsstoffe sind Lösungsvermittler, Solubilisatoren für lipophile Arzneistoffe, Stabilisatoren, antimikrobielle Substanzen, Antioxidantien, Puffersubstanzen, viskositätserhöhende Stoffe, Aromastoffe, Geschmackskorrigentien sowie zugelassene Süß- und Farbstoffe.

Theoretische Vorüberlegungen

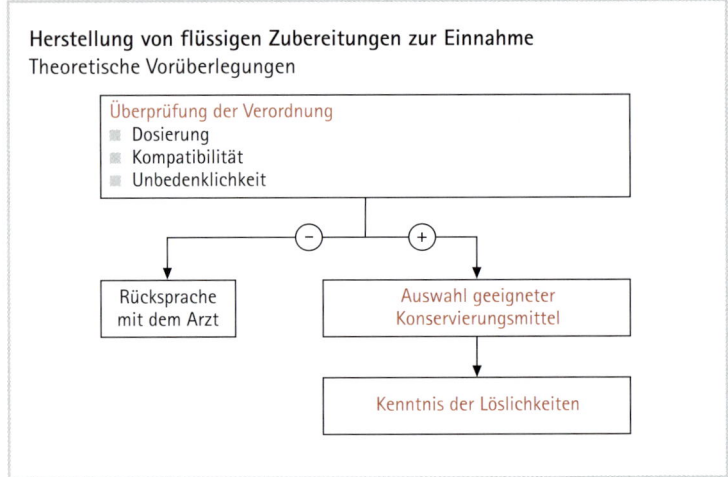

Herstellung von flüssigen Zubereitungen zur Einnahme
Theoretische Vorüberlegungen

Überprüfung der Verordnung
■ Dosierung
■ Kompatibilität
■ Unbedenklichkeit

Rücksprache
mit dem Arzt

Auswahl geeigneter
Konservierungsmittel

Kenntnis der Löslichkeiten

Überprüfung der Verordnung

Dosierung: Angaben zu Regeldosierungen finden sich in den Normdosentabellen, den Pädiatrischen Dosistabellen und dem NRF.

Kompatibilität: Kompatibilität des Lösungsmittels bzw. des Lösungsmittelgemisches und der Wirkstoffe bzgl. ihrer Verträglichkeit untereinander überprüfen.

Richtigkeit und Unbedenklichkeit: Verordnungen dürfen nur ausgeführt werden, wenn sie nach Art und Menge unbedenklich sind. Die Liste der bedenklichen Stoffe findet sich in Teil II, 9.6, und im NRF, Allgemeine Hinweise I.5.

Auswahl geeigneter Konservierungsmittel

Mikrobiell anfällige Rezepturen grundsätzlich konservieren. Als antimikrobielle Zusätze für wässrige oder überwiegend wässrige Zubereitungen sind geeignet:

- Sorbinsäure und Kaliumsorbat,
- Benzoesäure und Natriumbenzoat,
- Nip-Nipester.

Detaillierte Angaben über Konservierungsmittel finden sich in Teil II, 9.4. Wichtig für die Herstellung von mikrobiell einwandfreien Lösungen, ist der Einsatz von keimfreiem Wasser. In erster Linie Aqua destillata verwenden. Ist dies nicht möglich, auf frisch aufgekochtes und bedeckt abgekühltes Aqua demineralisata zurückgreifen.

Kenntnis der Löslichkeiten

Für die Herstellung technologisch einwandfreier Lösungen ist die Kenntnis der Löslichkeiten aller festen Bestandteile im Lösungsmittel bzw. im Lösungsmittelgemisch notwendig. Detaillierte Angaben zu den Eigenschaften von Wirkstoffen finden sich in Teil II, 8, in den Arzneibüchern, im DAC, in der Stoffliste, im Hunnius, etc.

Praktische Durchführung

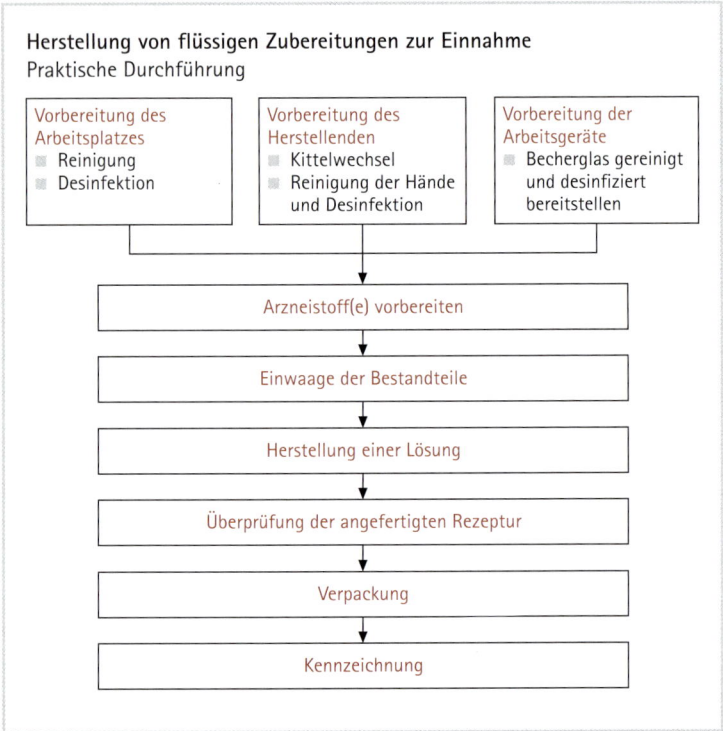

Herstellung von flüssigen Zubereitungen zur Einnahme
Praktische Durchführung

Vorbereitung des Arbeitsplatzes	Vorbereitung des Herstellenden	Vorbereitung der Arbeitsgeräte
▪ Reinigung ▪ Desinfektion	▪ Kittelwechsel ▪ Reinigung der Hände und Desinfektion	▪ Becherglas gereinigt und desinfiziert bereitstellen

Arzneistoff(e) vorbereiten

↓

Einwaage der Bestandteile

↓

Herstellung einer Lösung

↓

Überprüfung der angefertigten Rezeptur

↓

Verpackung

↓

Kennzeichnung

Vorbereitung des Arbeitsplatzes

Reinigung der Arbeitsfläche und anschließende Desinfektion mit Isopropanol 70 %.

Vorbereitung des Herstellenden

Der Kittelwechsel dient dem Schutz vor Kontaminationen. Reinigung der Hände und anschließende Desinfektion mit Isopropanol 70 %. Den Arbeitsplatz während des Herstellungsvorganges nicht verlassen.

Vorbereitung der Arbeitsgeräte

Bereitstellung aller benötigten Geräte:

- Becherglas mit Glasstab (tariert),
- Magnetrührer mit Magnetrührkern (tariert),
- Uhrglas oder Alufolie zum Abdecken,
- Löffel.

Die Herstellung in durchsichtigen Gefäßen ist obligatorisch, um Verzögerungen im Lösungsvorgang oder Ausfällungen zu beobachten. Die gereinigten Gefäße vor der Anwendung mit Isopropanol 70 % desinfizieren und dann getrocknet einsetzen.

Arzneistoff(e) vorbereiten

Optimal sind feinkristalline Substanzen, sehr fein gepulverte Substanzen neigen zum Verklumpen und verzögern den Lösungsvorgang.

Einwaage der Bestandteile

- Feste Bestandteile in der Reihenfolge zunehmender Mengen abwiegen.
- Schwerlösliche Substanzen grundsätzlich auf Flüssigkeitsoberflächen streuen, um Verklebungen am Glas zu vermeiden.
- Feststoffe unter 50 mg über die Herstellung von Stammlösungen einwiegen.

Herstellung einer Lösung

- Die festen Bestandteile im Lösungsmittel lösen.
- Konventionell den Lösungsvorgang durch Rühren mit dem Glasstab beschleunigen, alternativ mit Magnetruhrern und Magnetrührkernen arbeiten.
- Sollen gleichzeitig hydrophile und lipophile Bestandteile in ein Lösungsmittelgemisch eingearbeitet werden, ist ein separates Lösen empfehlenswert.
- Zur Vereinigung der Ansätze, die alkoholische Lösung der wässrigen Lösung zusetzen.
- Ätherische Öle und andere flüchtige Bestandteile zum Schluss zugeben, um Verdunstungseffekte zu vermeiden.

Cave: Der Lösungsvorgang sollte nicht durch Anwendung von Wärme beschleunigt werden! Diese Vorgehensweise ist nur im Einzelfall bei besonders schlecht löslichen Bestandteilen begründet, wie z.B. Sorbinsäure.

Überprüfung der angefertigten Rezeptur
- Erfolgte die Herstellung unter Wärmebedingungen, bei Zimmertemperatur auf Rekristallisationsprozesse achten.
- Erfolgte die Herstellung durch Vereinigung zweier Lösungsmittel(gemische), auf Ausfällungen achten.

Säfte und Tropfen müssen bei der Abgabe klar sein!

Verpackung

Tropfen
Orale Tropfen in 10 bis 50 ml Aponorm®-Gewindeflaschen (Tropfflaschen) abgeben. Für die genaue Dosierung oraler Tropfflüssigkeiten bis zu einer Flaschengröße von 30 bis 50 ml eignen sich ausschließlich Zentraltropfer!

Säfte und Mixturen
Lösungen in Mehrdosenbehältnissen zum Einnehmen von 5 ml oder einem Mehrfachen davon in braunen Gießflaschen abgegeben. Jede Dosis einer Mehrdosenzubereitung muss mit einer geeigneten Dosiervorrichtung zu entnehmen sein, z.B. Messlöffel, Verschlusskappe.

Kennzeichnung
Laut Apotheken-Betriebsordnung § 14.

Das Etikett sollte außerdem folgende Angaben enthalten:
- Bestandteile in deutscher Sprache.
- Konservierungsmittel nach Art und Menge.
- Verschreibungspflichtige Verordnungen benötigen eine Gebrauchsanweisung.
- Ethanolhaltige Lösungen müssen mit einem „Alkoholwarnhinweis" gekennzeichnet sein.
- „Zum Einnehmen".

■ Aufbrauchfrist lt. NRF: konserviert: 6 Monate,
                             unkonserviert   1 Woche
                             (starke Abhängigkeit von pH-Wert,
                             Inhaltsstoffen und Lagertemperatur).

Patienteninformation: Die Zubereitungen sollten vor Licht, Wärme und Feuchtigkeit geschützt gelagert werden. Bei der Entnahme der Tropfen den Flaschenboden gelegentlich leicht antippen, um eingedrungene Flüssigkeit aus dem Belüftungskanal herauszudrängen (sog. „Antropfen"). Flaschen mit Zentraltropfer senkrecht halten!

2.2   Flüssige Zubereitungen zur kutanen Anwendung

Flüssige Zubereitungen zur Anwendung auf der Haut, Liquida ad usum dermicum, können flüssig oder dickflüssig sein. Es kann sich dabei um **Lösungen**, **Emulsionen** oder **Suspensionen** handeln. Für Rezepturzwecke von Bedeutung ist die Herstellung von Lösungen und Suspensionen. Suspensionen zur kutanen Anwendung werden oft auch als Schüttelmixtur oder Lotio bezeichnet. Schüttelmixturen dürfen ein Sediment zeigen, müssen aber für die Entnahme einer homogenen Menge gut aufschüttelbar sein. Die Anwendung flüssiger Zubereitungen erfolgt zur kutanen Applikation auf der Haut (einschließlich der Kopfhaut) und den Nägeln.

Theoretische Vorüberlegungen

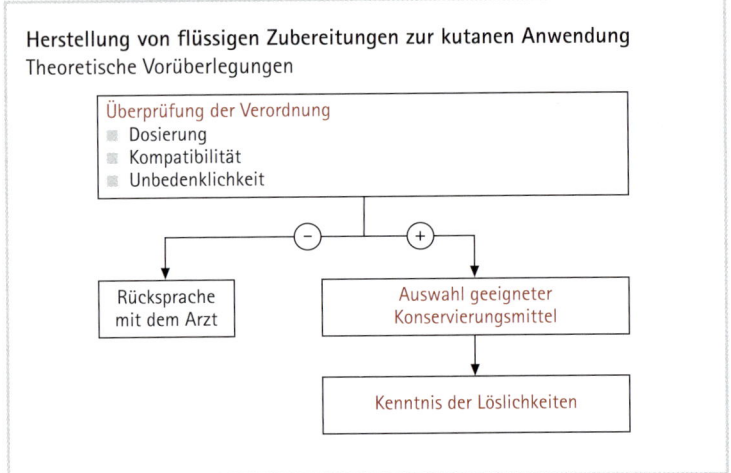

Herstellung von flüssigen Zubereitungen zur kutanen Anwendung
Theoretische Vorüberlegungen

Überprüfung der Verordnung
- Dosierung
- Kompatibilität
- Unbedenklichkeit

− Rücksprache mit dem Arzt

+ Auswahl geeigneter Konservierungsmittel

Kenntnis der Löslichkeiten

Überprüfung der Verordnung

Dosierung: Angaben zu Regeldosierungen finden sich in den Normdosentabellen, den Pädiatrischen Dosistabellen und dem NRF.

Kompatibilität: Kompatibilität des Lösungsmittels bzw. des Lösungsmittelgemisches und der Wirkstoffe bzgl. ihrer Verträglichkeit untereinander überprüfen.

Richtigkeit und Unbedenklichkeit: Verordnungen dürfen nur ausgeführt werden, wenn sie nach Art und Menge unbedenklich sind. Die Liste der bedenklichen Stoffe findet sich in Teil II, 9.6, und im NRF, Allgemeine Hinweise I.5.

Auswahl geeigneter Konservierungsmittel

Mikrobiell anfällige Rezepturen grundsätzlich konservieren. Von einer Konservierung kann abgesehen werden, wenn die Konzentration an Ethanol oder Isopropanol 15% überschreitet. Als antimikrobielle Zusätze für wässrige oder überwiegend wässrige Zubereitungen sind geeignet:

- Sorbinsäure und Kaliumsorbat,
- Benzoesäure und Natriumbenzoat,
- Nip-Nipester.

Detaillierte Angaben über Konservierungsmittel finden sich in Teil II, 9.4. Wichtig für die Herstellung von mikrobiell einwandfreien Lösungen ist der Einsatz von keimfreiem Wasser. In erster Linie Aqua destillata verwenden. Ist dies nicht möglich, auf frisch aufgekochtes und bedeckt abgekühltes Aqua demineralisata zurückgreifen.

Kenntnis der Löslichkeiten

Für die Herstellung technologisch einwandfreier Zubereitungen ist die Kenntnis des Lösungsverhaltens aller festen Bestandteile in der Flüssigkeit notwendig. Detaillierte Angaben zu den Eigenschaften von Wirkstoffen finden sich in Teil II, 8, in den Arzneibüchern, im DAC, in der Stoffliste, im Hunnius, etc.

Ist eine Lösung der festen Bestandteile nicht möglich, die Herstellung einer Schüttelmixtur in Betracht ziehen.

Praktische Durchführung: Lösungen

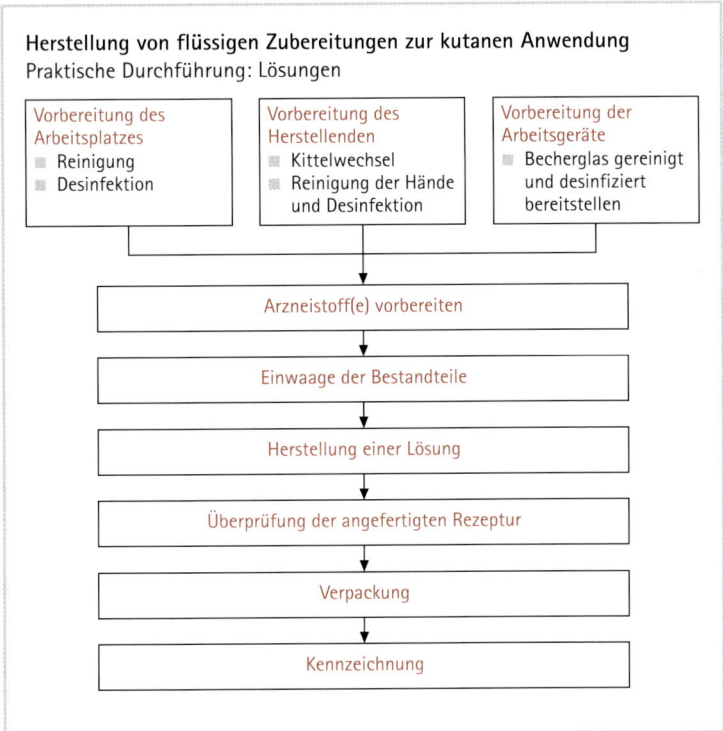

Herstellung von flüssigen Zubereitungen zur kutanen Anwendung
Praktische Durchführung: Lösungen

Vorbereitung des Arbeitsplatzes	Vorbereitung des Herstellenden	Vorbereitung der Arbeitsgeräte
■ Reinigung ■ Desinfektion	■ Kittelwechsel ■ Reinigung der Hände und Desinfektion	■ Becherglas gereinigt und desinfiziert bereitstellen

Arzneistoff(e) vorbereiten

Einwaage der Bestandteile

Herstellung einer Lösung

Überprüfung der angefertigten Rezeptur

Verpackung

Kennzeichnung

Vorbereitung des Arbeitsplatzes
Reinigung der Arbeitsfläche und anschließende Desinfektion mit Isopropanol 70%.

Vorbereitung des Herstellenden
Der Kittelwechsel dient dem Schutz vor Kontaminationen. Reinigung der Hände und anschließende Desinfektion mit Isopropanol 70%. Den Arbeitsplatz während des Herstellungsvorganges nicht verlassen.

Vorbereitung der Arbeitsgeräte

Bereitstellung aller benötigten Geräte:

- Becherglas mit Glasstab (tariert),
- Magnetrührer mit Magnetrührkern (tariert),
- Uhrglas oder Alufolie zum Abdecken,
- Löffel.

Die Herstellung in durchsichtigen Gefäßen ist obligatorisch, um Verzögerungen im Lösungsvorgang oder Ausfällungen zu beobachten. Die gereinigten Gefäße vor der Anwendung mit Isopropanol 70 % desinfizieren und dann getrocknet einsetzen.

Arzneistoff(e) vorbereiten

Optimal sind feinkristalline Substanzen, sehr fein gepulverte Substanzen neigen zum Verklumpen und verzögern den Lösungsvorgang.

Einwaage der Bestandteile

- Feste Bestandteile in der Reihenfolge zunehmender Mengen abwiegen.
- Schwerlösliche Substanzen grundsätzlich auf Flüssigkeitsoberflächen streuen, um Verklebungen am Glas zu vermeiden.
- Feststoffe unter 50 mg über die Herstellung von Stammlösungen einwiegen.

Herstellung einer Lösung

- Die festen Bestandteile im Lösungsmittel lösen.
- Konventionell den Lösungsvorgang durch Rühren mit dem Glasstab beschleunigen, alternativ mit Magnetrührern und Magnetrührkernen arbeiten.
- Sollen gleichzeitig hydrophile und lipophile Bestandteile in ein Lösungsmittelgemisch eingearbeitet werden, ist ein separates Lösen empfehlenswert.
- Zur Vereinigung der Ansätze die alkoholische Lösung der wässrigen Lösung zusetzen.
- Ätherische Öle und andere flüchtige Bestandteile zum Schluss zugeben, um Verdunstungseffekte zu vermeiden.

Cave: Der Lösungsvorgang sollte nicht durch Anwendung von Wärme beschleunigt werden! Diese Vorgehensweise ist nur im Einzelfall bei besonders schlecht löslichen Bestandteilen begründet, wie z.B. Sorbinsäure.

Überprüfung der angefertigten Lösung

- Erfolgte die Herstellung unter Wärmebedingungen, bei Zimmertemperatur auf Rekristallisationsprozesse achten.
- Erfolgte die Herstellung durch Vereinigung zweier Lösungsmittel(gemische), auf Ausfällungen achten.

Lösungen müssen bei der Abgabe klar sein!

Verpackung

Lösungen zur äußerlichen Anwendung in Braunglasflaschen mit Schraubverschluss abfassen. Als Applikationshilfen sind Spritzeinsätze oder Zerstäuberpumpen geeignet.

Kennzeichnung

Laut Apotheken-Betriebsordnung § 14.

Das Etikett sollte außerdem folgende Angaben enthalten:
- Bestandteile in deutscher Sprache.
- Konservierungsmittel nach Art und Menge.
- Verschreibungspflichtige Verordnungen benötigen eine Gebrauchsanweisung.
- „Zum Auftragen auf die betroffenen Hautstellen".
- Aufbrauchfrist lt. NRF: konserviert: 6 Monate,
                             unkonserviert   1 Woche
                             (starke Abhängigkeit von pH-Wert,
                             Inhaltsstoffen und Lagertemperatur).

Patienteninformation: Kühl lagern!

Praktische Durchführung: Schüttelmixturen

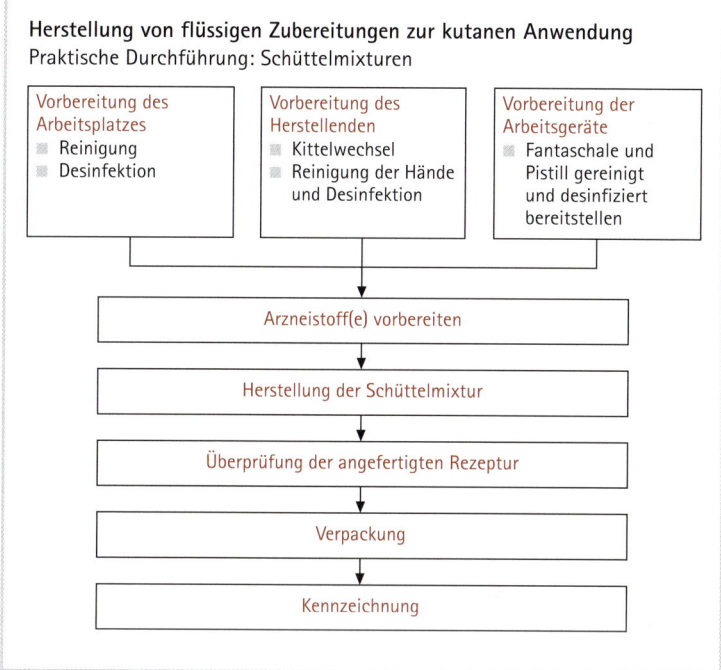

Herstellung von flüssigen Zubereitungen zur kutanen Anwendung
Praktische Durchführung: Schüttelmixturen

Vorbereitung des Arbeitsplatzes	Vorbereitung des Herstellenden	Vorbereitung der Arbeitsgeräte
■ Reinigung ■ Desinfektion	■ Kittelwechsel ■ Reinigung der Hände und Desinfektion	■ Fantaschale und Pistill gereinigt und desinfiziert bereitstellen

Arzneistoff(e) vorbereiten

Herstellung der Schüttelmixtur

Überprüfung der angefertigten Rezeptur

Verpackung

Kennzeichnung

Vorbereitung des Arbeitsplatzes

Reinigung der Arbeitsfläche und anschließende Desinfektion mit Isopropa
nol 70 %.

Vorbereitung des Herstellenden

Der Kittelwechsel dient dem Schutz vor Kontaminationen. Reinigung der
Hände und anschließende Desinfektion mit Isopropanol 70 %. Den Arbeitsplatz während des Herstellungsvorganges nicht verlassen.

Vorbereitung der Arbeitsgeräte
Bereitstellung aller benötigten Geräte:
- Fantaschale und Pistill,
- Reibschale mit rauem Pistill,
- Löffel, Spatel, Kartenblätter,
- Dreiwalzenstuhl.

Die gereinigten Gefäße vor der Anwendung mit Isopropanol 70% desinfizieren und dann getrocknet einsetzen.

Arzneistoff(e) vorbereiten
Grobeinwaage des/der Arzneistoff(e) mit anschließendem Zerkleinern und Sieben. Erst dann erfolgt die genaue Einwaage des/der Arzneistoffe.

Wird Talkum als Ausgangssubstanz verwendet, so ist dieses vor der Verarbeitung in dünner Schicht eine Stunde im Trockenschrank bei 180 °C zu erhitzen!

Herstellung einer Schüttelmixtur
- Feststoff mir wenig Dispersionsmittel in der Fantaschale anteilig anreiben.
- Ansatz evtl. zur weiteren Homogenisierung durch einen Dreiwalzenstuhl geben.
- Weitere Einarbeitung von Dispersionsmittel.
- Besteht die äußere Phase aus verschiedenen Bestandteilen, so wird zum Anreiben diejenige mit der höchsten Viskosität verwendet.

Die für Rezepturzwecke häufig bereitete Zinkoxidschüttelmixtur wird besonders homogen, wenn zur Herstellung sehr heißes Wasser verwendet wird!

Überprüfung der angefertigten Rezeptur
- Die Sedimentation der dispersen Phase sollte langsam erfolgen.
- Das Sediment sollte eine gute Aufschüttelbarkeit zeigen.
- Schüttelmixturen müssen frei von Klumpen sein und bei visueller Prüfung einheitlich aussehen.

Verpackung

Schüttelmixturen in Weithalsgläsern mit Schraubverschluss, ggf. mit einer Applikationshilfe (z. B. Spatel), abgeben.

Kennzeichnung

Laut Apotheken-Betriebsordnung § 14.

Das Etikett sollte außerdem folgende Angaben enthalten:
- Bestandteile in deutscher Sprache.
- Konservierungsmittel nach Art und Menge.
- Verschreibungspflichtige Verordnungen benötigen eine Gebrauchsanweisung.
- „Zum Auftragen auf die betroffenen Hautstellen".
- „Vor Gebrauch umschütteln".
- Aufbrauchfrist lt. NRF: konserviert: 6 Monate,
  unkonserviert   1 Woche
  (starke Abhängigkeit von pH-Wert,
  Inhaltsstoffen und Lagertemperatur).

Patienteninformation: Kühl lagern!

2.3 Flüssige Zubereitungen zur nasalen Anwendung

Bei der Herstellung von Nasentropfen im Rezepturmaßstab, handelt es sich überwiegend um **wässrige Lösungen**, die durch Tropfen oder Sprühen zur Anwendung kommen. Suspensionen und Emulsionen spielen praktisch keine Rolle. Eine Wirkungsverlängerung kann durch Einarbeitung von Gelbildnern erfolgen (siehe 1.5 und 1.6).

Bei öligen Nasentropfen besteht grundsätzlich die Gefahr der Aspiration bis hin zu Lipidpneumonien. Diese Gefahr besteht nicht nur beim Einsatz flüssiger Paraffine, sondern auch bei Verwendung von pflanzlichen Ölen. Diese werden als Grundlage für ölige Nasentropfen zunehmend negativ bewertet, da die Ziliartätigkeit nachhaltig beeinträchtigt wird. Als Alternative sind weiche hydrophobe Nasensalben oder -cremes geeignet, da sie durch die vergleichsweise hohe Konsistenz eine Aspiration weniger wahrscheinlich machen (siehe 1.2 und 1.3).

Bei der üblichen Rezepturherstellung von Nasentropfen wird eine lokale Wirkung angestrebt. Moderne Darreichungsformen können auch die Verabreichung von systemisch wirkenden Arzneistoffen über die Nasenschleimhaut gewährleisten, diese werden dann allerdings industriell hergestellt und sind für die moderne Apothekenrezeptur praktisch noch ohne Bedeutung.

Theoretische Vorüberlegungen

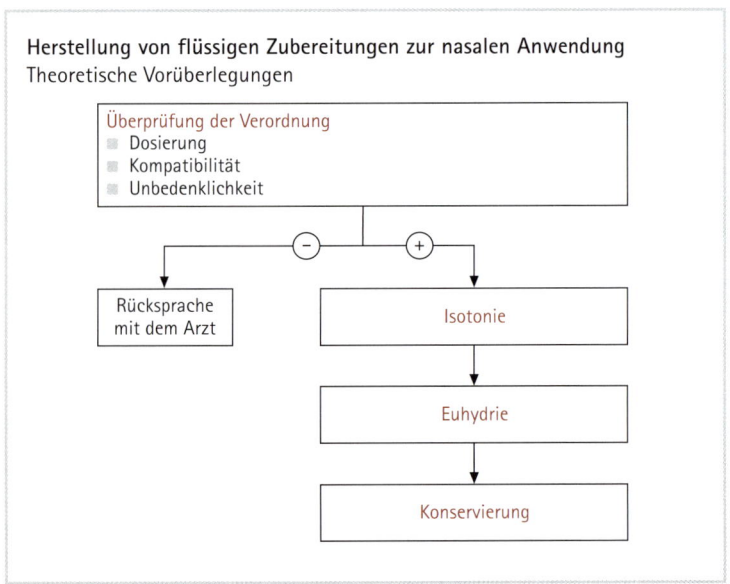

Herstellung von flüssigen Zubereitungen zur nasalen Anwendung
Theoretische Vorüberlegungen

Überprüfung der Verordnung
- Dosierung
- Kompatibilität
- Unbedenklichkeit

Rücksprache mit dem Arzt

Isotonie

Euhydrie

Konservierung

Überprüfung der Verordnung
Dosierung: Angaben zu Regeldosierungen finden sich in den Normdosentabellen, den Pädiatrischen Dosistabellen und dem NRF.

Kompatibilität: Kompatibilität des Lösungsmittels bzw. des Lösungsmittel-gemisches und der Wirkstoffe bzgl. ihrer Verträglichkeit untereinander überprüfen.

Richtigkeit und Unbedenklichkeit: Verordnungen dürfen nur ausgeführt werden, wenn sie nach Art und Menge unbedenklich sind. Die Liste der bedenklichen Stoffe findet sich in Teil II, 9.6, und im NRF, Allgemeine Hinweise I.5.

Isotonie

Wässrige Nasentropfen isotonisieren, um den Abtransport des Schleimes durch die Zilien zu gewährleisten. Bewährt hat sich der Einsatz von 0,9%iger NaCl-Lösung. Im Ausnahmefall werden hypertone Lösungen noch recht gut vertragen, hypotone Lösungen hingegen schlecht.

Euhydrie

Zum Schutz des Flimmerepithels der Nasenschleimhaut wird ein annähernd physiologischer pH-Wert angestrebt. Der euhydrische Bereich liegt zwischen pH 6,8 und 8,3. Empfehlenswert ist die pH-Einstellung durch Phosphate und Trometamol.

Konservierung

Als Konservierungsmittel in der Regel **Benzalkoniumchlorid** in einer Konzentration von 0,01% einsetzen. Vorzugsweise die durch EDTA stabilisierte Benzalkoniumchlorid-Stammlösung 0,1% (NRF S. 18.) verwenden. Zu beachten ist eine mögliche Beeinträchtigung der Funktion des Flimmerepithels, insbesondere bei saurer Reaktion der Lösung. Das Bundesinstitut für Arzneimittel und Medizinprodukte beabsichtigt für die Zukunft einen Warnhinweis vorzuschreiben!

Nasentropfen ohne konservierende Zusätze mit Aqua ad iniectabilia herstellen.

Praktische Durchführung

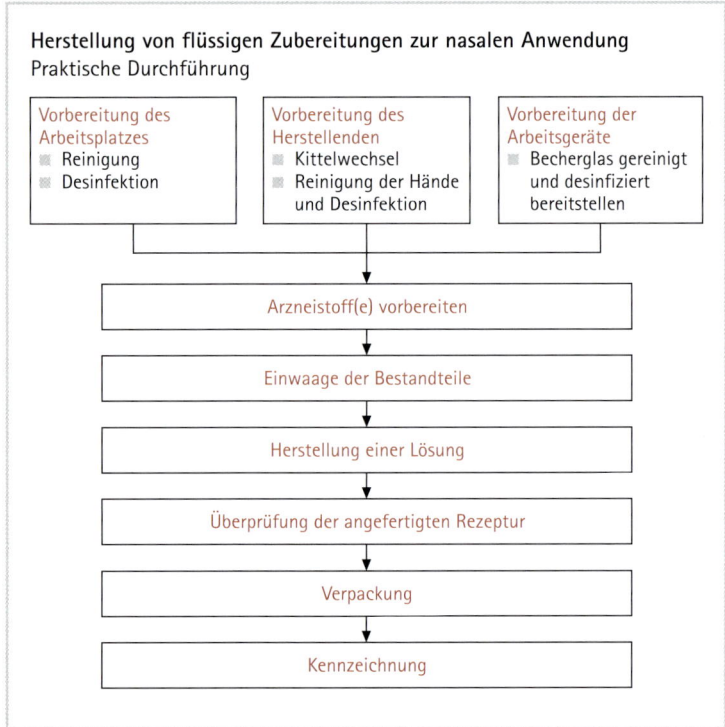

Herstellung von flüssigen Zubereitungen zur nasalen Anwendung
Praktische Durchführung

Vorbereitung des Arbeitsplatzes	Vorbereitung des Herstellenden	Vorbereitung der Arbeitsgeräte
▪ Reinigung ▪ Desinfektion	▪ Kittelwechsel ▪ Reinigung der Hände und Desinfektion	▪ Becherglas gereinigt und desinfiziert bereitstellen

Arzneistoff(e) vorbereiten

Einwaage der Bestandteile

Herstellung einer Lösung

Überprüfung der angefertigten Rezeptur

Verpackung

Kennzeichnung

Vorbereitung des Arbeitsplatzes
Reinigung der Arbeitsfläche und anschließende Desinfektion mit Isopropanol 70 %.

Vorbereitung des Herstellenden
Der Kittelwechsel dient dem Schutz vor Kontaminationen. Reinigung der Hände und anschließende Desinfektion mit Isopropanol 70 %. Den Arbeitsplatz während des Herstellungsvorganges nicht verlassen.

Vorbereitung der Arbeitsgeräte

Bereitstellung aller benötigten Geräte:

- Becherglas mit Glasstab (tariert),
- Magnetrührer mit Magnetrührkern (tariert),
- Uhrglas oder Alufolie zum Abdecken,
- Löffel.

Die Herstellung in durchsichtigen Gefäßen ist obligatorisch, um Verzögerungen im Lösungsvorgang oder Ausfällungen zu beobachten. Die gereinigten Gefäße vor der Anwendung mit Isopropanol 70 % desinfizieren und dann getrocknet einsetzen.

Arzneistoff(e) vorbereiten

Optimal sind feinkristalline Substanzen, sehr fein gepulverte Substanzen neigen zum Verklumpen und verzögern den Lösungsvorgang.

Einwaage der Bestandteile

- Feste Bestandteile in der Reihenfolge zunehmender Mengen abwiegen.
- Schwerlösliche Substanzen grundsätzlich auf Flüssigkeitsoberflächen streuen, um Verklebungen am Glas zu vermeiden.
- Feststoffe unter 50 mg über die Herstellung von Stammlösungen einwiegen.

Herstellung einer Lösung

- Die festen Bestandteile im Lösungsmittel lösen.
- Konventionell den Lösungsvorgang durch Rühren mit dem Glasstab beschleunigen, alternativ mit Magnetrührern und Magnetrührkernen arbeiten.
- Konservierungsmittel (ggf. als Stammlösung) zum Schluss zugeben, um Konzentrationsniederschläge zu vermeiden.

Überprüfung der angefertigten Rezeptur

Bei visueller Prüfung sollen wässrige Nasentropfen klar und frei von Rückständen sein.

Verpackung

In Braunglasflaschen mit geeigneter Applikationsvorrichtung abfassen, z. B.

- 10 ml Tropfflasche mit Pipettenaufsatz, **Cave: Hygienerisiko bei unsachgemäßer Handhabung!**
- Gewindeflasche mit Pumpzerstäuber und Dosierkammer,
- Nasensprayflasche aus Kunststoff.

Kennzeichnung

Laut Apotheken-Betriebsordnung § 14.

Das Etikett sollte außerdem folgende Angaben enthalten:

- Bestandteile in deutscher Sprache.
- Konservierungsmittel nach Art und Menge, ggf. Warnhinweis bei Benzalkoniumchlorid-haltigen Nasentropfen!
- Verschreibungspflichtige Verordnungen benötigen eine Gebrauchsanweisung.
- „Lösung zum Einbringen in die Nase".
- Aufbrauchfrist lt. NRF:
  - konserviert, in Pipettenglas oder Nasensprayflasche aus Kunststoff (Quetschflasche) 2 Wochen, höchstens 10 ml abfassen,
  - konserviert, in Flasche mit Druckzerstäuberpumpe 6 Monate,
  - unkonserviert 24 Stunden (möglichst nur in sterilen Einzeldosisbehältnissen).

Patienteninformation: Kühl lagern!

2.4   Flüssige Zubereitungen zur Anwendung am Ohr

Bei der Herstellung von Ohrentropfen, Auricularia, wird grundsätzlich eine lokale Wirkung beabsichtigt. Für Rezepturzwecke von Bedeutung, ist die Herstellung **wässriger Zubereitungen** sowie weitgehend **wasserfreier hydrophiler Ohrentropfen.** Als Trägerflüssigkeiten für die rezepturmäßige Verarbeitung werden Mischungen von Wasser, Glycerol, Propylenglykol, Ethanol oder flüssige Macrogole eingesetzt. Häufig kommen hypertone Lösungen zum Einsatz, um ein Abschwellen der Schleimhäute zu begünstigen.

Theoretische Vorüberlegungen

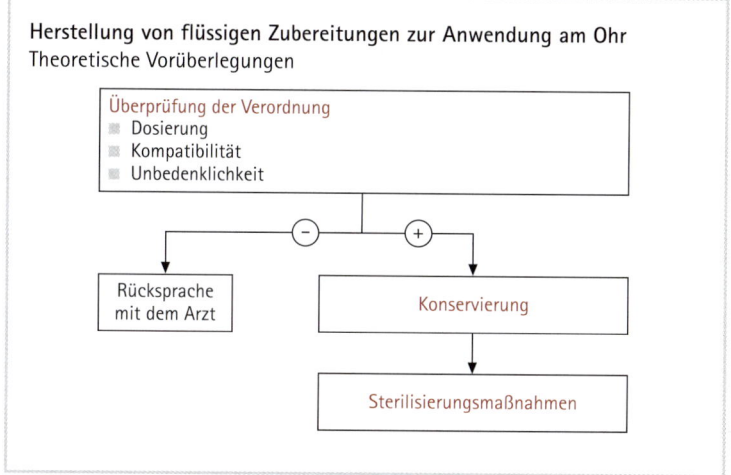

Herstellung von flüssigen Zubereitungen zur Anwendung am Ohr
Theoretische Vorüberlegungen

Überprüfung der Verordnung
- Dosierung
- Kompatibilität
- Unbedenklichkeit

− → Rücksprache mit dem Arzt

+ → Konservierung → Sterilisierungsmaßnahmen

Überprüfung der Verordnung

Dosierung: Angaben zu Regeldosierungen finden sich in den Normdosentabellen, den Pädiatrischen Dosistabellen und dem NRF.

Kompatibilität: Kompatibilität des Lösungsmittels bzw. des Lösungsmittelgemisches und der Wirkstoffe bzgl. ihrer Verträglichkeit untereinander überprüfen.

Richtigkeit und Unbedenklichkeit: Verordnungen dürfen nur ausgeführt werden, wenn sie nach Art und Menge unbedenklich sind. Die Liste der bedenklichen Stoffe findet sich in Teil II, 9.6, und im NRF, Allgemeine Hinweise I.5

Konservierung

Auf Grund des hohen Gehaltes an ein- oder mehrwertigen Alkoholen, insbesondere an Propylenglykol, ist eine Konservierung in der Regel nicht erforderlich.

Sterilisierungsmaßnahmen

Sterilität ist erforderlich bei:

- Zubereitungen zur Anwendung am verletzten Ohr,
- Zubereitungen zur Anwendung vor oder nach einem chirurgischen Eingriff,
- Trommelfellverletzungen.

In diesen Fällen dürfen keine Konservierungsmittel enthalten sein, und die Abgabe ist ausschließlich in Einzeldosisbehältnissen erlaubt.

Praktische Durchführung

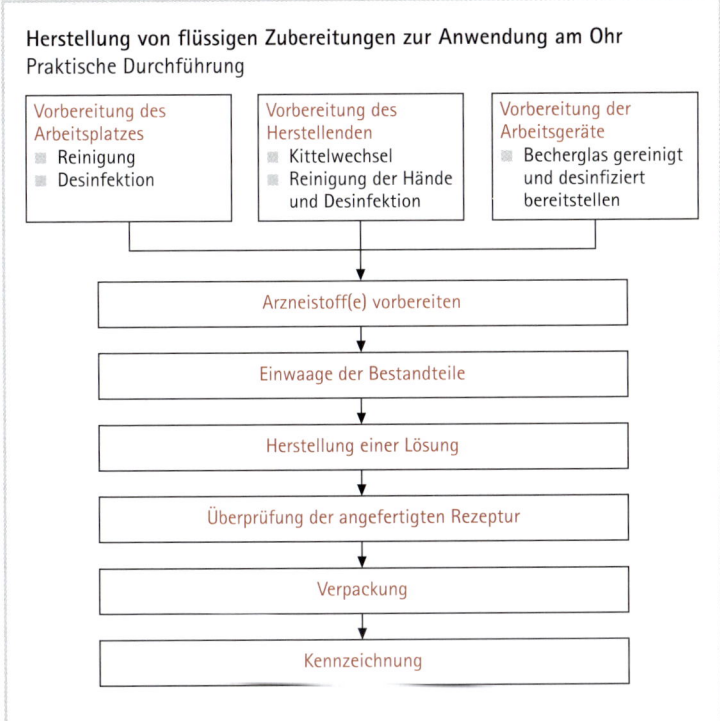

Herstellung von flüssigen Zubereitungen zur Anwendung am Ohr
Praktische Durchführung

Vorbereitung des Arbeitsplatzes	Vorbereitung des Herstellenden	Vorbereitung der Arbeitsgeräte
▪ Reinigung ▪ Desinfektion	▪ Kittelwechsel ▪ Reinigung der Hände und Desinfektion	▪ Becherglas gereinigt und desinfiziert bereitstellen

Arzneistoff(e) vorbereiten

Einwaage der Bestandteile

Herstellung einer Lösung

Überprüfung der angefertigten Rezeptur

Verpackung

Kennzeichnung

Vorbereitung des Arbeitsplatzes
Reinigung der Arbeitsfläche und anschließende Desinfektion mit Isopropanol 70 %.

Vorbereitung des Herstellenden
Der Kittelwechsel dient dem Schutz vor Kontaminationen. Reinigung der Hände und anschließende Desinfektion mit Isopropanol 70 %. Den Arbeitsplatz während des Herstellungsvorganges nicht verlassen.

Vorbereitung der Arbeitsgeräte
Bereitstellung aller benötigten Geräte:
- Becherglas mit Glasstab (tariert),
- Magnetrührer mit Magnetrührkern (tariert),
- Uhrglas oder Alufolie zum Abdecken,
- Löffel.

Die Herstellung in durchsichtigen Gefäßen ist obligatorisch, um Verzögerungen im Lösungsvorgang oder Ausfällungen zu beobachten. Die gereinigten Gefäße vor der Anwendung mit Isopropanol 70 % desinfizieren und dann getrocknet einsetzen.

Arzneistoff(e) vorbereiten
Optimal sind feinkristalline Substanzen, sehr fein gepulverte Substanzen neigen zum Verklumpen und verzögern den Lösungsvorgang.

Einwaage der Bestandteile
- Feste Bestandteile in der Reihenfolge zunehmender Mengen abwiegen.
- Schwerlösliche Substanzen grundsätzlich auf Flüssigkeitsoberflächen streuen, um Verklebungen am Glas zu vermeiden.
- Feststoffe unter 50 mg über die Herstellung von Stammlösungen einwiegen.

Herstellung einer Lösung
- Die festen Bestandteile im Lösungsmittel lösen.
- Konventionell den Lösungsvorgang durch Rühren mit dem Glasstab beschleunigen, alternativ mit Magnetrührern und Magnetrührkernen arbeiten.
- Sollen gleichzeitig hydrophile und lipophile Bestandteile in ein Lösungsmittelgemisch eingearbeitet werden, ist ein separates Lösen empfehlenswert.
- Zur Vereinigung der Ansätze, die alkoholische Lösung der wässrigen Lösung zusetzen.

Cave: Der Lösungsvorgang kann durch Anwendung von Wärme begünstigt werden! Diese Vorgehensweise ist nur im Einzelfall bei besonders schlecht löslichen Bestandteilen begründet.

Überprüfung der angefertigten Rezeptur

▨ Erfolgte die Herstellung unter Wärmebedingungen, bei Abkühlung auf Zimmertemperatur auf Rekristallisationsprozesse achten!

▨ Erfolgte die Herstellung durch Vereinigung zweier Lösungsmittel(gemische), auf Ausfällungen achten.

▨ Ohrentropfen sollten bei visueller Betrachtung klar sein.

Verpackung

In Braunglasflaschen mit geeigneter Applikationsvorrichtung abfassen, z. B.

▨ Glasflaschen mit Tropfmontur,

▨ Braunglasflasche mit Pipettenverschluss,

▨ Kunststoffquetschflasche.

Kennzeichnung

Laut Apotheken-Betriebsordnung § 14.

Das Etikett sollte außerdem folgende Angaben enthalten:

▨ Bestandteile in deutscher Sprache.

▨ Konservierungsmittel nach Art und Menge.

▨ Verschreibungspflichtige Verordnungen benötigen eine Gebrauchsanweisung.

▨ „Lösung zum Einträufeln in den Gehöhrgang".

▨ Aufbrauchfrist lt. NRF: wässrig, konserviert: 4 Wochen,

                                  wässrig, unkonserviert: 24 Stunden (möglichst nur in sterilen Einzeldosisbehältnissen),

                                  wasserfrei: 4 Wochen.

Patienteninformation: Die Anwendung von Ohrentropfen erfolgt körperwarm!

2.5   Flüssige Zubereitungen zur Inhalation

Die Herstellung von flüssigen Zubereitungen zur Inhalation mittels Düsen- oder Ultraschallverneblern (Pari-Boy®) spielt in der Apothekenrezeptur eine gewisse Rolle. Es werden besondere Anforderungen hinsichtlich der Keimarmut der Zubereitung und der Handhabung der Geräte gestellt. Eine regelmäßige Reinigung, Trocknung und Desinfektion der Zerstäubergeräte ist obligatorisch.

Flüssige Zubereitungen zur Inhalation enthalten wasserlösliche Arzneistoffe in **wässriger Lösung**. Der Einsatz von Lösungsvermittlern und Cosolventien ist zugelassen. Häufig finden sich auch Rezepturen, bei denen ein oder zwei Fertigarzneimittel miteinander gemischt und/oder mit physiologischer Kochsalzlösung verdünnt werden.

Um eine gute Verträglichkeit zu gewährleisten, sollen sie möglichst keimarm, isotonisch und annähernd pH-neutral sein. Die Verwendung von Aqua ad iniectabilia und eine sterile Herstellungsweise ist empfehlenswert.

Theoretische Vorüberlegungen

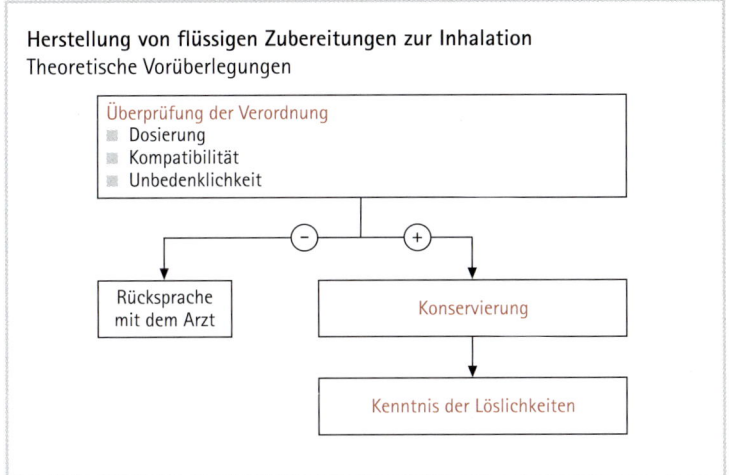

Herstellung von flüssigen Zubereitungen zur Inhalation
Theoretische Vorüberlegungen

> Überprüfung der Verordnung
> - Dosierung
> - Kompatibilität
> - Unbedenklichkeit

(−) → Rücksprache mit dem Arzt

(+) → Konservierung → Kenntnis der Löslichkeiten

Überprüfung der Verordnung

Dosierung: Angaben zu Regeldosierungen finden sich in den Normdosentabellen, den Pädiatrischen Dosistabellen und dem NRF.

Kompatibilität: Kompatibilität des Lösungsmittels bzw. des Lösungsmittelgemisches und der Wirkstoffe bzgl. ihrer Verträglichkeit untereinander überprüfen.

Richtigkeit und Unbedenklichkeit: Verordnungen dürfen nur ausgeführt werden, wenn sie nach Art und Menge unbedenklich sind. Die Liste der bedenklichen Stoffe findet sich in Teil II, 9.6, und im NRF, Allgemeine Hinweise I.5.

Konservierung

Eine Konservierung von nicht steril hergestellten Zubereitungen und von wässrigen Zubereitungen in Mehrdosenbehältnissen kann z.B. mit Benzalkoniumchlorid in etwa 0,01-prozentiger oder mit 4-Hydroxybenzoesäureestern in etwa 0,1-prozentiger Konzentration vorgenommen werden. Hierdurch steigt jedoch das Risiko lokaler Irritationen und allergischer Reaktionen. Werden flüssige oder feste Konzentrate unmittelbar vor der Anwendung verdünnt, können Konservierungsstoffe überflüssig und eingespart werden (NRF).

Kenntnis der Löslichkeiten

Für die Herstellung technologisch einwandfreier Lösungen ist die Kenntnis der Löslichkeiten aller festen Bestandteile im Lösungsmittel bzw. im Lösungsmittelgemisch notwendig. Detaillierte Angaben zu den Eigenschaften von Wirkstoffen finden sich in Teil II, 8, in den Arzneibüchern, im DAC, in der Stoffliste, im Hunnius, etc.

Praktische Durchführung

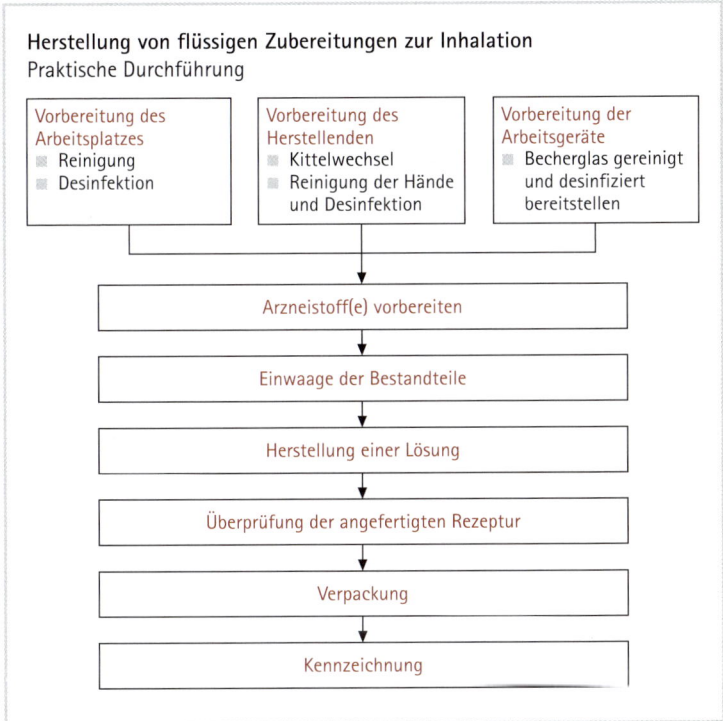

Vorbereitung des Arbeitsplatzes
Reinigung der Arbeitsfläche und anschließende Desinfektion mit Isopropanol 70 %.

Vorbereitung des Herstellenden
Der Kittelwechsel dient dem Schutz vor Kontaminationen. Reinigung der Hände und anschließende Desinfektion mit Isopropanol 70 %. Den Arbeitsplatz während des Herstellungsvorganges nicht verlassen.

Vorbereitung der Arbeitsgeräte

Bereitstellung aller benötigten Geräte:
- Becherglas mit Glasstab (tariert),
- Magnetrührer mit Magnetrührkern (tariert),
- Uhrglas oder Alufolie zum Abdecken,
- Löffel.

Die Herstellung in durchsichtigen Gefäßen ist obligatorisch, um Verzögerungen im Lösungsvorgang oder Ausfällungen zu beobachten. Die gereinigten Gefäße vor der Anwendung mit Isopropanol 70 % desinfizieren und dann getrocknet einsetzen.

Arzneistoff(e) vorbereiten

Optimal sind feinkristalline Substanzen, sehr fein gepulverte Substanzen neigen zum Verklumpen und verzögern den Lösungsvorgang.

Einwaage der Bestandteile

- Feste Bestandteile in der Reihenfolge zunehmender Mengen abwiegen.
- Schwerlösliche Substanzen grundsätzlich auf Flüssigkeitsoberflächen streuen, um Verklebungen am Glas zu vermeiden.
- Feststoffe unter 50 mg über die Herstellung von Stammlösungen einwiegen.

Herstellung einer Lösung

- Die festen Bestandteile in Aqua ad iniectabilia lösen.
- Konventionell den Lösungsvorgang durch Rühren mit dem Glasstab beschleunigen, alternativ mit Magnetrührern und Magnetrührkernen arbeiten.
- Zwei Fertigarzneimittellösungen durch Mischung der zwei Lösungen vereinigen, ebenso die Zugabe von physiologischer Kochsalzlösung oder von Aqua ad iniectabilia.
- Die Durchführung einer Sterilfiltration bzw. das Autoklavieren im Endbehältnis ist im Einzelfall empfehlenswert!

Überprüfung der angefertigten Rezeptur

- Inhalationslösungen müssen bei visueller Prüfung klar und frei von Schwebstoffteilchen sein!

▦ Erfolgte die Herstellung durch Vereinigung zweier Lösungsmittel(gemische), ist auf Ausfällungen zu achten

Verpackung

Inhalationslösungen in Mehrdosenbehältnissen in Tropfflaschen abfassen. Es besteht allerdings auch die Möglichkeit der Abfassung in Einzeldosisbehältern.

Kennzeichnung

Laut Apotheken-Betriebsordnung § 14.

Das Etikett sollte außerdem folgende Angaben enthalten:
▦ Bestandteile in deutscher Sprache.
▦ Konservierungsmittel nach Art und Menge.
▦ „Lösung zur Inhalation".
▦ Verschreibungspflichtige Verordnungen benötigen eine Gebrauchsanweisung.
▦ Aufbrauchfrist lt. NRF: unkonserviert   24 Stunden
                                            (Abgabe möglichst in sterilen Einzeldosisbehältnissen).

Patienteninformation: Nicht zur Injektion!

Teegemische, Species, stellen eine einfache und althergebrachte Arzneizubereitung dar. In der heutigen Zeit erleben Teezubereitungen im Zuge der Phyto- und Wellnesstrends eine regelrechte „Renaissance". Bei vielen Krankheitsbildern stellen sie eine wesentliche Säule der begleitenden Therapie dar.

Teegemische oder Einzeldrogen werden häufig als Standardzulassung oder als STADA-Vorschrift hergestellt und abgegeben. Für bestimmte Indikationen liefert das NRF Rezepturvorschläge.

Handelt es sich um „freie Kompositionen" sollte vorab in jedem Fall die Sinnhaftigkeit der Verordnung überprüft werden. Vielfach wird in der „Laienpresse" durch zweifelhafte Versprechungen die Erwartungshaltung der Patienten in ungeahnte Höhen getrieben. An dieser Stelle ist das Apothekenpersonal neben der fachgerechten Herstellung, vor allen Dingen auch für eine entsprechende Beratung zuständig.

Theoretische Vorüberlegungen

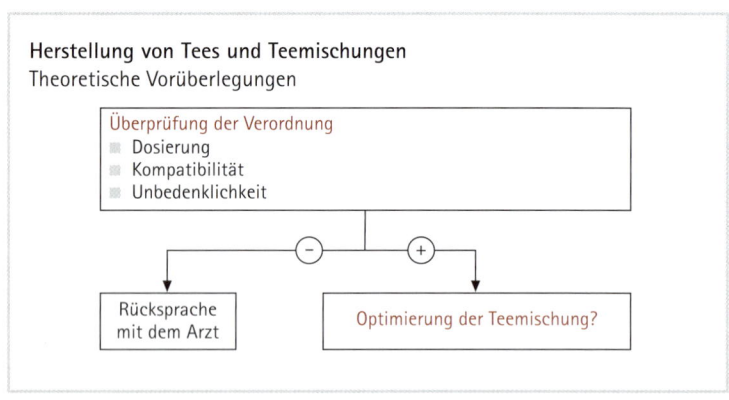

Überprüfung der Verordnung

Dosierung: Angaben zu Regeldosierungen finden sich in den Normdosentabellen, den Pädiatrischen Dosistabellen und dem NRF.

Kompatibilität: Die Teedrogen bzgl. ihrer Verträglichkeit untereinander überprüfen.

Richtigkeit und Unbedenklichkeit: Verordnungen dürfen nur ausgeführt werden, wenn sie nach Art und Menge unbedenklich sind. Die Liste der bedenklichen Stoffe findet sich in Teil II, 9.6, und im NRF, Allgemeine Hinweise I.5.

Optimierung der Teemischung?

Teegemische sollen aus nicht mehr als sieben Drogen bestehen!

Praktische Durchführung

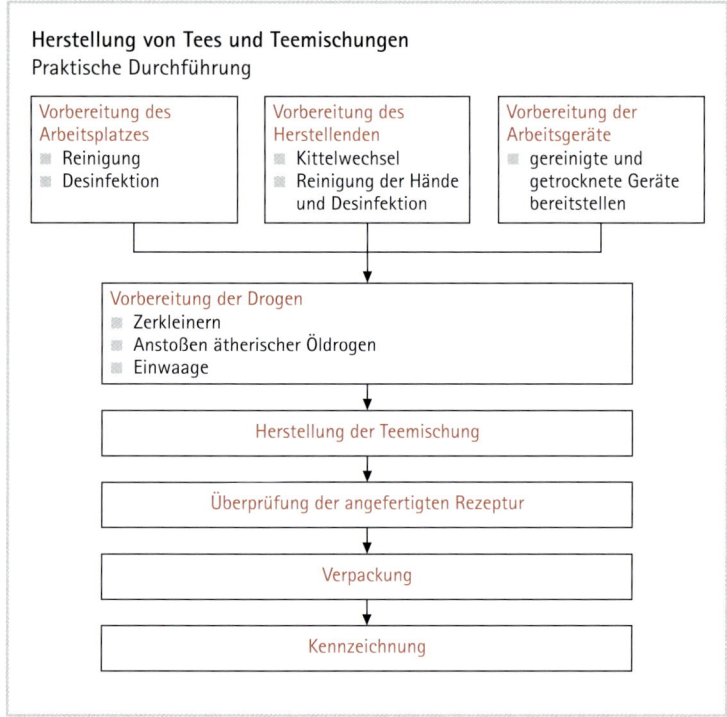

Herstellung von Tees und Teemischungen
Praktische Durchführung

Vorbereitung des Arbeitsplatzes
- Reinigung
- Desinfektion

Vorbereitung des Herstellenden
- Kittelwechsel
- Reinigung der Hände und Desinfektion

Vorbereitung der Arbeitsgeräte
- gereinigte und getrocknete Geräte bereitstellen

Vorbereitung der Drogen
- Zerkleinern
- Anstoßen ätherischer Öldrogen
- Einwaage

Herstellung der Teemischung

Überprüfung der angefertigten Rezeptur

Verpackung

Kennzeichnung

Vorbereitung des Arbeitsplatzes
Reinigung der Arbeitsfläche und anschließende Desinfektion mit Isopropanol 70 %.

Cave: Die hohe mikrobielle Kontamination der Drogen stellt ein großes Hygieneproblem in der Apothekerezeptur dar! Empfehlenswert ist eine Auslagerung der Teezubereitungen aus den Rezepturbereichen, z. B. in ein separates Teelabor oder in das Laboratorium.

Vorbereitung des Herstellenden

Der Kittelwechsel dient dem Schutz vor Kontamination. Reinigung der Hände und anschließende Desinfektion mit Isopropanol 70%.

Vorbereitung der Arbeitsgeräte

Bereitstellung aller benötigten Geräte:
- Teedose mit Deckel,
- alternativ große Schale mit Schaufeln,
- ggf. Reibschale mit angerautem Pistill,
- ggf. Siebe,
- Löffel.

Cave: Die für die Herstellung benötigten Geräte sollten unbedingt trocken sein!

Vorbereitung der Drogen

Je nach Zusammensetzung der Teemischung ist die Vorbereitung der Drogen von Bedeutung.

Der **Zerkleinerungsgrad** spielt in vielerlei Hinsicht eine wichtige Rolle:
- Haltbarkeit der Teemischung,
- Gleichförmigkeit der Mischung,
- Extraktionsgrad wirksamer Bestandteile.

Der DAC macht bzgl. des Zerkleinerungsgrades folgende Angaben:
- geschnittene Droge (4000) für Blätter, Blüten, Kräuter,
- geschnittene Droge (2800) für Früchte, Hölzer, Rinden, Samen, Wurzeln und Wurzelstöcke.

Um Entmischungsprobleme zu umgehen, auf eine möglichst einheitliche Schnittgröße achten.

Früchte und Samen mit ätherischem Öl, die als Ganzdroge zum Einsatz kommen, vor der Verarbeitung **anstoßen** (siehe DAC)! Bei nicht angestoßenen Ganzdrogen geht nur ein kleiner Anteil des ätherischen Öls in den Teeaufguss über.

Der Feinanteil (Sieb 250) einer Teemischung ist laut DAC auf 2% zu begrenzen. Eine Übersicht der Siebgrößen zeigt Tabelle 3.1.

Einwaage: Die Einwaage der Drogen erfolgt während der Herstellung der Teemischung.

Tab. 3.1: Teedrogen, Siebe im Vergleich

Teedrogen (zerschnitten)	Ph.Eur. Sieb-Nr.	Ph.Eur. Maschenweite (mm)	DAB 7 Sieb-Nr.	DAB 7 Maschenweite (mm)	AB-DDR 87 Sieb-Nr.	AB-DDR Maschenweite (mm)
Sehr grob	11200	11,20	–	–	–	–
Sehr grob	–	–	0	10,00	–	–
Sehr grob	8000	8,00	–	–	–	–
Sehr grob	–	–	–	–	I	6,3
Grob	5600	5,60	–	–	–	–
Grob	4000	4,00	1	4,00	–	–
Mittelfein	–	–	2	3,15	II	3,15
Mittelfein	2800	2,80	–	–	–	–
Fein	2000	2,00	3	2,00	III	2,0

Herstellung der Teemischung

Von der Droge mit der geringsten Menge ausgehend homogenisieren:
- in Teedosen durch Schütteln,
- in weiten Schalen durch Schaufeln.

Die Homogenität einer Teemischung kann durch Zugabe behaarter, indifferenter Drogen verbessert werden. Geeignet ist ein Anteil von ca. 20% Brombeer- oder Himbeerblättern.

Überprüfung der angefertigten Rezeptur

Endgewichtkontrolle: Mit Hilfe der Oberschalenwaage das Gewicht der Teemischung kontrollieren.

Organoleptische Kontrolle: Die Teemischung visuell auf Homogenität überprüfen.

Verpackung

Die Teemischung in Weithalsgläsern aus Braunglas, in Bodenbeuteln oder anderen dicht schließenden Beuteln sowie in speziellen Folien abfassen. Die Verpackung soll einen Schutz vor äußeren Einflüssen und vor dem Verdunsten flüchtiger Bestandteile bieten.

Kennzeichnung

Laut Apothekenbetriebsordnung § 14.

Das Etikett sollte außerdem folgende Angaben enthalten:
- Bestandteile in deutscher Sprache.
- Verschreibungspflichtige Verordnungen benötigen eine Gebrauchsanweisung.
- Aufbrauchfrist laut NRF:
- geschnitten, ohne flüchtige Bestandteile: 3 Jahre,
- geschnitten, mit flüchtigen Bestandteilen (ätherische Öle):   1 Jahr,
- gepulvert, ohne flüchtige Bestandteile: 6 Monate,
- gepulvert oder angestoßen, mit flüchtigen Bestandteilen (ätherische Öle):   2 Wochen.

Patienteninformation

Bereitung eines Teeaufgusses:
- Die Herstellung erfolgt analog der Bereitung eines Schwarzteeaufgusses.
- Arzneitee mit kochendem Wasser überbrühen und 5 bis 10 min ziehen lassen, danach abgießen.
- Aus Gründen der Keimabtötung kochendes Wasser verwenden.

Teedrogen trocken und vor Licht geschützt lagern.

Die Hartgelatine-Steckkapsel ist eine moderne Arzneiform, die sich durch eine einfache Herstellung und gute Qualität auszeichnet. Die Ph.Eur. ordnet die Kapseln, Capsulae, den festen, einzeldosierten Arzneiformen zu. Der Aufwand während der rezepturmäßigen Kapselherstellung ist vertretbar, so dass auch der wirtschaftliche Aspekt erfüllt ist. Gerade in der Pädiatrie werden Hartkapseln immer häufiger als Packmittel für pulverförmige Zubereitungen eingesetzt. Für die Einnahme wird dann der Inhalt wieder aus der Kapsel ausgefüllt. Geeignete Füllgüter können Pulver, Pellets, Granulate, kleine Kapseln, feste Arzneizubereitungen und Pasten sein.

Die Rezeptur bezieht sich auf das Befüllen der vorgefertigten Leerkapseln, der so genannten Hüllen. Diese Leerkapseln gibt es in acht verschiedenen Größen. Für die orale Gabe werden die Größen 0 bis 3 eingesetzt. Bei der Kapselherstellung nach standardisierten Verfahren sind die Größen „0" und „1" am gebräuchlichsten. Die Kapselunterhälfte der Größe „0" hat ein Volumen von 0,68 ml und die der Größe „1" von 0,5 ml. Empfohlen werden die Farben elfenbein oder weißopak.

Gängige Kapseln in der Apotheke sind die Aponorm®-Kapseln mit patentiertem Verschlusssystem. Der SNAP-FIT®-Verschluss lässt ein Vorverschließen der Kapseln seitens des Herstellers zu und ermöglicht weiterhin das problemlose Öffnen in der Apothekenrezeptur.

Im Apothekenbetrieb werden Hartkapseln mit Hilfe von Aponorm®-Kapselfüllgeräten befüllt. Diese Geräte lassen die Herstellung von 60 Kapseln pro Arbeitsgang zu und gehören in jeder Apotheke zur Standardausrüstung.

Theoretische Vorüberlegungen

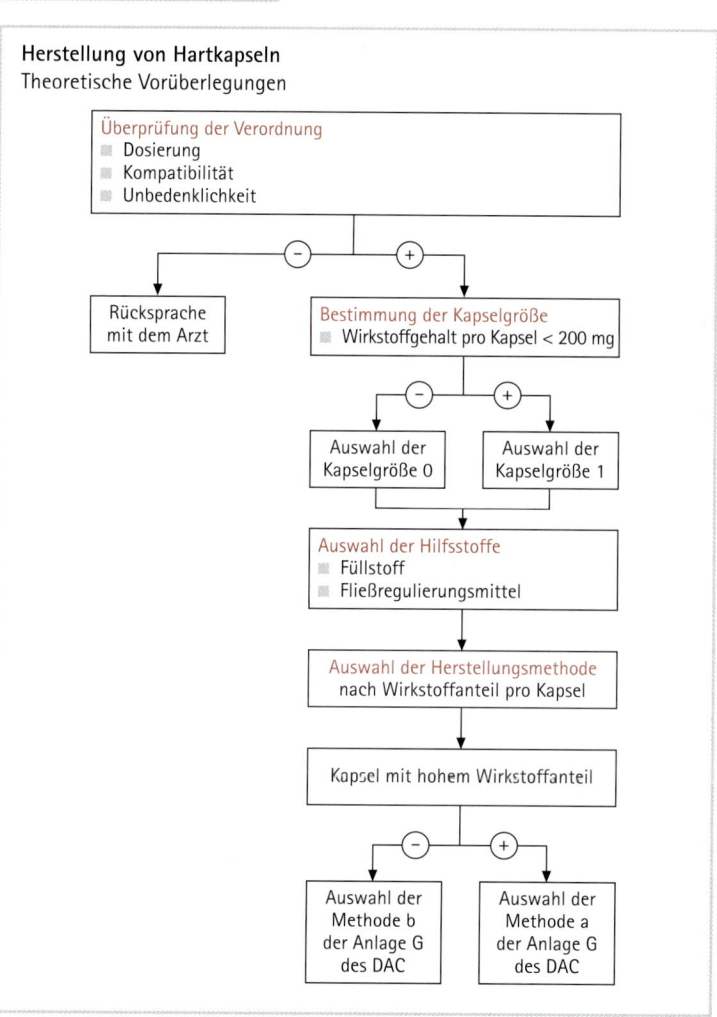

Herstellung von Hartkapseln

Theoretische Vorüberlegungen

Überprüfung der Verordnung

Dosierung: Angaben zu Regeldosierungen finden sich in den Normdosentabellen, den Pädiatrischen Dosistabellen und dem NRF.

Kompatibilität: Die Wirkstoffe bzgl. ihrer Verträglichkeit untereinander überprüfen.

Richtigkeit und Unbedenklichkeit: Verordnungen dürfen nur ausgeführt werden, wenn sie nach Art und Menge unbedenklich sind. Die Liste der bedenklichen Stoffe findet sich in Teil II, 9.6, und im NRF, Allgemeine Hinweise I.5.

Bestimmung der Kapselgröße

- Wirkstoffgehalt bis 200 mg pro Arzneiform: Kapselgröße 1
- Wirkstoffgehalt größer als 200 mg pro Arzneiform: Kapselgröße 0

Auswahl der Hilfsstoffe

Füllstoff: Mannitol, Lactose-Monohydrat, mikrokristalline Cellulose oder auch Glucose.

Fließregulierungsmittel: Der DAC empfiehlt hochdisperses Siliciumdioxid (Aerosil®), alternativ kann auch Magnesiumstearat eingesetzt werden.

Als Füllmittel für die Hartkapseln hat sich eine Mischung aus **0,5 Teilen hochdispersem Siliciumdioxid und 99,5 Teilen Mannitol** bewährt.

Auswahl der Herstellungsmethode

Messzylinder-Methode a nach Anlage G des DAC: Sie wird vorrangig bei der Anfertigung von Kapseln mit einem hohen Wirkstoffanteil eingesetzt.

Messzylinder-Methode b nach Anlage G des DAC: Sie wird bei einer geringen Wirkstoffmenge eingesetzt, wie es in der Pädiatrie häufig der Fall ist.

Werden hochwirksame Arzneistoffe, in für den Ansatz zu kleinen Mengen eingesetzt, so empfiehlt das NRF im Kapitel 1.9. die Herstellung einer Stammverreibung, z.B. im Verhältnis 1 + 9.

Ergänzungsmethode: Sie stellt eine Alternative zur Messzylinder-Methode dar. Dabei wird das Volumen der Wirkstoff-Hilfsstoff-Verreibung durch das Befüllen der Kapselunterteile ermittelt. Die weiteren Schritte entsprechen der DAC-Methode.

Praktische Durchführung

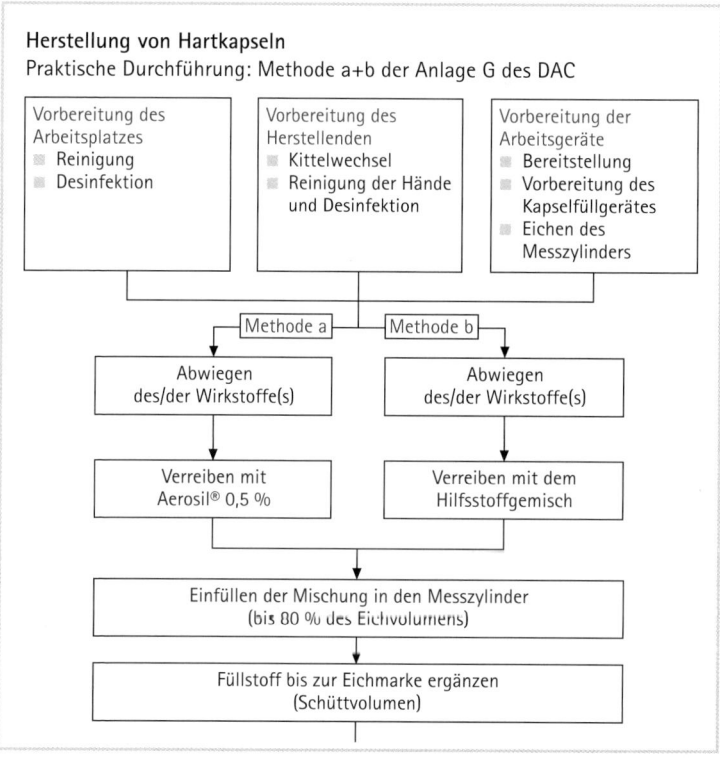

Herstellung von Hartkapseln
Praktische Durchführung: Methode a+b der Anlage G des DAC

Vorbereitung des Arbeitsplatzes	Vorbereitung des Herstellenden	Vorbereitung der Arbeitsgeräte
▪ Reinigung ▪ Desinfektion	▪ Kittelwechsel ▪ Reinigung der Hände und Desinfektion	▪ Bereitstellung ▪ Vorbereitung des Kapselfüllgerätes ▪ Eichen des Messzylinders

Methode a	Methode b
Abwiegen des/der Wirkstoffe(s)	Abwiegen des/der Wirkstoffe(s)
Verreiben mit Aerosil® 0,5 %	Verreiben mit dem Hilfsstoffgemisch

Einfüllen der Mischung in den Messzylinder
(bis 80 % des Eichvolumens)

Füllstoff bis zur Eichmarke ergänzen
(Schüttvolumen)

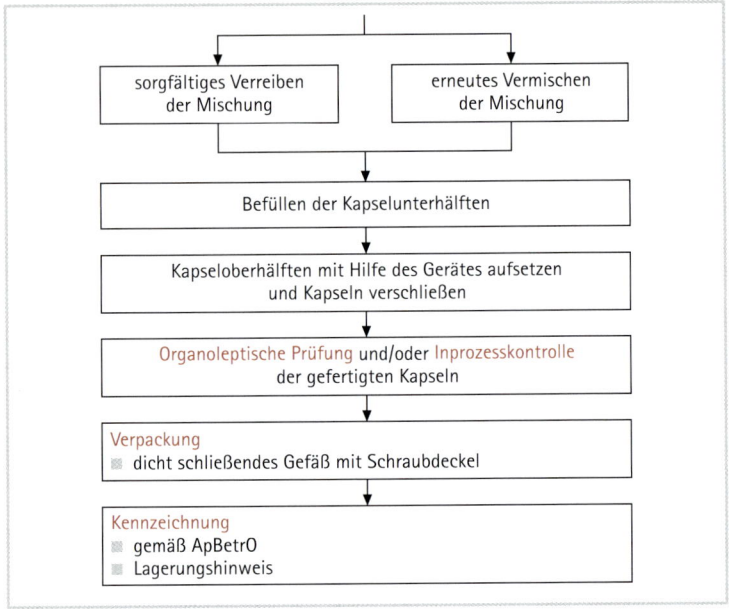

Vorbereitung des Arbeitsplatzes

Reinigung der Arbeitsfläche und anschließende Desinfektion mit Isopropanol 70 %.

Vorbereitung des Herstellenden

Der Kittelwechsel und das Tragen von Einmalhandschuhen dient dem Schutz vor Kontaminationen. Reinigung der Hände und anschließende Desinfektion mit Isopropanol 70 %. Den Arbeitsplatz während des Herstellungsvorganges nicht verlassen.

Vorbereitung der Arbeitsgeräte

Bereitstellung aller benötigten Geräte:
▨ Kapselfüllgerät Aponorm® und Kapselhüllen,
▨ Messzylinder mit 0,5 ml Graduierung,

- Reibschale mit angerautem Pistill,
- Poren mit Hilfsstoff verschließen und anschließend überschüssigen Hilfsstoff aus dem Porzellanmörser entfernen,
- Löffel,
- Kartenblätter,
- Trichter,
- Sieb 180.

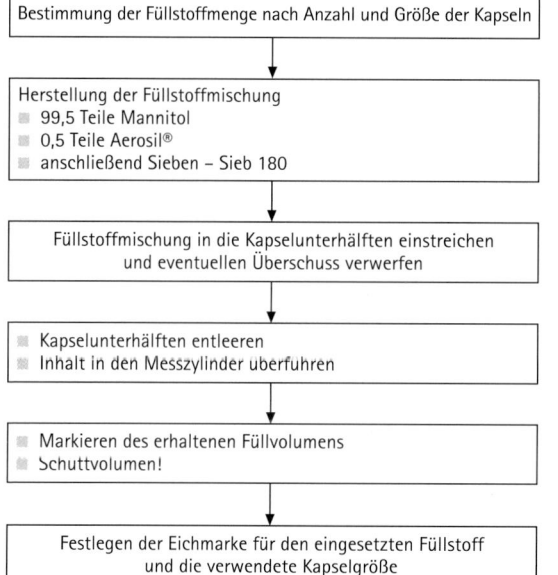

Eichen des Messzylinders für die Kapselherstellung
- Das Volumen des Messzylinders sollte nicht größer als das 2,5fache des Füllvolumens sein.
- Graduierung 0,5 ml

> Bestimmung der Füllstoffmenge nach Anzahl und Größe der Kapseln

> Herstellung der Füllstoffmischung
> - 99,5 Teile Mannitol
> - 0,5 Teile Aerosil®
> - anschließend Sieben – Sieb 180

> Füllstoffmischung in die Kapselunterhälften einstreichen und eventuellen Überschuss verwerfen

> Kapselunterhälften entleeren
> Inhalt in den Messzylinder uberführen

> Markieren des erhaltenen Füllvolumens
> Schuttvolumen!

> Festlegen der Eichmarke für den eingesetzten Füllstoff und die verwendete Kapselgröße

Vorbereitung des Kapselfüllgerätes: Leerkapseln manuell in den dafür vorgesehenen Bohrungen des Kapselfüllgerätes anordnen. Die Kapseloberteile mit Hilfe der Deckelplatte des Kapselfüllgerätes abnehmen.

Eichen des Messzylinders

Bestimmung des Füllstoffes und dessen Menge z.B. Mannitol nach Anzahl und Größe der Kapseln. Herstellung der Füllstoffmischung durch Verreiben mit 0,5 % (m/m) Aerosil® und anschließendes Sieben durch das Sieb 180. Einstreichen der Füllstoffmischung in die in der Lochplatte fixierten Unterteile. Den eventuellen Überschuss vom Kapselfüllgerät entfernen und verwerfen. Überführen des Inhaltes der Kapselunterhälften in den Messzylinder und Markieren des erhaltenen Schüttvolumens. Festlegen der Eichmarke für die gewählte Kapselgröße und das verwendete Füllstoffgemisch.

Die eigentliche Kapselbefüllung kann nun nach den Vorgaben des DAC erfolgen.

Methode a und b der Anlage G des DAC sind im Folgenden beschrieben und in der Abbildung 4.1 modifiziert dargestellt.

Vorgehensweise nach Methode a
- Abwiegen des/der Wirkstoff(e).
- Wirkstoff mit Aerosil® 0,5 % versetzen und verreiben.
- Gemisch in den Messzylinder überführen (1).
- Auffüllen mit Füllstoff bis zur ermittelten Eichmarke (Schüttvolumen) (2).
- Entleeren des Messzylinders in die Reibschale.
- Sorgfältiges Verreiben der vorliegenden Mischung.
- Einbringen des Füllgutes in die Kapselunterhälften.

Vorgehensweise nach Methode b
- Abwiegen des/der Wirkstoff(e).
- Herstellung der Wirkstoff-Hilfsstoff-Verreibung (max. 80 % des Eichvolumens) (1) und (2).
- Lockeres Überführen der Mischung in den Messzylinder und Auffüllen mit Füllstoff bis zur Eichmarke (Schüttvolumen) (3).

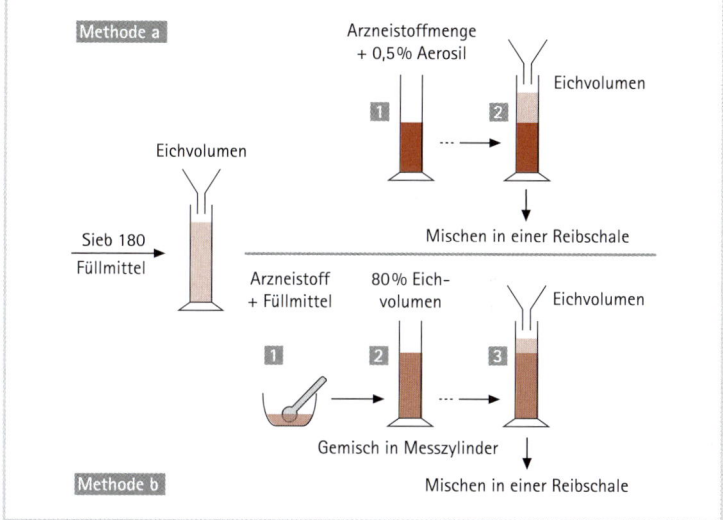

Abb. 4.1: Volumendosierverfahren nach der Messzylindermethode zur Abfüllung von Hartgelatinekapseln nach DAC, Methoden a und b (modifiziert nach Hertzfeldt).

- Entleeren des Messzylinders in die Reibschale.
- Nochmaliges Verreiben der Wirkstoff-Hilfsstoff-Mischung.
- Einbringen des Füllgutes in die Kapselunterhälften.

Vorgehensweise nach der Ergänzungsmethode

Hier wird **kein** Messzylinder benötigt! Siehe auch Abbildung 4.2.

- Abwiegen des/der Wirkstoff(e).
- Ermittlung der Wirkstoff-Hilfsstoff-Mischung
- Etwa 80 % des ermittelten Nennvolumens der Kapseln in die Kapselunterteile einstreichen.
- Die nicht randvoll befüllten Unterhälften mit Füllstoff ergänzen.
- Entleeren der Kapselunterhälften.
- Verreiben der Wirkstoff-Hilfsstoff-Mischung.
- Einbringen des Füllgutes in die Kapselunterhälften.

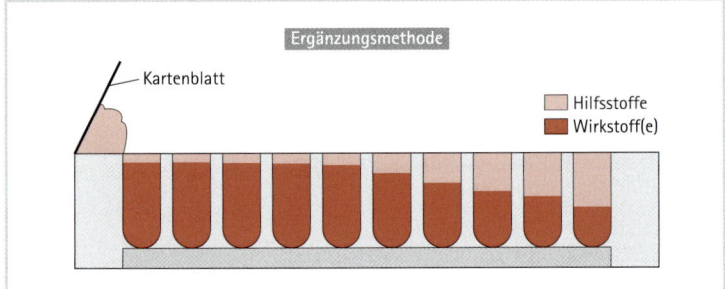

Abb. 4.2: Volumendosierverfahren nach der Ergänzungsmethode zur Abfüllung von Hartgelatine-kapseln im Rezepturmaßstab.

Verschließen der Kapseln:
Aufsetzen der Oberteile mit Hilfe des Kapselfüllgerätes und Verschließen der Kapseln.

Anschließend organoleptisch und/oder mit Hilfe einer Inprozesskontrolle prüfen.

Organoleptische Prüfung
Ist bei der organoleptischen Kontrolle feststellbar, dass einige Kapseln nur vorverschlossen sind, muss manuell die endgültige Arretierung von Kapselober- und Unterhälfte erfolgen.

Inprozesskontrolle
Nach der Ph.Eur. Methode 2.9.6 werden Kapseln auf die geforderte Masse und die Gleichförmigkeit der Masse überprüft. In der Apotheke kann diese Kontrolle etwas abgewandelt durchgeführt werden. Ohne Zerstörung oder Öffnung der Kapseln wird deren Masse ermittelt.

Bestimmung der Massen der einzelnen und der gesamten Leerkapseln.

Bestimmung der Massen der einzelnen und der gesamten gefüllten Kapseln.

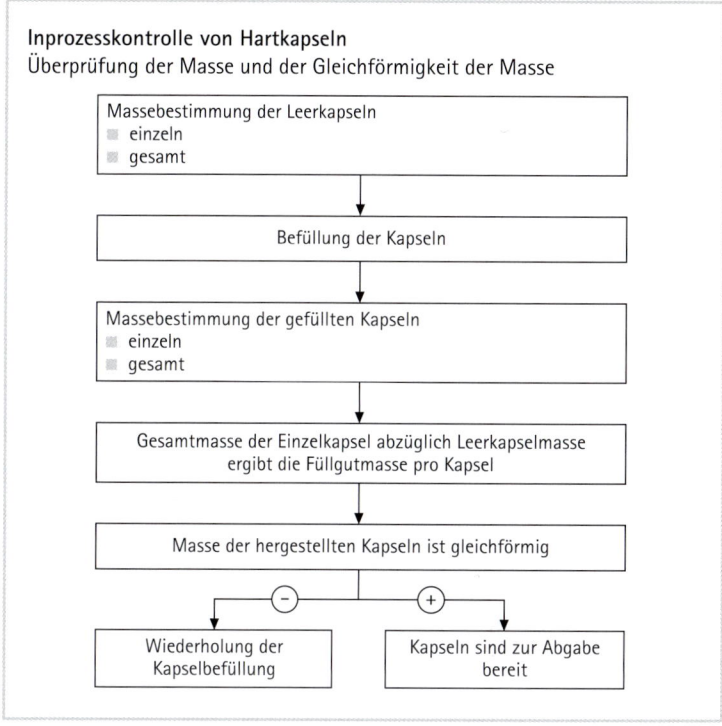

Inprozesskontrolle von Hartkapseln
Überprüfung der Masse und der Gleichförmigkeit der Masse

Massebestimmung der Leerkapseln
- einzeln
- gesamt

↓

Befüllung der Kapseln

↓

Massebestimmung der gefüllten Kapseln
- einzeln
- gesamt

↓

Gesamtmasse der Einzelkapsel abzüglich Leerkapselmasse ergibt die Füllgutmasse pro Kapsel

↓

Masse der hergestellten Kapseln ist gleichförmig

(−) Wiederholung der Kapselbefüllung

(+) Kapseln sind zur Abgabe bereit

Durch Subtraktion der Leerkapselmasse von der Gesamtmasse ergibt sich der reine Kapselinhalt. Dieser soll bei allen Kapseln gleich sein. Eine prozentuale Abweichung innerhalb vorgegebener Grenzen ist erlaubt (Ph.Eur. Prüfung auf Gleichförmigkeit der Masse).

Verpackung
Kapseln in ein dicht schließendes Gefäß mit Schraubdeckel abfassen.

Kennzeichnung
Laut Apotheken-Betriebsordnung § 14.

Das Etikett sollte außerdem folgende Angaben enthalten:
- Bestandteile in deutscher Sprache.
- Verschreibungspflichtige Verordnungen benötigen eine Gebrauchsanweisung.
- „Zum Einnehmen".
- Aufbrauchfrist lt. NRF: 1 Jahr.

Lagerungshinweise/Patienteninformation: Kapseln unterhalb von 30 °C in verschlossenen Gefäßen und vor Feuchtigkeit geschützt lagern.

Das Ph.Eur. ordnet die Augentropfen, Ocularia, den sterilen Darreichungsformen zu, die tropfenweise am Auge angewendet werden. Es wird zwischen wässrigen und öligen Augentropfen unterschieden. Die Herstellung erfolgt unter aseptischen Bedingungen mit Materialien, die Sterilität gewährleisten, so dass eine Verunreinigung mit Mikroorganismen und deren Wachstum vermieden wird.

5.1 Wässrige Augentropfen

Das Arzneibuch stellt an wässrige Augentropfen folgende Qualitätskriterien:
- Sterilität,
- Isotonie bzw. Eutonie,
- Isohydrie bzw. Euhydrie,
- Schwebstofffreiheit.

Als Lösungsmittel wird **Aqua ad iniectabilia** eingesetzt. Die maximale Abfüllmenge beträgt **10 ml**. Zubereitungen in **Mehrdosenbehältnissen müssen konserviert** werden.

Häufig muss in der Praxis ein Kompromiss zwischen optimalen Wirkstoffbedingungen und physiologischen Vorraussetzungen realisiert werden.

Theoretische Vorüberlegungen

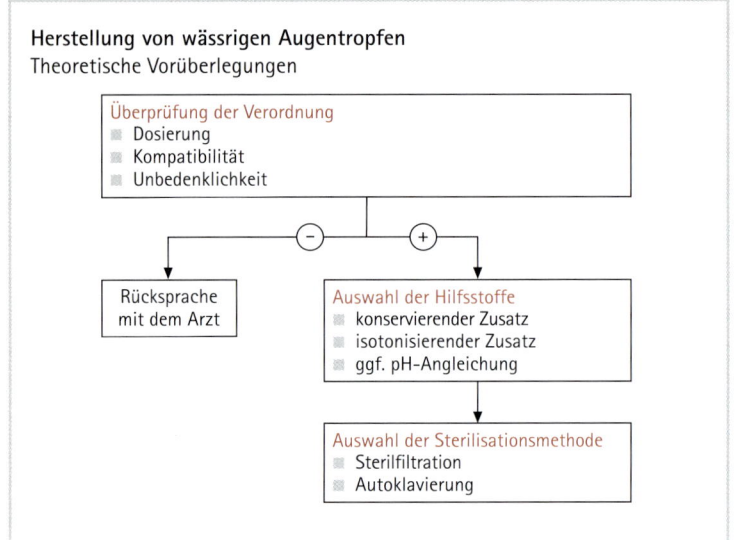

Herstellung von wässrigen Augentropfen
Theoretische Vorüberlegungen

Überprüfung der Verordnung
▪ Dosierung
▪ Kompatibilität
▪ Unbedenklichkeit

(−)   (+)

Rücksprache
mit dem Arzt

Auswahl der Hilfsstoffe
▪ konservierender Zusatz
▪ isotonisierender Zusatz
▪ ggf. pH-Angleichung

Auswahl der Sterilisationsmethode
▪ Sterilfiltration
▪ Autoklavierung

Überprüfung der Verordnung

Dosierung: Angaben zu Regeldosierungen finden sich in den Normdosentabellen und dem NRF.

Kompatibilität: Kompatibilität des Lösungsmittels und der Wirkstoffe bzgl. ihrer Verträglichkeit untereinander überprüfen.

Richtigkeit und Unbedenklichkeit: Verordnungen dürfen nur ausgeführt werden, wenn sie nach Art und Menge unbedenklich sind. Die Liste der bedenklichen Stoffe findet sich in Teil II, 9.5, und im NRF, Allgemeine Hinweise I.5.

Auswahl der Hilfsstoffe

Konservierender Zusatz

Die steril hergestellten Augentropfen werden während des Gebrauchs am Patienten durch Zusatz eines Konservierungsmittels vor mikrobieller Kontamination geschützt. Eine Ausnahme bildet die Anwendung am verletzten oder operierten Auge, in diesem Fall ist die Herstellung von Einzeldosisbehältnissen erforderlich.

Weiterhin kann von einer Konservierung abgesehen werden, wenn der Wirkstoff selbst antimikrobielle Eigenschaften besitzt, z.B. Polyvidon-Iod-Augentropfen (NRF 15.13.).

Die Auswahl eines geeigneten Konservierungsmittels kann über die Anlage A „Konservierung von Augentropfen" des DAC erfolgen.

Die Einwaage kleinster Mengen erweist sich in der Praxis als sehr problematisch. Aus diesem Grund erfolgt die Zugabe mittels konzentrierter Stammlösungen. Angaben darüber liefert das NRF (siehe NRF-Stammzubereitungen S. 3 bis S. 5). Da die Konzentration des Konservierungsmittels sehr gering ist, kann sie bei der anschließenden Berechnung des isotonisierenden Zusatzes unberücksichtigt bleiben.

Isotonisierender Zusatz

Um den physiologischen Verhältnissen am Auge nahe zu kommen, wird ein Wert von 0,9 % angestrebt. Der Bereich von 0,7 bis 1,5 % wird als schmerzfrei empfunden. Isotonisierungsmittel für die wichtigsten Arzneistoffe liefert die Anlage A des DAC.

Angaben zur Berechnung des isotonisierenden Zusatzes findet man in der Anlage B des DAC. Soll eine wässrige hypotone Arzneistofflösung isotonisiert werden, so kann der erforderliche Gehalt der Lösung an Hilfsstoff nach folgender Formel mit ausreichender Genauigkeit ermittelt werden:

$$\text{Hilfsstoff in Prozent} = \frac{0,52 - n \cdot (\Delta T_A)}{\Delta T_H}$$

Dabei bedeuten:

0,52   = Gefrierpunktserniedrigung der Tränenflüssigkeit bzw. des Serums gegenüber reinem Wasser in °C

n   = Gehalt der Lösung des betreffenden Arzneimittels in Prozent

ΔT_A = Gefrierpunktserniedrigung einer 1-prozentigen Lösung des betreffenden Arzneimittels gegenüber Wasser in °C

ΔT_H = Gefrierpunktserniedrigung einer 1-prozentigen Lösung des betreffenden Hilfsstoff gegenüber reinem Wasser in °C

Enthält eine Lösung mehrere Arzneistoffe, so sind die jeweiligen Werte für $n \cdot (\Delta T_A)$ zu addieren. Die Gefrierpunktserniedrigungen wichtiger Hilfsstoffe und Arzneistoffe sind der Anlage B des DAC zu entnehmen.

In Einzelfällen entsprechen wirksame Konzentrationen bestimmter Arzneistoffe hypertonen Lösungen. Diese werden vom Auge besser vertragen als hypotone Lösungen, dennoch sollte insbesondere bei Anwendung am entzündeten Auge und auch bei chronischer Anwendung der osmotische Wert der Augentropfen nicht zu stark vom physiologischen Wert abweichen.

ggf. pH-Angleichung

Für die gute Verträglichkeit von Augentropfen ist neben der Isotonie und Schwebstofffreiheit auch ein möglichst physiologischer pH-Wert verantwortlich. Ein pH-Bereich von 7,0 bis 9,0 gilt als schmerzfrei, pH-Werte unterhalb von 6,0 und oberhalb von 10,5 werden vom Auge als schmerzhaft empfunden. Theoretisch können sich Probleme aus der Tatsache ergeben, dass viele Arzneistoffe ihr Stabilitätsoptimum im sauren Bereich haben, gerade aber dieses Milieu vom Auge schlecht vertragen wird. Praktisch ist dieser Umstand jedoch für Rezepturzwecke zu vernachlässigen, da die Augentropfen vom Patienten alsbald verbraucht werden.

Hinweise zur Einstellung der Euhydrie und eine Auswahl geeigneter Hilfsstoffe liefern die Tabellen für die pharmazeutische Praxis und das AB/DDR.

Auswahl der Sterilisationsmethode

Sterilfiltration in das Endbehältnis auch bei thermolabilen Arznei- und Hilfsstoffen geeignet,

Autoklavierung im Endbehältnis nur bei thermostabilen Rezepturen.

Praktische Durchführung

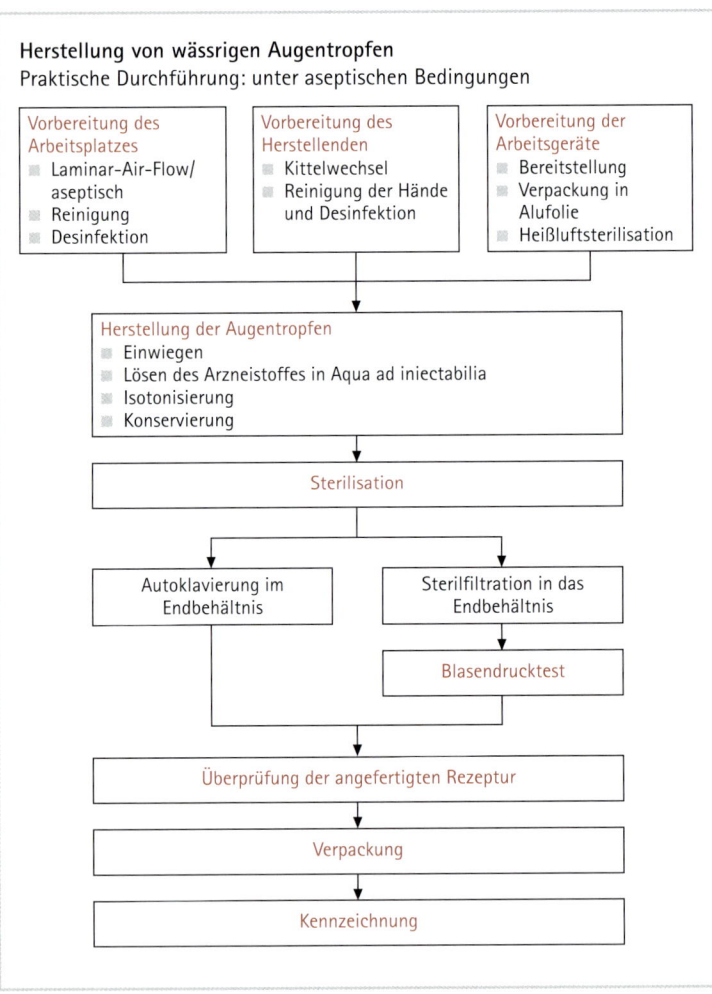

Herstellung von wässrigen Augentropfen
Praktische Durchführung: unter aseptischen Bedingungen

Vorbereitung des Arbeitsplatzes
- Laminar-Air-Flow/ aseptisch
- Reinigung
- Desinfektion

Vorbereitung des Herstellenden
- Kittelwechsel
- Reinigung der Hände und Desinfektion

Vorbereitung der Arbeitsgeräte
- Bereitstellung
- Verpackung in Alufolie
- Heißluftsterilisation

Herstellung der Augentropfen
- Einwiegen
- Lösen des Arzneistoffes in Aqua ad iniectabilia
- Isotonisierung
- Konservierung

Sterilisation

Autoklavierung im Endbehältnis

Sterilfiltration in das Endbehältnis

Blasendrucktest

Überprüfung der angefertigten Rezeptur

Verpackung

Kennzeichnung

Vorbereitung des Arbeitsplatzes

Vorzugsweise unter Laminar-Air-Flow-Bedingungen arbeiten. Ist dies nicht möglich, zumindest in geschlossenen Räumen unter aseptischen Bedingungen arbeiten. Ist der Rezepturbereich gegenüber der Offizin nicht ausreichend abgeschirmt, sollte die Herstellung von Augentropfen im Laboratorium erfolgen.

Die Arbeitsflächen reinigen und anschließend mit Isopropanol 70% desinfizieren.

Vorbereitung des Herstellenden

- Kittelwechsel,
- Uhren und Schmuck ablegen,
- Hände reinigen und anschließend mit Isopropanol 70% desinfizieren,
- Latexhandschuhe und Mundschutz tragen,
- langes Haar zusammenbinden,
- ggf. Kopfhaube tragen.

Vorbereitung des Arbeitsplatzes

Bereitstellung aller benötigten Geräte:
- kleines Becherglas,
- Glasstab,
- kleine Spatel oder Löffel,
- ggf. Uhrglas zum Abdecken,

(Die gereinigten Geräte in Alufolie verpacken und im Trockenschrank 30 min. bei 180 °C sterilisieren.)
- vorsterilisierter Einmalfilter, Kanüle und Spritze,
- steril verpackte Augentropfflasche,
- Aqua ad iniectabilia (i. d. R. Ampuwa®, 10 ml).

Wirkstoffe, Hilfsstoffe (Hilfsstofflösungen) und die aufgeführten Arbeitsgeräte in Griffweite positionieren und während des Herstellungsvorganges den Arbeitsplatz nicht verlassen.

Herstellung der Augentropfen

Die Augentropfen zügig herstellen, um das Einbringen von Keimen während der Herstellung zu vermeiden.

- Wirkstoff(e) im austarierten Becherglas mit Glasstab einwiegen und in Aqua ad iniectabilia lösen.
- Isotonisierenden Zusatz zugeben (ggf. als Stammlösung).
- Konservierungsmittels zugeben (i.d.R. als Stammlösung).

Isotonisierenden Zusatz und Konservierungsmittel zum Schluss zugeben, um Konzentrationsniederschläge zu vermeiden!

Sterilisation

Um die geforderte Keimfreiheit zu erreichen, können die Augentropfen im Endbehältnis einer **Autoklavierung** (Dampfsterilisation) unterzogen werden. Autoklaviert wird **15 min.** bei **2 bar (200 kPa)** und **121°C**.

Cave: Um Schwebstofffreiheit zu erreichen, vor der Sterilisation im Autoklav eine Filtration mit Membranfiltern der Porenweite 0,45 μm durchführen!

Aus Gründen der Praktikabilität und auf Grund der Thermolabilität einiger Wirkstoffe wird meist die **Sterilfiltration** (Entkeimungsfiltration) bevorzugt.

Von einer Sterilfiltration spricht man bei Verwendung von Filtern mit der Porengröße 0,22 μm. Handelt es sich um vorsterilisierte Geräte, so erfolgt die **Sterilfiltration in das Endbehältnis** nach folgendem Ablauf:

- Lösung ohne Kanüle in die Spritze aufziehen,
- sterilen Filtervorsatz auf die Spritze setzen,
- sterile Kanüle vor den Filtervorsatz geben,
- Spritze senkrecht halten (Kanüle oben) und den Stempel so lange eindrücken, bis der erste Tropfen austritt,
- Folie der vorsterilisierten Augentropfflasche an der vorgesehenen Einstichstelle mit Isopropanol 70% desinfizieren,
- mit der Kanüle die Folie durchstoßen und direkt in die Augentopfflasche filtrieren,
- Augentropfflasche noch in der Folie mit dem Tropfer verschrauben.

Die Nadel darf erst nach dem Verschließen der Augentropfflasche aus der Folie herausgezogen werden.

Blasendrucktest

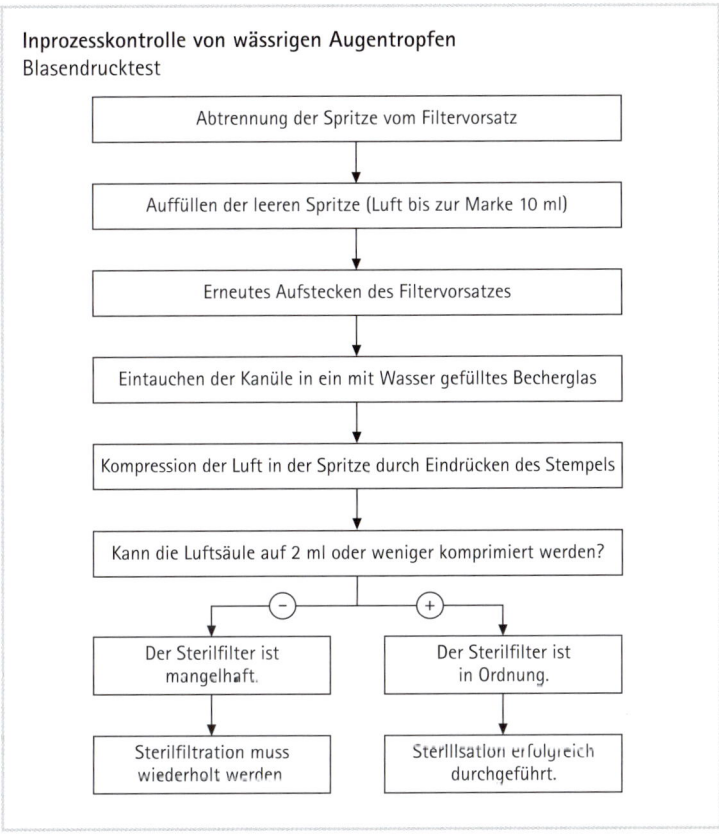

Inprozesskontrolle von wässrigen Augentropfen
Blasendrucktest

Abtrennung der Spritze vom Filtervorsatz

↓

Auffüllen der leeren Spritze (Luft bis zur Marke 10 ml)

↓

Erneutes Aufstecken des Filtervorsatzes

↓

Eintauchen der Kanüle in ein mit Wasser gefülltes Becherglas

↓

Kompression der Luft in der Spritze durch Eindrücken des Stempels

↓

Kann die Luftsäule auf 2 ml oder weniger komprimiert werden?

(−)   (+)

Der Sterilfilter ist mangelhaft.   Der Sterilfilter ist in Ordnung.

↓   ↓

Sterilfiltration muss wiederholt werden   Sterilisation erfolgreich durchgeführt.

Als **Inprozesskontrolle** im Anschluss an die Sterilfiltration die Unversehrt-heit des Filters mittels **Blasendrucktest** (Bubble-point-Test) überprüfen. Die Durchführung erfolgt nach den folgenden Arbeitsschritten:

- Spritze vom Filtervorsatz mit Kanüle trennen und bis zur 10 ml Marke mit Luft füllen,

- Filtervorsatz wieder vor die Spritze setzen,
- Spritze wird mit der Nadel in ein mit Wasser gefülltes Becherglas getaucht,
- durch Eindrücken des Stempels wird der Druck so lange erhöht bis kleine Luftblasen aus der Kanüle austreten,

Der Sterilfilter war in Ordnung, wenn die Luftsäule auf 2 ml oder weniger komprimiert werden konnte. Brechen die Luftblasen schon vorher durch, so ist die Sterilfiltration mit einem neuen Filtrationsvorsatz zu wiederholen.

Überprüfung der angefertigten Rezeptur
Bei visueller Prüfung sind keine Schwebeteilchen erkennbar.

Kennzeichnung
Laut Apothekenbetriebsordnung § 14.

Das Etikett sollte außerdem folgende Angaben enthalten:
- Bestandteile in deutscher Sprache.
- Verschreibungspflichtige Verordnungen benötigen eine Gebrauchsanweisung.
- Angabe der Konservierungsmittel nach Art und Menge.
- Angabe des isotonisierenden Zusatzes.
- Entkeimungsmaßnahme.
- „Augentropfen zum Eintropfen in den Bindehautsack".
- Nach Anbruch innerhalb von 4 Wochen aufzubrauchen.

Patienteninformation: Während der Lagerung und Anwendung ist die Kontamination durch Berührung mit Gegenständen oder dem Augenlid zu vermeiden.

5.2   Ölige Augentropfen

Auch ölige Augentropfen müssen **steril** sein. Als Vorteil im Vergleich zu den wässrigen Augentropfen ist die längere Verweildauer dieser Darreichungsform am Auge zu sehen, allerdings auf Kosten einer Sichtbehinderung für den Patienten.

Theoretische Vorüberlegungen

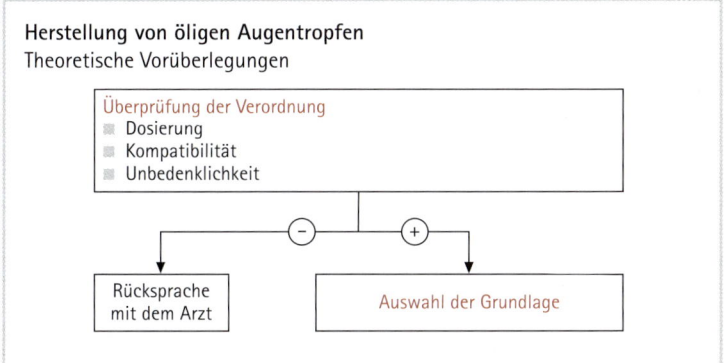

Überprüfung der Verordnung

Dosierung: Angaben zu Regeldosierungen finden sich in den Normdosentabellen und dem NRF.

Kompatibilität: Kompatibilität des Lösungsmittels und der Wirkstoffe bzgl. ihrer Verträglichkeit untereinander überprüten.

Richtigkeit und Unbedenklichkeit: Verordnungen dürfen nur ausgeführt werden, wenn sie nach Art und Menge unbedenklich sind. Die Liste der bedenklichen Stoffe findet sich in Teil II, 9.6, und im NRF, Allgemeine Hinweise I.5.

Auswahl der Grundlage

Als Grundlagen sind folgende Öle geeignet:

- Erdnussöl,
- Sesamöl,
- mittelkettige Triglyceride,
- Rizinusöl (hoch viskos, lässt sich nicht ohne weiteres filtrieren!).

Die Sterilisation dieser Öle erfolgt im Trockenschrank (2 Stunden bei 160 °C oder 30 Minuten bei 180 °C). Weiterhin ist der Bezug von vorsterilisierten Ölen möglich, allerdings muss sich eine Bakterienfiltration noch anschließen.

Da sich ölige Augentropfen nicht mit der Tränenflüssigkeit mischen, entfallen die theoretischen Vorüberlegungen zur Isotonisierung und zur Isohydrie. Eine Konservierung wird in der rezepturmäßigen Herstellung in der Regel nicht durchgeführt, da ein Keimwachstum weitgehend ausgeschlossen ist. In Einzelfällen sollte eine Verkürzung der Aufbrauchfrist auf weniger als 4 Wochen und eine Verringerung der Abgabemenge in Betracht gezogen werden, da bei der Anwendung eingebrachte Keime nicht abgetötet werden.

Praktische Durchführung

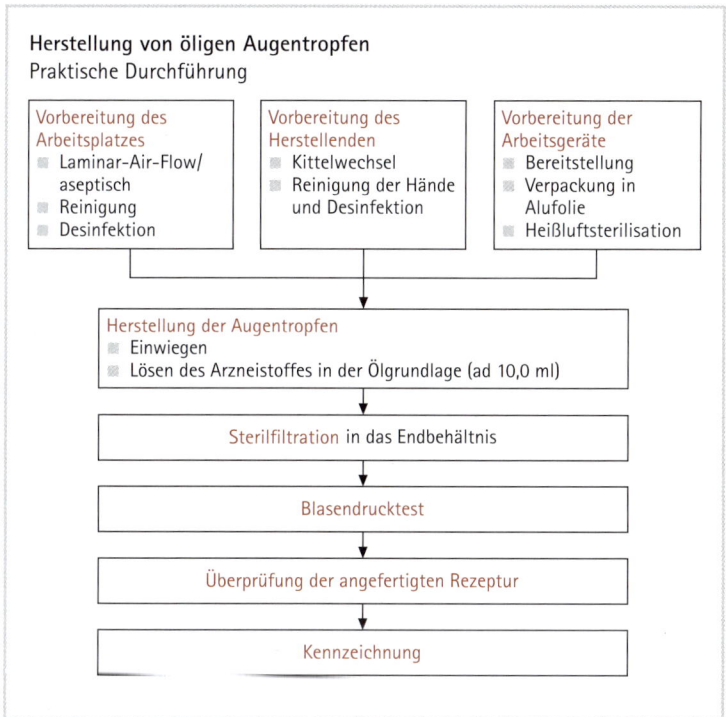

Vorbereitung des Arbeitsplatzes

Vorzugsweise unter Laminar-Air-Flow-Bedingungen arbeiten. Ist dies nicht möglich, zumindest in geschlossenen Räumen unter aseptischen Bedingungen arbeiten. Ist der Rezepturbereich gegenüber der Offizin nicht ausreichend abgeschirmt, sollte die Herstellung von Augentropfen im Laboratorium erfolgen. Die Arbeitsflächen reinigen und anschließend mit Isopropanol 70 % desinfizieren.

Vorbereitung des Herstellenden

- Kittelwechsel,
- Uhren und Schmuck ablegen,
- Reinigung der Hände und anschließende Desinfektion mit Isopropanol 70 %,
- Latexhandschuhe und Mundschutz tragen,
- langes Haar zusammenbinden,
- ggf. Kopfhaube tragen.

Vorbereitung des Arbeitsplatzes

Bereitstellung aller benötigten Geräte:

- kleines Becherglas,
- Glasstab,
- kleine Spatel oder Löffel,
- ggf. Uhrglas zum Abdecken.
  (Die gereinigten Geräte werden in Alufolie verpackt und im Trockenschrank 30 min. bei 180 °C sterilisiert.)
- steriler, ölresistenter Filtrationsvorsatz mit hydrophobem 0,2 µm-Membranfilter aus Fluorpolymer, (z.B. Rezist®30/0,2 s, Fa. Schleicher & Schuell),
- Spritze (mit Luer-Lock-Konusverbindung) und Kanüle (möglichst weitlumig),
- steril verpackte Augentropfflasche aus Polyethylen.

Wirkstoffe, Hilfsstoffe (Hilfsstofflösungen) und die aufgeführten Arbeitsgeräte in Griffweite positionieren und während des Herstellungsvorganges den Arbeitsplatz nicht verlassen.

Herstellung der Augentropfen

Die Augentropfen zügig herstellen, um das Einbringen von Keimen während der Herstellung zu vermeiden.

Der/die Wirkstoff(e) im austarierten Becherglas mit Glasstab einwiegen und im Öl ggf. unter leichter Erwärmung lösen.

Sterilfiltration

Ölige Augentropfen können nicht durch Autoklavieren sterilisiert werden. Einer Hitzesterilisation steht häufig die Thermolabilität der Arzneistoffe, der Grundlagen und der Packmittel entgegen. Um die geforderte Keimfreiheit zu erreichen erfolgt die **Sterilfiltration** in das Endbehältnis. Mit Ausnahme des Rizinusöles lassen sich die anderen Pflanzenöle und mittelkettigen Triglyceride gut filtrieren. Im Einzelfall die Filtration dadurch erleichtern, dass die Augentropfen zur Verringerung der Viskosität leicht erwärmt werden.

Spritzen mit Luer-Lock-Konusverbindung den üblichen Spritzen vorziehen, da sich während der Filtration ein hoher Druck aufbaut. Die Kanüle sollte möglichst kurz und weitlumig sein.

Handelt es sich um vorsterilisierte Geräte, so erfolgt die **Sterilfiltration in das Endbehältnis** nach folgendem Ablauf:

- Lösung ohne Kanüle in die Spritze aufziehen.
- Sterilen Filtervorsatz auf die Spritze setzen.
- Sterile Kanüle vor den Filtervorsatz geben.
- Spritze senkrecht halten (Kanüle oben) und den Stempel so lange eindrücken, bis der erste Tropfen austritt.
- Die Verpackung der vorsterilisierten Augentropfflasche an der vorgesehenen Einstichstelle mit Isopropanol 70 % desinfizieren.
- Mit der Kanüle die Folie durchstoßen und direkt in die Augentropfflasche filtrieren.
- Augentropfflasche noch in der Folie mit dem Tropfer verschrauben.
- Die Nadel darf erst nach dem Verschließen der Augentropfflasche aus der Folie herausgezogen werden.

Blasendrucktest

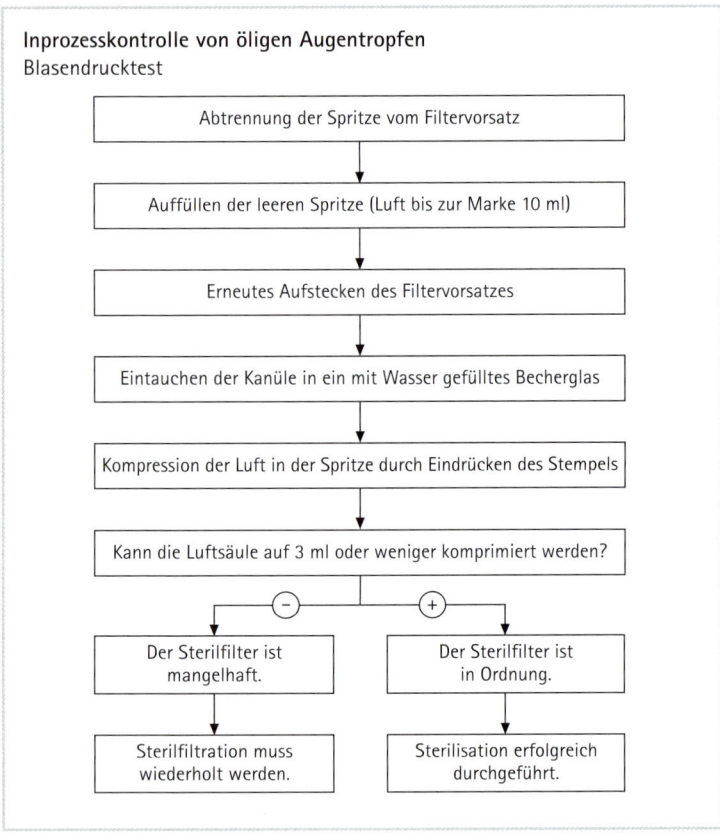

Inprozesskontrolle von öligen Augentropfen
Blasendrucktest

Abtrennung der Spritze vom Filtervorsatz

Auffüllen der leeren Spritze (Luft bis zur Marke 10 ml)

Erneutes Aufstecken des Filtervorsatzes

Eintauchen der Kanüle in ein mit Wasser gefülltes Becherglas

Kompression der Luft in der Spritze durch Eindrücken des Stempels

Kann die Luftsäule auf 3 ml oder weniger komprimiert werden?

(−)

(+)

Der Sterilfilter ist mangelhaft.

Der Sterilfilter ist in Ordnung.

Sterilfiltration muss wiederholt werden.

Sterilisation erfolgreich durchgeführt.

Im Anschluss an die Sterilfiltration als **Inprozesskontrolle** die Unversehrtheit des Filters mittels **Blasendrucktest** (Bubble-point-Test) überprüfen. Die Durchführung erfolgt nach den folgenden Arbeitsschritten:

■ Spritze vom Filtervorsatz mit Kanüle trennen und bis zur 10 ml Marke mit Luft füllen.

- Filtervorsatz wieder vor die Spritze setzen.
- Spritze wird mit der Nadel in ein mit Wasser gefülltes Becherglas getaucht.
- Durch Eindrücken des Stempels den Druck so lange erhöhen bis kleine Luftblasen aus der Kanüle austreten.

Der Sterilfilter war in Ordnung, wenn die Luftsäule auf etwa 3 ml oder weniger komprimiert werden konnte. Brechen die Luftblasen schon vorher durch, die Sterilfiltration mit einem neuen Filtrationsvorsatz wiederholen.

Überprüfung der angefertigten Rezeptur
Bei visueller Prüfung dürfen keine Schwebeteilchen sichtbar sein.

Kennzeichnung
Laut Apothekenbetriebsordnung § 14.

Das Etikett sollte außerdem folgende Angaben enthalten:
- Bestandteile in deutscher Sprache.
- Verschreibungspflichtige Verordnungen benötigen eine Gebrauchsanweisung.
- Entkeimungsmaßnahme.
- „Zum Einbringen in den Bindehautsack".
- Nach Anbruch innerhalb von 4 Wochen aufzubrauchen.

Patienteninformation: Währen der Lagerung und Anwendung ist eine Kontamination durch Berührung mit Gegenständen oder dem Augenlid zu vermeiden.

Unter Pulvern, Pulvis oder Pulveres, versteht man Zubereitungen, die aus einem oder mehreren Wirkstoffen bestehen und ggf. Hilfsstoffe enthalten. In besonderen Fällen sind Farbmittel und Geschmackskorrigenzien zugelassen. Die Einzelbestandteile sind fest und trocken und liegen in einem losen Verbund vor. Als eigenständige Arzneiform haben die Pulver in den letzten Jahren an Bedeutung verloren, sie spielen aber weiterhin eine große Rolle als Zwischenprodukte bei der Herstellung anderer Arzneiformen, z.B. Schüttelmixturen, Suspensionen, Suppositorien und Kapseln.

Je nach Art der Anwendung bestehen die Pulververbände aus mehr oder weniger feinen Teilchen. Man unterscheidet die folgenden Pulver:

Pulver zur Einnahme

Sie werden üblicherweise in oder mit Wasser, bzw. in anderen geeigneten Flüssigkeiten eingenommen. Die Abgabe kann in Einzeldosisbehältnissen oder Mehrdosenbehältnissen erfolgen, wobei die letztgenannten eine Dosiervorrichtung erforderlich machen.

Pulver zur kutanen Anwendung

Sie werden auch als **Puder** bezeichnet. Sie können ebenfalls im Einzeldosenbehältnis oder aber im Mehrdosenbehältnis abgegeben werden. Werden Zubereitungen auf großen, offenen Wunden oder auf schwer geschädigter Haut eingesetzt, müssen diese steril sein.

Pulver als Zwischenprodukte

Bei der Herstellung einer Vielzahl von Darreichungsformen werden Wirk- und Hilfsstoffe über eine Pulvermischung eingearbeitet. Beispiele sind Kapseln, Suppositorien, Schüttelmixturen und Suspensionssalben. Auch für diese Arzneiformen, gelten alle Regeln, die zur Herstellung einer Pulvermischung anerkannt sind. Nur bei einer, dem Bedarf angepassten Teilchengröße und einer entsprechenden Homogenität des Pulvers, ist eine gleich-

mäßige Wirkstoffverteilung und im weiteren Verlauf auch Wirkstofffreiset-
zung gewährleistet.

Theoretische Vorüberlegungen

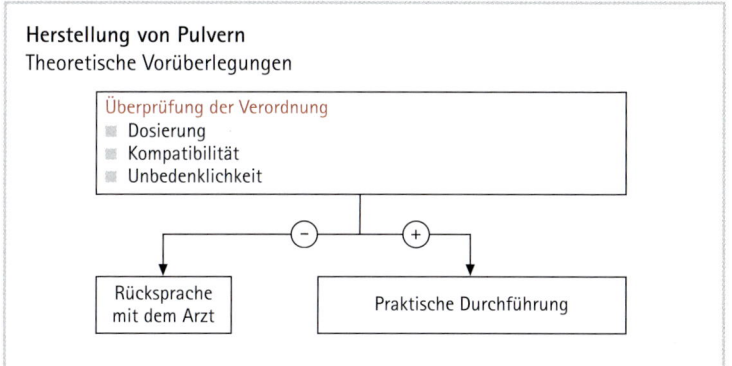

Überprüfung der Verordnung

Dosierung: Angaben zu Regeldosierungen finden sich in den Normdosentabellen, den Pädiatrischen Dosistabellen und dem NRF.

Kompatibilität: Die Pulverbestandteile bzgl. ihrer Verträglichkeit untereinander überprüfen.

Richtigkeit und Unbedenklichkeit: Verordnungen dürfen nur ausgeführt
werden, wenn sie nach Art und Menge unbedenklich sind. Die Liste der bedenklichen Stoffe findet sich in Teil II, 9.6, und im NRF, Allgemeine Hinweise I.5.

Praktische Durchführung

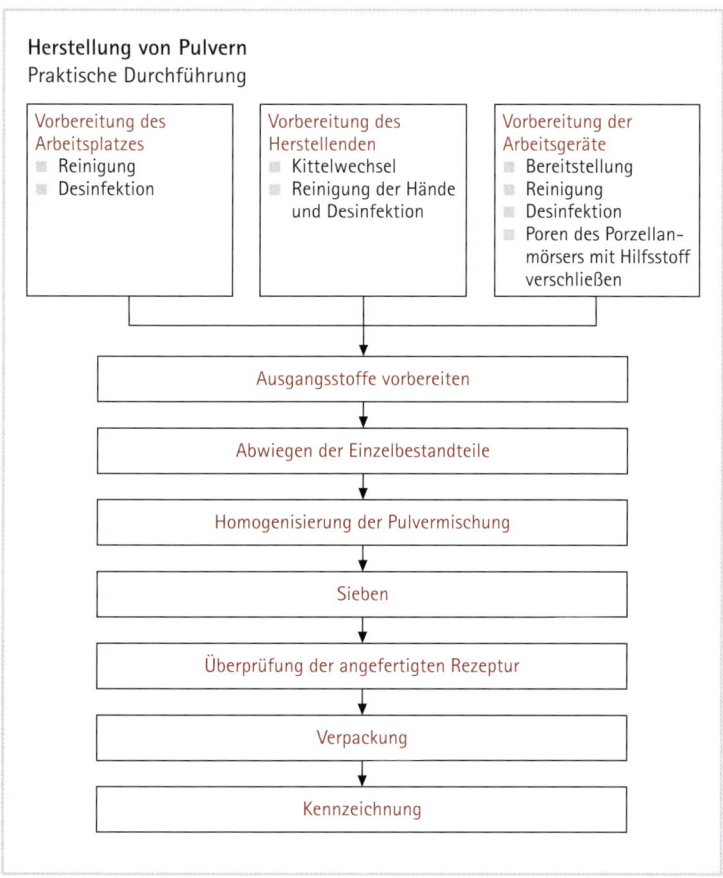

Herstellung von Pulvern
Praktische Durchführung

Vorbereitung des Arbeitsplatzes
- Reinigung
- Desinfektion

Vorbereitung des Herstellenden
- Kittelwechsel
- Reinigung der Hände und Desinfektion

Vorbereitung der Arbeitsgeräte
- Bereitstellung
- Reinigung
- Desinfektion
- Poren des Porzellanmörsers mit Hilfsstoff verschließen

Ausgangsstoffe vorbereiten

Abwiegen der Einzelbestandteile

Homogenisierung der Pulvermischung

Sieben

Überprüfung der angefertigten Rezeptur

Verpackung

Kennzeichnung

Vorbereitung des Arbeitsplatzes

Reinigung der Arbeitsfläche und anschließende Desinfektion mit Isopropanol 70 %.

Vorbereitung des Herstellenden

Der Kittelwechsel dient dem Schutz vor Kontaminationen. Reinigung der Hände und anschließende Desinfektion mit Isopropanol 70%. Den Arbeitsplatz während des Herstellungsvorganges nicht verlassen.

Vorbereitung der Arbeitsgeräte

Bereitstellung aller benötigten Geräte:
- Porzellanmörser mit aufgerautem Pistill,
- Löffel,
- Sieb,
- ggf. Kartenblätter.

Die gereinigten Geräte vor Gebrauch mit Isopropanol 70% desinfizieren. Die Poren des Mörsers mit Hilfsstoff verschließen und anschließend überschüssigen Hilfsstoff entfernen.

Ausgangsstoffe vorbereiten

Grobkristalline Substanzen verreiben, falls erforderlich sieben.

Abwiegen der Einzelbestandteile

Abgewogene Arzneistoffe auf Kartenblättern bereitstellen.

Homogenisierung der Pulvermischung

- Einzelbestandteile nacheinander in der Reihenfolge zunehmender Konzentration miteinander verreiben, die Verreibung erfolgt jeweils anteilig, d.h. 1:1, 1:2 usw.
- Die Mischung regelmäßig mit einem Kartenblatt von der Wandung des Porzellanmörsers lösen.

Cave: Bei der Herstellung von sehr kleinen Rezepturansätzen kann die getrennte Verreibung jeder einzelnen Substanz entfallen. In diesem Fall können Zerkleinerung und Mischung in einem Arbeitsgang durchgeführt werden!

Sieben

Durch erneutes Sieben der fertigen Pulvermischung Agglomerate zerteilen (siehe Tab. 6.1).

Tab. 6.1: Pulver, Siebe im Vergleich

Pulver (pulverisiert)	Ph.Eur. Sieb-Nr.	Ph.Eur. Maschenweite (mm)	DAB 7 Sieb-Nr.	DAB 7 Maschenweite (mm)	AB-DDR 87 Sieb-Nr.	AB-DDR Maschenweite (mm)
Grob	–	–	–	–	IV	1,6
Grob	1400	1,40	–	–	–	–
Grob	1000	1,0	–	–	V	1,0
Grob	–	–	4	0,8	VI	0,8
Grob	710	0,710	–	–	–	–
Mittelfein	500	0,500	–	–	VII	0,5–
Mittelfein	355	0,355	–	–	–	–
Mittelfein	–	–	5	0,315	VIII	0,315
Mittelfein	250	0,250	–	–	–	–
Fein	180	0,180	–	–	–	–
Fein	–	–	6	0,160	IX	0,160
Fein	125	0,125	–	–	–	–
Sehr fein	–	–	7	0,100	–	–
Sehr fein	90	0,090	–	–	–	–
Sehr fein	63	0,063	–	–	–	–
Sehr fein	–	–	–	–	X	0,050
Sehr fein	45	0,045	–	–	–	–
Sehr fein	38	0,038	–	–	–	–

Überprüfung der angefertigten Rezeptur

Endgewichtkontrolle: Mit Hilfe der Oberschalenwaage das Gewicht der Rezeptur kontrollieren.

Organoleptische Kontrolle: Die Rezeptur nach Aussehen und Beschaffenheit visuell überprüfen. Pulver und Puder sind von gleichmäßiger Beschaffenheit, zeigen ein einheitliches Erscheinungsbild und sollten frei von tastbaren Agglomeraten sein.

Verpackung

Pulver zur Einnahme:

- Einzeldosisbehältnisse, z. B. Papierkapseln oder Säckchen aus Folie in einer Pulverschachtel oder Tüte verpacken,
- Mehrdosenbehältnisse, z. B. Schraubglas oder Schraubdose mit beigefügtem Messlöffel.

Puder:
- Streu- oder Spraydosen,
- Puder zur Anwendung an großen, offenen Wunden (steril) in Einzeldosisbehältnissen.

Cave: Pulver mit hygroskopischen Eigenschaften in einem dicht schließenden Behältnis verpacken!

Kennzeichnung
Laut Apothekenbetriebsordnung § 14.

Das Etikett sollte außerdem folgende Angaben enthalten:
- Bestandteile in deutscher Sprache.
- Verschreibungspflichtige Verordnungen benötigen eine Gebrauchsanweisung.
- „Zur innerlichen Einnahme" bzw. „Zur äußerlichen Anwendung".
- Aufbrauchfrist lt. NRF: 3 Jahre.

Patienteninformation: Die Lagerung von Pulvern erfolgt vor Feuchtigkeit geschützt. Pulver, die flüchtige Stoffe enthalten, müssen dicht verschlossen sein.

7.1 Suppositorien

Die Ph.Eur. ordnet die Suppositorien den festen, einzeldosierten Arzneiformen zu, die einen oder mehrere Wirkstoffe enthalten. Sie werden mit dem Ziel einer lokalen oder systemischen Wirkung verabreicht, wobei der größere Anteil durch Resorption der Wirkstoffe über die Rektalschleimhaut und somit mit systemischen Effekten zum Einsatz kommt. Die Freisetzung der Wirkstoffe kann durch Schmelzen der Grundlage bei Körpertemperatur oder durch Lösung der Grundlage in der Rektalflüssigkeit erfolgen. Suppositorien zur Anwendung bei Erwachsenen haben in der Regel eine Masse von 2 g, werden sie bei Kindern eingesetzt, eine Masse von 1 g. Die Anwendung von Suppositorien erfolgt in Situationen, bei denen der Betroffene unter Schluckbeschwerden, Erbrechen oder Magen-Darm-Erkrankungen leidet, sowie bei Säuglingen und Kleinkindern.

Allgemeine Hinweise zur Herstellung von Suppositorien

In der Rezeptur werden Suppositorien üblicherweise im **Gießverfahren** hergestellt. Das Verfahren der Wahl ist das sog. „Cremeschmelzverfahren", welches auch bei der praktischen Durchführung beschrieben wird. Das ebenfalls bekannte sog. „Klarschmelzverfahren" wird bei der Herstellung größerer Chargen industriell genutzt.

Als Suppositoriengrundmasse wird überwiegend Hartfett eingesetzt, es kommen aber auch andere Grundlagen wie Macrogole oder Glycerol-Gelatine-Mischungen (wenn eine abführende Wirkung erwünscht ist) zum Einsatz.

Suppositorien können den Wirkstoff in der Grundlage suspendiert oder gelöst enthalten. Da die meisten Arzneistoffe in Fettgrundlagen nur sehr schwer löslich sind, ist auf eine feine und gleichmäßige Dispergierung zu achten.

Sollen thermostabile Arzneistoffe in der Suppositoriengrundlage in Lösung gebracht werden, kann eine Dosierung nach „Münzel" (analog der Kapselherstellung) in Betracht gezogen werden. Angaben dazu liefert die Anlage F des DAC.

Theoretische Vorüberlegungen

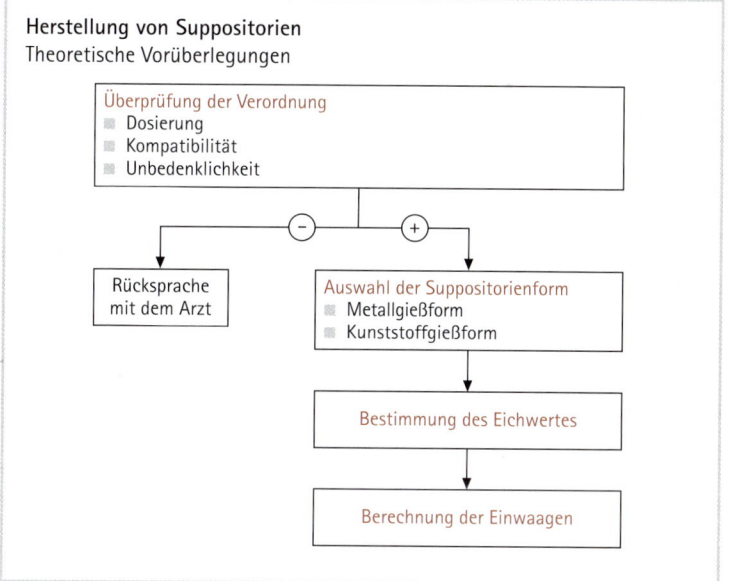

Überprüfung der Verordnung

Dosierung: Angaben zu Regeldosierungen finden sich in den Normdosentabellen, den Pädiatrischen Dosistabellen und dem NRF/DAC.

Kompatibilität: Kompatibilität der Grundlage und der Wirkstoffe bzgl. ihrer Verträglichkeit untereinander überprüfen.

Richtigkeit und Unbedenklichkeit: Verordnungen dürfen nur ausgeführt werden, wenn sie nach Art und Menge unbedenklich sind. Die Liste der bedenklichen Stoffe findet sich in Teil II, 9.6, und im NRF, Allgemeine Hinweise I.5.

Wird in der Verordnung keine Grundlage angegeben, so wird Hartfett (Synonyme: Witepsol®, Stadimol®) verwendet.

Auswahl der Suppositorienform

Es kann zwischen **Metallgießformen** und **Kunststoffgießformen** unterschieden werden. Die Auswahl der Suppositorienform abwägen nach den aufgeführten Kriterien (siehe Tab. 7.1), den Erfahrungen des Herstellenden sowie der Ausstattung der Apotheke.

Tab. 7.1: Gegenüberstellung von Kunststoff- und Metallgießformen für die Herstellung von Zäpfchen

	Kunststoffgießform	Metallgießform
Material	PVC/PE-Kunststoffe	Hartmessing, Neusilber, Leichtmetall
Vorbereitung der Form	Keine	Einpinseln mit Paraffin (Ausnahme Hartfett)
Erstarrungsdauer	Sehr lang (Kühlung im Wasserbad ist nötig)	Kurz
Stabilität	Formstabil (auch bei höheren Temperaturen)	Labil (gegenüber äußeren Einflüssen)
Interaktionen (Form–Zäpfchen)	Möglich	Unwahrscheinlich
Hygiene	Sehr gut (Verpackung = Gießform)	Mäßig (manuelle Entnahme und Einzelverpackung in Alufolie)
Endprodukt-Kontrolle	Schlecht möglich	Gut möglich

Bestimmung des Eichwertes der Gießform

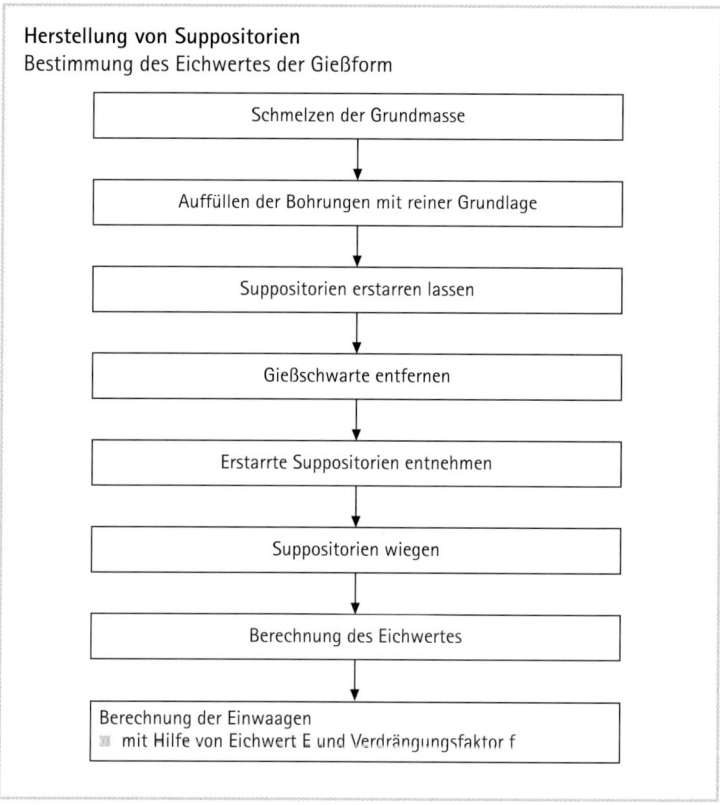

Herstellung von Suppositorien
Bestimmung des Eichwertes der Gießform

> Schmelzen der Grundmasse

> Auffüllen der Bohrungen mit reiner Grundlage

> Suppositorien erstarren lassen

> Gießschwarte entfernen

> Erstarrte Suppositorien entnehmen

> Suppositorien wiegen

> Berechnung des Eichwertes

> Berechnung der Einwaagen
> ▪ mit Hilfe von Eichwert E und Verdrängungsfaktor f

Unter dem Eichwert versteht man das Fassungsvermögen der Suppositorienform an Grundlage in Gramm.

Vorgehensweise bei der Bestimmung des Eichwertes:
▪ schmelzen der Grundlage,
▪ auffüllen aller Bohrungen der Suppositorienform mit reiner Grundlage,

- Suppositorien erstarren lassen,
- Gießschwarte entfernen,
- erstarrte Suppositorien entnehmen,
- Suppositorien wiegen,
- Eichwert berechnen.

Den Eichwert nach der folgenden Formel bestimmen:

$$E = \frac{G}{N}$$

Dabei bedeuten: E = Eichwert in Gramm
G = Gesamtmasse aller Suppositorien in Gramm
N = Anzahl der ausgegossenen Suppositorien

Der ermittelte Eichwert hat für genau diese Suppositorienform und die eingesetzte Grundlage Gültigkeit, wobei sich unterschiedliche Hartfettsorten auf Grund praktisch gleicher Dichten nicht unterscheiden.

Berechnung der Einwaagen

Die Einzeldosierung der Wirkstoffe erfolgt gewichtsmäßig, bei der Herstellung muss aber die Grundlage auf ein bestimmtes Volumen ergänzt werden. Angaben zur korrekten Dosierung von Suppositorien liefert die Anlage F des DAC.

Für die rezepturmäßige Herstellung kleiner Ansätze von Suppositorien mit suspendiertem Arzneistoff, liefert das **Verdrängungsfaktor-Verfahren** genaue Angaben zur Berechnung der Grundmasse. Der Verdrängungsfaktor gibt an, wie viel Gramm Grundlage durch 1 Gramm Wirkstoff verdrängt wird. Verdrängungsfaktoren wichtiger Arznei- und Hilfsstoffe liefert die Anlage F des DAC. Für Substanzen, die nicht in den Tabellen gelistet sind, können die folgenden Werte für kleine Ansätze eingesetzt werden:

- für organische Substanzen: (f 0,7),
- für anorganische Substanzen: (f 0,15 bis 0,4),
- für fette Öle: (f 1).

Mit Kenntnis des Verdrängungsfaktors lässt sich die für eine Rezeptur erforderliche Einwaage an Grundlage ermitteln:

$$M_N = N \cdot (E - f \cdot A)$$

Dabei bedeuten: M_N = erforderliche Einwaage an Grundlage für N Suppositorien in Gramm

N = Anzahl der anzufertigenden Suppositorien

E = Eichwert in Gramm

f = Verdrängungsfaktor

A = Arzneistoffmasse pro Suppositorium in Gramm

Bei mehreren Arzneistoffen erweitert sich die Formel zu:

$$M_N = N \cdot (E - f_1 \cdot A_1 - f_2 \cdot A_2 - ... f_n \cdot A_n)$$

Bei der Berechnung der erforderlichen Einwaagen einen **Verlustzuschlag** für die Grundlage **und** den/die Wirkstoffe berücksichtigen. Empfohlen werden 10 % bei Rezepturen (oder 1 Stück) und 5 % bei Defekturen. Bei Glycerol-Gelatine-Grundlagen erhöht sich der Verlustzuschlag auf 20 % bei Rezepturen und 10 % bei Defekturen.

Praktische Durchführung: Metallgießform

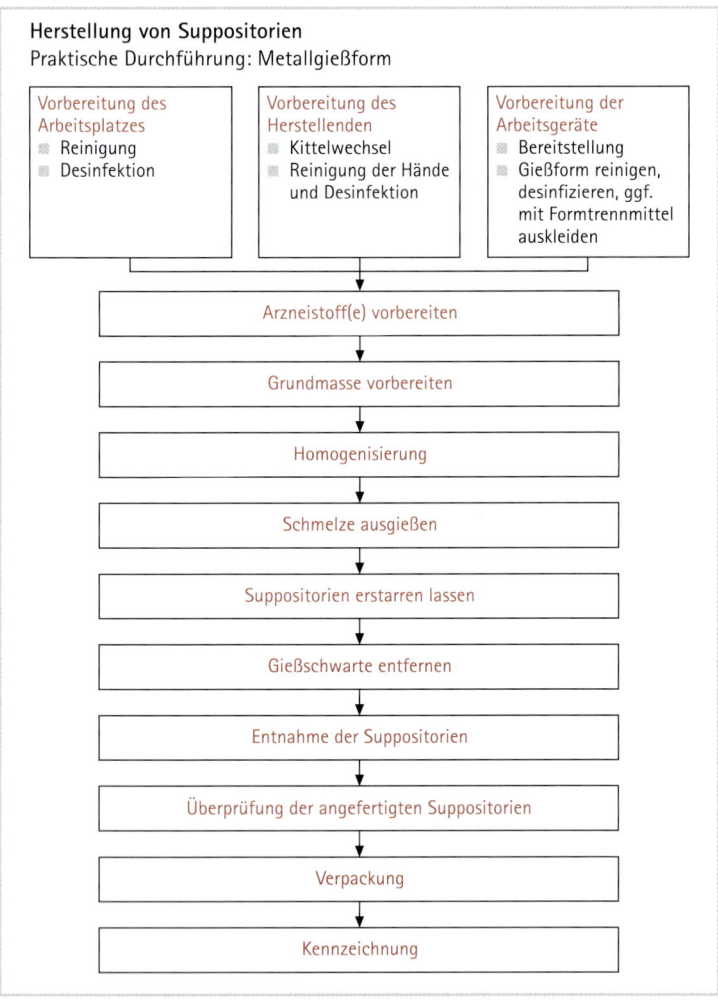

Vorbereitung des Arbeitsplatzes

Reinigung der Arbeitsfläche und anschließende Desinfektion mit Isopropanol 70 %.

Vorbereitung des Herstellenden

Der Kittelwechsel dient dem Schutz vor Kontaminationen. Reinigung der Hände und anschließende Desinfektion mit Isopropanol 70 %. Den Arbeitsplatz während des Herstellungsvorganges nicht verlassen.

Vorbereitung der Arbeitsgeräte

Bereitstellung aller benötigten Geräte:

- Metallgießform,
- Metallgießschale mit langer Gießschnauze oder Gießbecher (alternativ kann auch aus Fantaschalen oder Bechergläsern ausgegossen werden),
- Reibschale mit angerautem Pistill,
- kleiner Löffel oder Spatel,
- Kunststoffspatel.

Die gereinigten Geräte vor Gebrauch mit Isopropanol 70 % desinfizieren. Die Poren des Mörsers mit Hilfsstoff verschließen und anschließend überschüssigen Hilfsstoff entfernen.

Beim Arbeiten mit anderen Grundmassen als Hartfett, ist ein Formtrennmittel erforderlich. Geeignet ist beispielsweise dünnflüssiges Paraffin, das mit einem Stück Zellstoff aufgenommen wird. Die Metallgießform damit anschließend von innen einreiben.

Arzneistoff(e) vorbereiten

- Arzneistoff(e) ggf. verreiben und sieben,
- Arzneistoff(e) mit Verlustzuschlag abwiegen.

Grundmasse vorbereiten

Grundmasse mit Verlustzuschlag abwiegen und auf dem Wasserbad schmelzen.

Homogenisierung

Arzneistoff(e) und Grundmasse homogenisieren, Schaumbildung dabei vermeiden.

Schmelze ausgießen

- Die Schmelze unter Rühren nacheinander in die einzelnen Bohrungen gießen.
- Die Bohrungen übervoll ausgießen (Gießschwarte), da es sonst durch Volumenkontraktion zu einer sog. Trichterbildung kommt.
- Zwischen dem Füllen der einzelnen Bohrungen evtl. erneut aufwärmen.

Cave: Wegen der Gefahr der Gießkanalbildung nicht in unterkühlte Metallformen ausgießen!

Suppositorien erstarren lassen

Zäpfchen bei Raumtemperatur erstarren lassen, da eine zu schnelle Abkühlung zu Rissen oder Gießkanälen führen kann.

Gießschwarte entfernen

- Überstand der Bohrungen abstreifen.
- Bei Metallgießformen die Gießschwarte nicht mit Metall-, sondern mit Kunststoffspatel entfernen.

Entnahme der Suppositorien

Lassen sich die erstarrten Suppositorien durch Druck auf den Boden mit einem knackenden Geräusch von der Form lösen, können sie entnommen werden.

Überprüfung der angefertigten Suppositorien

Die Suppositorien sollten einheitlich und von gleichmäßiger Beschaffenheit sein und keine sichtbaren Einrisse oder Gießkanäle erkennen lassen. Wirkstoffe dürfen nicht in die Spitze sedimentiert sein. Missglückte Suppositorien können durch erneutes Schmelzen und Ausgießen „repariert" werden.

Verpackung

Einzeln in Aluminiumfolie einwickeln und in einer Dose aus Kunststoff (Kruke) verpacken.

Kennzeichnung

Laut Apothekenbetriebsordnung § 14.

Das Etikett sollte außerdem folgende Angaben enthalten:

- Bestandteile in deutscher Sprache.
- Verschreibungspflichtige Verordnungen benötigen eine Gebrauchsanweisung.
- „Zum Einführen in das Rektum".
- Aufbrauchfrist lt. NRF: 3 Jahre.

Patienteninformation: Suppositorien nicht über 25 °C lagern. Ein während der Lagerung auftretender Fettreif wird in der Regel nicht als Qualitätsmangel angesehen.

Praktische Durchführung: Kunststoffgießform

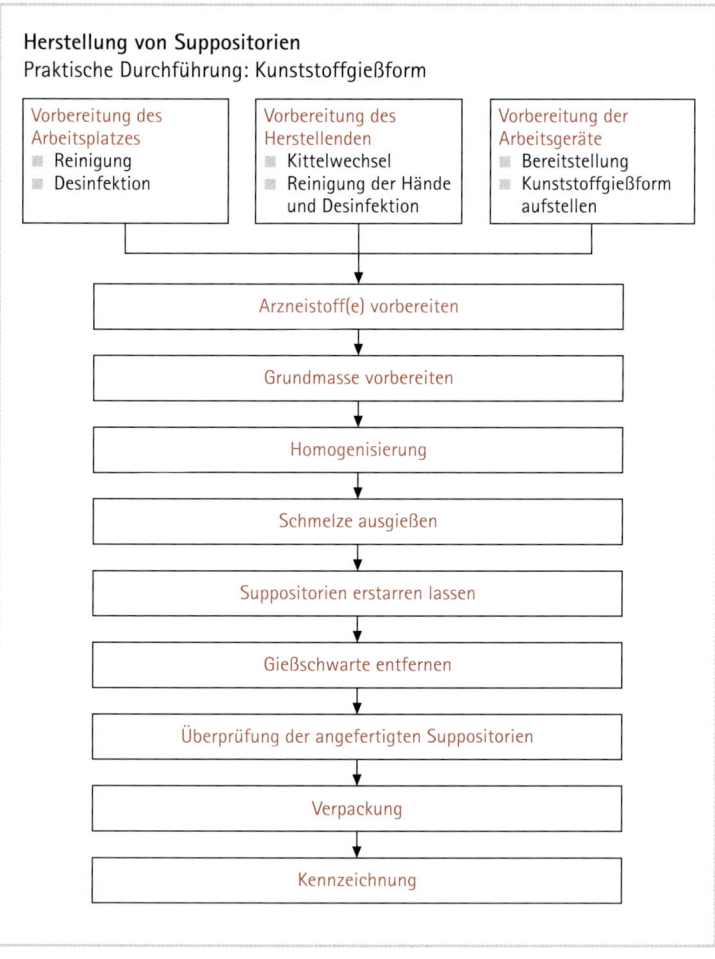

Herstellung von Suppositorien
Praktische Durchführung: Kunststoffgießform

Vorbereitung des Arbeitsplatzes	Vorbereitung des Herstellenden	Vorbereitung der Arbeitsgeräte
▪ Reinigung ▪ Desinfektion	▪ Kittelwechsel ▪ Reinigung der Hände und Desinfektion	▪ Bereitstellung ▪ Kunststoffgießform aufstellen

Arzneistoff(e) vorbereiten

Grundmasse vorbereiten

Homogenisierung

Schmelze ausgießen

Suppositorien erstarren lassen

Gießschwarte entfernen

Überprüfung der angefertigten Suppositorien

Verpackung

Kennzeichnung

Vorbereitung des Arbeitsplatzes

Reinigung der Arbeitsfläche und anschließende Desinfektion mit Isopropanol 70 %.

Vorbereitung des Herstellenden

Der Kittelwechsel dient dem Schutz vor Kontaminationen. Reinigung der
Hände und anschließende Desinfektion mit Isopropanol 70 %. Den Arbeitsplatz während des Herstellungsvorganges nicht verlassen.

Vorbereitung der Arbeitsgeräte

Bereitstellung aller benötigten Geräte:

▪ Kunststoffgießform,
▪ Metallgießschale mit langer Gießschnauze oder Gießbecher (alternativ
  kann auch aus Fantaschalen oder Bechergläsern ausgegossen werden)
▪ Reibschale mit angerautem Pistill,
▪ kleiner Löffel oder Spatel.

Die gereinigten Geräte vor Gebrauch mit Isopropanol 70 % desinfizieren.
Die Poren des Mörsers mit Hilfsstoff verschließen und anschließend überschüssigen Hilfsstoff entfernen.

Die Kunststoffgießform durch Einschieben in Gießrahmen aus Metall oder
z. B. mit Hilfe von Kartenblättern aufstellen. Während des Ausgießens ist
ein Aufhängen in Schalen mit Eiswasser empfehlenswert, da Suppositorien
in Kunststoffgießformen nur sehr langsam erstarren. Der Einsatz eines
Formtrennmittels ist nicht notwendig.

Arzneistoff(e) vorbereiten

▪ Arzneistoff(e) ggf. verreiben und sieben,
▪ Arzneistoff(e) mit Verlustzuschlag abwiegen.

Grundmasse vorbereiten

Grundmasse mit Verlustzuschlag abwiegen und auf dem Wasserbad
schmelzen.

Homogenisierung

Arzneistoff(e) und Grundmasse homogenisieren, Schaumbildung dabei vermeiden.

Schmelze ausgießen

- Die Schmelze unter Rühren nacheinander in die einzelnen Bohrungen gießen.
- Die Bohrungen übervoll ausgießen (Gießschwarte), da es sonst durch Volumenkontraktion zu einer sog. Trichterbildung kommt.
- Zwischen dem Füllen der einzelnen Bohrungen evtl. erneut aufwärmen.

Suppositorien erstarren lassen

Die Zäpfchen bei Raumtemperatur erstarren lassen, da eine zu schnelle Abkühlung zu Rissen oder Gießkanälen führen kann.

Gießschwarte entfernen

- Den Überstand der Bohrungen abstreifen.
- Bei Kunststoffgießformen die Gießschwarte mit einem angewärmten Spatel abstreifen.

Überprüfung der angefertigten Suppositorien

Die Suppositorien sollten bei Ansicht von oben einheitlich und von gleichmäßiger Beschaffenheit sein und keine sichtbaren Einrisse oder Gießkanäle erkennen lassen. Wirkstoffe dürfen nicht in die Spitze sedimentiert sein.

Verpackung

Kunststoffgießformen stellen sowohl Gießform als auch Verpackung dar und verhindern eine Verformung durch Wärmeeinflüsse.

- Verschließen der Kunststoffgießform an der Oberseite mit Klebestreifen.
- Abfassen in 5er Stücklänge in Umkartons oder Papiertüten.

Kennzeichnung

Laut Apothekenbetriebsordnung § 14.

Das Etikett sollte außerdem folgende Angaben enthalten:

- Bestandteile in deutscher Sprache.

- Verschreibungspflichtige Verordnungen benötigen eine Gebrauchsanweisung.
- „Zum Einführen in das Rektum".
- Aufbrauchfrist lt. NRF: 3 Jahre.

Patienteninformation: Suppositorien nicht über 25 °C lagern. Ein während der Lagerung auftretender Fettreif wird in der Regel nicht als Qualitätsmangel angesehen.

7.2   Vaginalkugeln

Der Einsatz von Vaginalkugeln, Globuli, ist vorwiegend auf eine lokale Wirkung ausgerichtet. Die äußere Erscheinung dieser Arzneiform (Form, Größe, Konsistenz) ist der vaginalen Anwendung angepasst. Es handelt sich um einzeldosierte Zubereitungen, die einen oder mehrere Wirkstoffe enthalten. Vaginalkugeln haben im Allgemeinen eine Masse von 3 g.

Allgemeines zur Herstellung von Vaginalkugeln

Die Herstellung von Vaginalkugeln erfolgt nach den Methoden, die bei der Herstellung von Suppositorien beschrieben sind. Als Standardgrundlage wird ein Gel, bestehend aus 1 Teil Gelatine, 2 Teilen Wasser und 5 Teilen Glycerol 85 % verwendet. Diese Grundlage ist in der Vaginalflüssigkeit löslich und bildet ein gut haftendes und verträgliches Gel. Alternativ können Hartfett oder Macrogole eingesetzt werden. Die Herstellung solcher Vaginalkugeln entspricht der unter Suppositorien beschriebenen Herstellungsweise.

Theoretische Vorüberlegungen

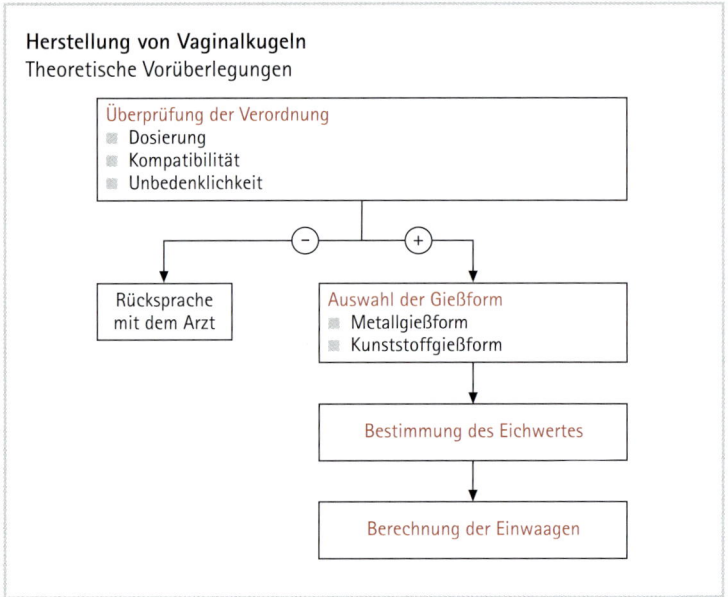

Überprüfung der Verordnung

Dosierung: Angaben zu Regeldosierungen finden sich in den Normdosentabellen, den Pädiatrischen Dosistabellen und dem NRF.

Kompatibilität: Kompatibilität der Grundlage und der Wirkstoffe bzgl. ihrer Verträglichkeit untereinander überprüfen.

Richtigkeit und Unbedenklichkeit: Verordnungen dürfen nur ausgeführt werden, wenn sie nach Art und Menge unbedenklich sind. Die Liste der bedenklichen Stoffe findet sich in Teil II, 9.6, und im NRF, Allgemeine Hinweise I.5.

Wird in der Verordnung keine Grundlage angegeben, so wird ein Gel aus
- 1 Teil Gelatine,
- 2 Teilen Wasser,
- 5 Teilen Glycerol 85 % verwendet.

Auswahl der Gießform

Es kann zwischen **Metallgießformen** und **Kunststoffgießformen** unterschieden werden. Die Auswahl der Suppositorienform abwägen nach den aufgeführten Kriterien (siehe Tab. 7.2), den Erfahrungen des Herstellenden sowie der Ausstattung der Apotheke.

Tab. 7.2: Gegenüberstellung von Kunststoff- und Metallgießformen für die Herstellung von Vaginalkugeln

	Kunststoffgießform	Metallgießform
Material	PVC/PE-Kunststoffe	Hartmessing, Neusilber, Leichtmetall
Vorbereitung der Form	Keine	Einpinseln mit Paraffin (Ausnahme Hartfett)
Erstarrungsdauer	Sehr lang (Kühlung im Wasserbad ist nötig)	Kurz
Stabilität	Formstabil (auch bei höheren Temperaturen)	Labil (gegenüber äußeren Einflüssen)
Interaktionen (Form–Zäpfchen)	Möglich	Unwahrscheinlich
Hygiene	Sehr gut (Verpackung = Gießform)	Mäßig (manuelle Entnahme und Einzelverpackung in Alufolie)
Endprodukt-Kontrolle	Schlecht möglich	Gut möglich

Bestimmung des Eichwertes der Gießform

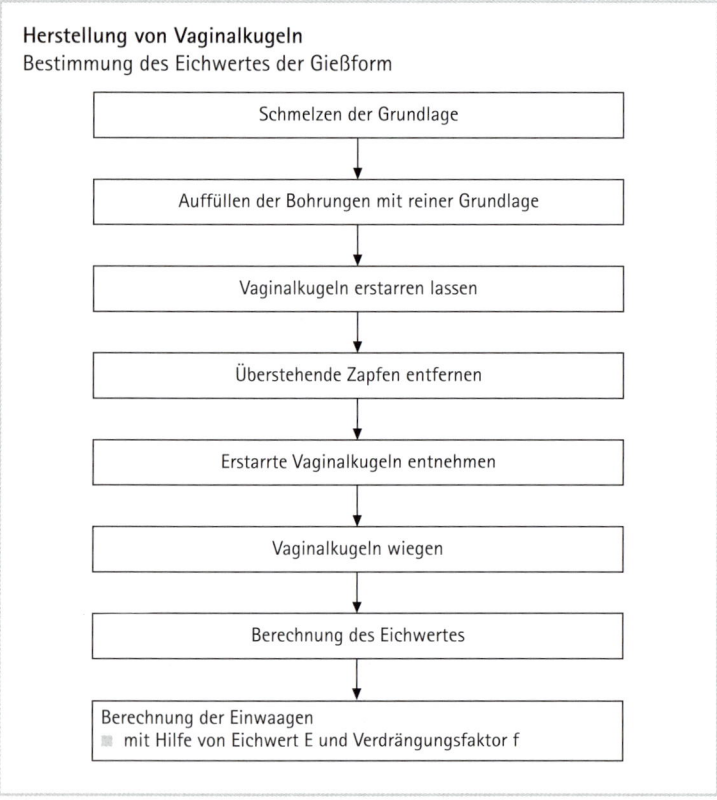

Herstellung von Vaginalkugeln
Bestimmung des Eichwertes der Gießform

Schmelzen der Grundlage

Auffüllen der Bohrungen mit reiner Grundlage

Vaginalkugeln erstarren lassen

Überstehende Zapfen entfernen

Erstarrte Vaginalkugeln entnehmen

Vaginalkugeln wiegen

Berechnung des Eichwertes

Berechnung der Einwaagen
 ■ mit Hilfe von Eichwert E und Verdrängungsfaktor f

Unter dem Eichwert versteht man das Fassungsvermögen der Vaginalkugelform an Grundlage in Gramm.

Vorgehensweise der Eichwertbestimmung:
■ schmelzen der Grundlage,
■ auffüllen aller Bohrungen mit reiner Grundlage,

■ Vaginalkugeln erstarren lassen,
■ überstehende Zapfen entfernen,
■ erstarrte Vaginalkugeln entnehmen,
■ Vaginalkugeln wiegen,
■ Eichwert berechnen.

Den Eichwert nach der folgenden Formel berechnen:

$$E = \frac{G}{N}$$

Dabei bedeuten: E = Eichwert
G = Gesamtmasse aller Vaginalkugeln
N = Anzahl der ausgegossenen Vaginalkugeln

Der ermittelte Eichwert hat für genau diese Vaginalkugelform und die eingesetzte Grundlage Gültigkeit.

Berechnung der Einwaagen

Die Einzeldosierung der Wirkstoffe erfolgt gewichtsmäßig, bei der Herstellung muss die Grundlage auf ein bestimmtes Volumen ergänzt werden. Angaben zur Dosierung von Vaginalkugeln liefert die Anlage F des DAC.

Für die rezepturmäßige Herstellung von Vaginalkugeln, die Arzneistoffe
suspendiert enthalten, liefert das **Verdrängungsfaktor-Verfahren** genaue
Angaben zur Berechnung der Grundmasse. Der Verdrängungsfaktor gibt
an, wie viel Gramm Grundlage durch 1 g Wirkstoff verdrängt wird. Mit
Kenntnis des Verdrängungsfaktors lässt sich die für eine Rezeptur erforderliche Einwaage an Grundlage ermitteln:

$$M_N = N \cdot (E - f \cdot A)$$

Dabei bedeuten: M_N = erforderliche Einwaage an Grundlage für N
Vaginalkugeln in Gramm
N = Anzahl der anzufertigenden Vaginalkugeln
E = Eichwert in Gramm
f = Verdrängungsfaktor
A = Arzneistoffmasse pro Vaginalkugel in Gramm

Bei mehreren Arzneistoffen erweitert sich die Formel zu:

$$M_N = N \cdot (E - f_1 \cdot A_1 - f_2 \cdot A_2 - ... f_n \cdot A_n)$$

Bei der Berechnung der erforderlichen Einwaagen ist ein **Verlustzuschlag** für die Grundlage **und** den/die Wirkstoffe zu berücksichtigen. Empfohlen werden bei Glycerol-Gelatine-Grundlagen 20% bei Rezepturen und 10% bei Defekturen. Die weiteren Grundlagen werden mit 10% bei Rezepturen (oder 1 Stück), und 5% bei Defekturen kalkuliert.

Praktische Durchführung: Glycerol-Gelatine-Grundlage

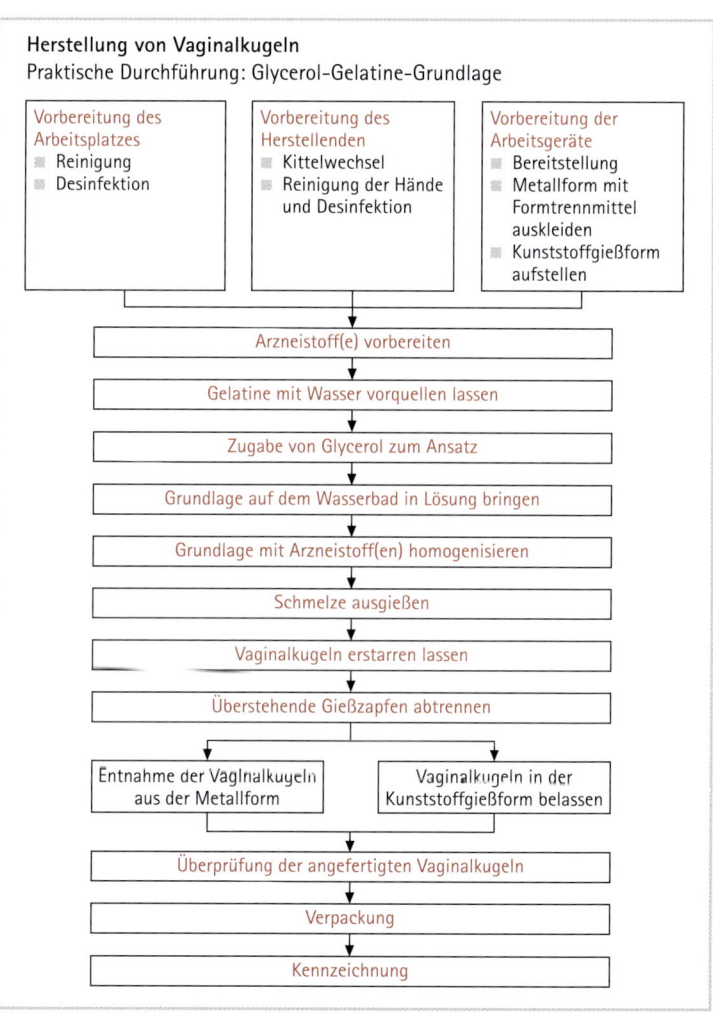

Herstellung von Vaginalkugeln
Praktische Durchführung: Glycerol-Gelatine-Grundlage

Vorbereitung des Arbeitsplatzes	Vorbereitung des Herstellenden	Vorbereitung der Arbeitsgeräte
▪ Reinigung ▪ Desinfektion	▪ Kittelwechsel ▪ Reinigung der Hände und Desinfektion	▪ Bereitstellung ▪ Metallform mit Formtrennmittel auskleiden ▪ Kunststoffgießform aufstellen

Arzneistoff(e) vorbereiten

Gelatine mit Wasser vorquellen lassen

Zugabe von Glycerol zum Ansatz

Grundlage auf dem Wasserbad in Lösung bringen

Grundlage mit Arzneistoff(en) homogenisieren

Schmelze ausgießen

Vaginalkugeln erstarren lassen

Überstehende Gießzapfen abtrennen

Entnahme der Vaginalkugeln aus der Metallform   Vaginalkugeln in der Kunststoffgießform belassen

Überprüfung der angefertigten Vaginalkugeln

Verpackung

Kennzeichnung

Vorbereitung des Arbeitsplatzes

Reinigung der Arbeitsfläche und anschließende Desinfektion mit Isopropanol 70%.

Vorbereitung des Herstellenden

Der Kittelwechsel dient dem Schutz vor Kontaminationen. Reinigung der Hände und anschließende Desinfektion mit Isopropanol 70%. Den Arbeitsplatz während des Herstellungsvorganges nicht verlassen.

Vorbereitung der Arbeitsgeräte

Bereitstellung aller benötigten Geräte:
- Metallgießform oder Foliengießform,
- Metallgießschale mit langer Gießschnauze oder Gießbecher (alternativ kann auch aus Fantaschalen oder Bechergläsern ausgegossen werden),
- Reibschale mit angerautem Pistill,
- kleiner Löffel oder Spatel.

Die gereinigten Geräte vor Gebrauch mit Isopropanol 70% desinfizieren. Die Poren des Mörsers mit Hilfsstoff verschließen und anschließend überschüssigen Hilfsstoff entfernen.

Vorbereitung der Metallgießform: Beim Arbeiten mit anderen Grundmassen als Hartfett, ist ein Formtrennmittel erforderlich. Geeignet ist beispielsweise dünnflüssiges Paraffin, das mit einem Stück Zellstoff aufgenommen wird. Die Metallgießform damit anschließend von innen einreiben.

Vorbereitung der Kunststoffgießform: Die Kunststoffgießform durch Einschieben in Gießrahmen aus Metall oder z.B. mit Hilfe von Kartenblättern aufstellen. Während des Ausgießens ist ein Aufhängen in Schalen mit Eiswasser empfehlenswert, da insbesondere Glycerol-Gelatine-Grundlagen sehr langsam erstarren. Der Einsatz eines Formtrennmittels ist nicht notwendig.

Arzneistoff(e) vorbereiten

- Arzneistoff(e) ggf. verreiben und sieben,
- Arzneistoff(e) mit Verlustzuschlag abwiegen.

Gelatine mit Wasser vorquellen lassen

- Gepulverte Gelatine ca. 20 min. in einem Becherglas mit Wasser quellen lassen.
- Um Wasserverluste zu vermeiden, das Gemisch mit Aluminiumfolie abdecken.

Zugabe von Glycerol 85% zum Ansatz

Glycerol 85% vorsichtig mit dem Glasstab einbringen.

Grundlage auf dem Wasserbad in Lösung bringen

- Abgedeckte Mischung auf dem Wasserbad in Lösung bringen.
- Erhitzen über 60°C und übermäßiges Rühren vermeiden (Luftblasen!).

Cave: Trotz der Abdeckung kann es zu Wasserverlusten kommen, diese sind zu ergänzen!

Grundlage mit Arzneistoff(en) homogenisieren

Arzneistoffe in Pulverform oder bereits gelöst in der flüssigen Grundlage lösen oder fein dispergieren.

Schmelze ausgießen

- Die fertige Mischung in die vorbereiteten Vaginalkugelformen unter Rühren ausgießen.
- Eine leicht vorgewärmte Metallform verhindert das Verstopfen der engen Hälse beim Eingießen.

Vaginalkugeln erstarren lassen

Der Erstarrungsprozess kann durch Zwischenlagerung im Kühlschrank beschleunigt werden.

Überstehende Gießzapfen abtrennen

Nach dem Erstarren die überstehenden Zapfen z.B. mit einer Rasierklinge abtrennen.

Überprüfung der angefertigten Vaginalkugeln

Vaginalkugeln aus der Metallform entnehmen bzw. Vaginalkugeln in der Kunststoffgießfolie belassen. Die Vaginalkugeln sollten einheitlich und von

gleichmäßiger Beschaffenheit sein und keine sichtbaren Einrisse oder Gießkanäle erkennen lassen. Wirkstoffe dürfen nicht in die Spitze sedimentiert
sein.

Verpackung
▪ Entnahme der Vaginalkugeln aus der Metallform.
▪ Einzeln in Aluminiumfolie einwickeln und in einer Dose aus Kunststoff
  (Kruke) verpacken.

Kunststoffgießformen stellen sowohl Gießform als auch Verpackung dar
und verhindern eine Verformung durch Wärmeeinflüsse.
▪ Oberseite der Kunststoffform mit Klebestreifen verschließen,
▪ in 5er Stücklänge in Umkartons oder Papiertüten abfassen.

Kennzeichnung
Laut Apothekenbetriebsordnung § 14.

Das Etikett sollte außerdem folgende Angaben enthalten:
▪ Bestandteile in deutscher Sprache.
▪ Verschreibungspflichtige Verordnungen benötigen eine Gebrauchsan-
  weisung.
▪ „Zum Einführen in die Scheide".
▪ Aufbrauchfrist lt. NRF: Je nach eingesetzter Grundlage und Konservie-
                            rung zwischen 1 Woche und 3 Jahren.

Patienteninformation: Bei Glycerol-Gelatine-Mischungen besteht Aus-
trocknungsgefahr. Vaginalkugeln kühl und stoßsicher aufbewahren.

Literatur:
Bauer, K.H., Frömming, K.-H., Führer, C. (2002): Lehrbuch der Pharmazeu-
  tischen Technologie. Wissenschaftliche Verlagsgesellschaft, Stuttgart
Bundesapothekerkammer, Leitlinie zur Qualitätssicherung, Herstellung der
  Zubereitungen zur Anwendung am Auge 2001
Europäisches Arzneibuch, 5. Ausgabe. Deutscher Apotheker Verlag, Stutt-
  gart
Folia Ichthyolica, Heft 10, Dermatologische Rezeptur (2001). Fa. Ychthyol
  Gesellschaft Cordes Hermanni & Co (GmbH & Co) KG

Gebler, H., Kindl, G.: Pharmazie für die Praxis (2005). Deutscher Apotheker Verlag, Stuttgart

Gloor, M., Thoma, K., Fluhr, J. (2000): Dermatologische Externatherapie, Springer Verlag, Berlin

Hunnius, Pharmazeutisches Wörterbuch (1998). De Gruyter Verlag, Berlin

Magistrale Rezepturen, Ecural® (2000). Fa. Essex Pharma GmbH, München

Neues Rezeptur-Formularium (2003). Govi-Verlag Pharmazeutischer Verlag GmbH, Eschborn, Deutscher Apotheker Verlag, Stuttgart

Pharmazeutische Stoffliste (2004). ABDATA, Eschborn

TopiTec®-Handbuch der Firma Wepa

Wolf, G., Süverkrüp, R. (2002): Rezepturen. Deutscher Apotheker Verlag, Stuttgart

Teil II

Monographien
und
Tabellen

Aluminiumchlorid-Hexahydrat

Ph.Eur.

Wirkstoff

Synonyme
Aluminii chloridum hexahydricum, Aluminium chloratum hexahydricum, Chloraluminium

Lagerung/Kennzeichnung
Aluminiumchlorid-Hexahydrat vor Licht geschützt und dicht verschlossen lagern. Die Kennzeichnung ist schwarz auf weiß. Aluminiumchlorid-Hexahydrat ist ein Gefahrstoff mit dem Kennbuchstaben C für ätzend.

Standardisierte Rezepturen
NRF-Vorschriften mit Aluminiumchlorid-Hexahydrat:
- Isopropylalkoholhaltige Aluminiumchlorid-Hexahydrat-Lösung 20% (NRF 11.1.),
- Aluminiumchlorid-Hexahydrat-Gel 20% (NRF 11.24.).

Fertigarzneimittel
Gargarisma®, Mallebrin®.

Eigenschaften
Weißes kristallines Pulver, sehr hygroskopisch, leicht löslich in Wasser und Ethanol, reagiert stark sauer. Ein längerer Hautkontakt sollte vermieden werden, da es zu Haut- und Schleimhautverätzungen kommt.

Anwendung/Dosierung
Aluminiumchlorid Hexahydrat wird bei starkem Schwitzen als Antihydrotikum eingesetzt, weiterhin bei immer wiederkehrenden Entzündungen im

Achselbereich. In der Zahnheilkunde dient es der Blutstillung. Als Adstringens kommt es in Konzentrationen von 10–25 % vor. Die Zubereitungen zur Bekämpfung der Hyperhidrosis werden zur Nacht dünn aufgetragen und wenn möglich unter Okklusion genommen. Bei axillarer Anwendung ist dieses nicht notwendig. Zu Beginn der Behandlung wird täglich, beziehungsweise alle 2 Tage appliziert. Im weiteren Verlauf wird die Zubereitung nur noch 1 × pro Woche aufgetragen.

Stabilität
Der rezeptierbare Bereich liegt unterhalb pH 4. Die mikrobielle Stabilität Aluminiumchlorid-Hexahydrat-haltiger Rezepturen ist gut, da die Substanz über eigene antiseptische Eigenschaften verfügt. Das Stabilitätsoptimum liegt bei pH 2,5–3,5.

Kompatibilität
Aluminiumchlorid-Hexahydrat ist inkompatibel mit anionischen organischen Hydrogelbildnern.

Patienteninformation
Die Zubereitungen mit Aluminiumchlorid-Hexahydrat dürfen nicht in den Bereich der Augen kommen. Weiterhin sollte der Kontakt mit Kleidungsstücken vermieden werden, da diese beschädigt werden.
Die Bezeichnung von Arzneistoffen darf nicht so abgekürzt oder so angeben werden, dass der Patient beziehungsweise der Empfänger über den Inhalt getäuscht wird.

Rezepturhinweise
Die Verpackung Aluminiumchlorid-Hexahydrat-haltiger Gele sollte in Weithalsgläsern oder in Einwegspritzen mit Verschlusskonus erfolgen. Zu vermeiden ist das Abfüllen in Aluminiumtuben und die Benutzung metallischer Gegenstände bei der Rezepturanfertigung, da diese korrodiert werden. Bei der Verarbeitung der Substanz sollten Einmalhandschuhe und Schutzbrille getragen werden.

Anionische hydrophile Creme SR

SR/DAC

Grundlage

Synonyme
Cremor anionicus hydrophilicus SR, Unguentum emulsificans aquosum SR.

Lagerung
Die Lagerung sollte unterhalb Raumtemperatur erfolgen.

Standardisierte Rezepturen
NRF-Vorschriften:
- Anionisches wasserhaltiges Liniment, Linimentum aquosum SR (NRF 11.93.), anionische hydrophile Creme wird in dieser Zubereitung als Grundlage eingesetzt.

NRF-Stammzubereitung:
- Anionische hydrophile Creme SR (NRF S. 27.).

Fertigarzneimittel
Keine.

Eigenschaften
Die anionische hydrophile Creme SR zählt zu den O/W-Cremes. Sie hat einen Wasseranteil von 65% und kann nochmals im Verhältnis 1:1 mit Wasser verdünnt werden. Die Zubereitung lässt sich gut abwaschen bzw. zieht schnell in die Haut ein. Auf Grund der Verdunstung von Wasser auf der Haut kommt es zu einem angenehm kühlenden Effekt.

Zusammensetzung

Isooctyllaurat/-myristat	10,0 Teile
Emulgierender Cetylstearylalkohol Typ A	21,0 Teile
Glycerol 85%	5,0 Teile
Kaliumsorbat	0,14 Teile
Wasserfreie Zitronensäure	0,07 Teile
Gereinigtes Wasser	ad 100,0 Teile

Der Konservierungsmittelzusatz von 0,14% Kaliumsorbat muss auf dem Etikett kenntlich gemacht werden.

Herstellung
Das Gemisch aus Isooctyllaurat, emulgierendem Cetylstearylalkohol und Glycerol 85% wird auf dem Wasserbad geschmolzen und danach mit der ebenfalls erwärmten Lösung von Kaliumsorbat, wasserfreier Zitronensäure und gereinigtem Wasser vereinigt. Es ist darauf zu achten, dass erst das Kaliumsorbat und danach die Zitronensäure in Lösung gebracht wird. Der Ansatz wird bis zum Erkalten gerührt. Es entsteht eine weiche, weiße Creme.

Anwendung
Die Creme wird nach entsprechender Weiterverarbeitung mit Wasser und/oder diversen entzündungshemmenden Wirkstoffen bei einer akuten oder nässenden Hauterkrankung eingesetzt. Eine dauerhafte Anwendung der Zubereitung führt zur Austrocknung der Haut.

Kompatibilität
Die anionische hydrophile Creme SR lässt sich ohne Probleme mit anionischen (phenolischen) Wirk- und Hilfsstoffen verarbeiten. Die Grundlage ist aber inkompatibel mit kationischen Stoffen. Dabei kommt es zur Komplexierung der Wirkstoffe und somit zum Wirkungsverlust oder zum Brechen der Zubereitung.

Stabilität
Laufzeit/Haltbarkeit   1 Jahr
Weiterverarbeitungsfrist   6 Monate
Die Aufbrauchfrist beim Patienten richtet sich nach dem Anteil an eingearbeitetem Wasser oder Wirkstoff.

Patienteninformation
Durch Lagerung im Kühlschrank bleibt die Qualität der anionischen hydrophilen Creme SR erhalten.

Rezepturhinweise

Die Zubereitung sollte bevorzugt in eine Braunglas-Weithalsflasche abgefüllt werden.

Bei frei komponierten Rezepturen muss vor der Herstellung die Verträglichkeit der zu verarbeitenden Wirkstoffe mit der Grundlage geklärt sein. Die nichtionische hydrophile Creme wird sehr häufig als verträgliche Alternative an Stelle der hydrophilen Salbe eingesetzt.

Augensalbe, einfache DAC

DAC

Grundlage

Synonyme
Oculentum simplex, Unguentum ophthalmicum simplex.

Lagerung
Die Lagerung der Grundlage erfolgt vor Licht geschützt in dicht verschlossenen, sterilen Behältnissen, die eine kontaminationsfreie Lagerung und Entnahme der Zubereitung gestatten.

Standardisierte Rezepturen
NRF-Vorschrift:
▧ Einfache Augensalbe DAC (NRF 15.19.).

Fertigarzneimittel
Keine.

Eigenschaften
Die einfache Augensalbe DAC ist eine weißlich bis grünlich-weiß durchscheinende weiche Salbe von schwachem Geruch.

Zusammensetzung

Dickflüssiges Paraffin	40 Teile
Weißes Vaselin	60 Teile

Herstellung
Das dickflüssige Paraffin und die weiße Vaseline werden auf dem Wasserbad geschmolzen. Die Mischung wird durch Schütteln homogenisiert und kann gegebenenfalls koliert werden.
In geeigneten Behältnissen wird die Zubereitung mit trockener Hitze bei 160 °C mindestens 2 Stunden lang sterilisiert.

Anwendung
Einfache Augensalbe wird als lipophile Salbengrundlage für Lösungs- oder Suspensions-Augensalben verwendet.

Kompatibilität
Auf Grund der Struktur der Ausgangssubstanzen, die eine hohe chemische und physikalische Indifferenz aufweisen, sind Wechselwirkungen mit Arznei- und Hilfsstoffen kaum zu erwarten.

Stabilität
Laufzeit/Haltbarkeit	3 Jahre
Aufbrauchfrist	6 Monate

Patienteninformation
Während der Lagerung und Anwendung ist die Kontamination durch Berührung mit Gegenständen oder dem Augenlid zu vermeiden!

Rezepturhinweise
Die Herstellung kann praktischerweise im Becherglas erfolgen. Für die Sterilisation mit trockener Hitze wird das Becherglas mit Alufolie oder Uhrglas abgedeckt.
Einfache Augensalbe DAC eignet sich auch als Grundlage in der Dermopharmazie!

Basiscreme DAC

DAC

Grundlage

Synonyme
Cremor basalis, Unguentum basalis, Amphiphile Creme.

Lagerung
Basiscreme DAC in dicht verschlossenen Behältnissen und vor Licht geschützt lagern.

Standardisierte Rezepturen
NRF-Vorschriften:
- Hydrophile Dexpanthenol-Creme 5 % (NRF 11.28.),
- Hydrophile Dimeticon-Creme 10 % (NRF 11.34.),
- Hydrophile Prednisolon-Creme 0,5 % (NRF 11.35.),
- Hydrophile Hydrocortison-Creme 0,5 oder 1 % (NRF 11.36.),
- Hydrophile Betamethasonvalerat-Creme 0,05 oder 0,1 % (NRF 11.37.),
- Hydrophile Triamcinolonacetonid-Creme 0,1 % (NRF 11.38.),
- Hydrophile Clobetasolpropionat-Creme 0,05 % (NRF 11.76.)
- Hydrophile Erythromycin-Creme 0,5/1/2/oder 4 % (NRF 11.77.),
- Hydrophile Miconazolnitrat-Creme 2 % (NRF 11.79.),
- Hydrophile Methoxalen-Creme 0,0006 % (NRF 11.96.),
- Hydrophile Tretinoin-Creme 0,025/0,05/oder 0,1 % (NRF 11.100.),
- Hydrophile Chlorhexidindigluconat-Creme 0,5 oder 1 % (NRF 11.116.),
- Hydrophile Polidocanol-Creme 5 % (NRF 11.118.).

Basiscreme DAC wird in diesen Zubereitungen als Grundlage verwendet.

Fertigarzneimittel
Keine.

Eigenschaften
Basiscreme DAC ist eine weiße, weiche, mit Wasser von der Haut abwaschbare Creme, die einen hohen Lipidanteil aufweist. Die Grundlage ist von schwachem Geruch.

Zusammensetzung

Glycerolmonostearat 60	4,0 Teile
Cetylalkohol	6,0 Teile
Mittelkettige Triglyceride	7,5 Teile
Weißes Vaselin	25,5 Teile
Macrogol-20-glycerolmonostearat	7,5 Teile
Propylenglycol	10,0 Teile
Gereinigtes Wasser	40,0 Teile

Herstellung

Glycerolmonostearat 60, Cetylalkohol, mittelkettige Triglyceride und weißes Vaselin werden im Wasserbad auf etwa 60 °C erhitzt und anteilig mit der auf die gleiche Temperatur erwärmten Mischung von Macrogol-20-glycerolmonostearat, Propylenglycol und gereinigtem Wasser versetzt. Die Creme wird bis zum Erkalten gerührt und das verdunstete Wasser ergänzt. Basiscreme DAC kann anschließend bei engster Spalteinstellung durch den Dreiwalzenstuhl gegeben werden.

Anwendung

Basiscreme DAC ist eine fettreiche hydrophile Creme vom Emulsionstyp O/W. Sie ist für verschiedene Hauttypen einsetzbar. Die Anwendung erfolgt bei subakuten Erkrankungen.

Kompatibilität

Die Grundlage ist mit den meisten Arzneistoffen kompatibel, auch mit Emulsionsstörern wie Ammoniumbitominosulfonat oder Polidocanol. Probleme können bei der Verarbeitung mit phenolischen Substanzen auftreten, z.B. mit Tannin und Triclosan. Diese Möglichkeit der Inkompatibilität wird durch die Macrogol-Komponente in der Basiscreme begründet.

Stabilität

Laufzeit/Haltbarkeit	3 Jahre
Weiterverarbeitungsfrist	6 Monate

Die Aufbrauchfrist beim Patienten richtet sich nach den eingearbeiteten Wirkstoffen.

Die Zubereitung ist durch den Gehalt an 10 % Propylenglycol mikrobiologisch stabil.

Patienteninformation
Durch Lagerung im Kühlschrank bleibt die Qualität der Basiscreme erhalten.

Rezepturhinweise
Als ambiphile Creme ist diese Grundlage sowohl mit Fett- als auch mit Wasserphasen verlängerbar. Die Einarbeitung von flüssigen Lipiden im Verhältnis drei zu eins führt zu einer streichfähigen und weichen Creme mit sehr hohem Lipidanteil, wobei der Emulsionstyp O/W erhalten bleibt.

Betamethasonvalerat

Ph.Eur.

Wirkstoff

Synonyme
Betamethasoni valeras, Betamethasonum valerianicum, Betamethasonum valeratum, Betamethason-17-valerat.

Lagerung/Kennzeichnung
Die Lagerung von Betamethason erfolgt vor Licht geschützt und unter Verschluss mit der Kennzeichnung rot auf weiß. Betamethasonvalerat ist ein Gefahrstoff mit der Kennzeichnung T für giftig. T-Gifte sind unter Verschluss zu lagern.

Standardisierte Rezepturen
NRF-Vorschriften mit Betamethasonvalerat:
- Betamethasonvalerat-Haftpaste 0,1 % (NRF 7.11.),
- Hydrophile Betamethasonvalerat-Creme 0,05 oder 0,1 % (NRF 11.37.),
- Hydrophile Betamethasonvalerat-Emulsion 0,05 oder 0,1 % (NRF 11.47.).
Rezepturkonzentrate:
- Fa. BUFA Deutschland GmbH: Betamethason-17-valerat Mikr.-Verr. 1 : 10,
- Fa. Ichthyol-Gesellschaft: Betamethason-V 1,22 % Cordes® RK.
  Das Konzentrat wird mit 1,22 % mikronisiertem Betamethasonvalerat, entspr. 1 % Betamethason in Basis Cordes® RK hergestellt.

Fertigarzneimittel
Verschreibungspflichtig: Bemon®, Betagalen®, Betnesol®, Celestan®.

Eigenschaften
Betamethasonvalerat ist ein weißes bis fast weißes, kristallines Pulver. Die Substanz ist praktisch unlöslich in Wasser und wenig löslich in wasserfreiem Ethanol. Betamethasonvalerat ist ein Gefahrstoff mit fruchtschädigenden Eigenschaften.

Anwendung/Dosierung

Betamethasonvalerat ist ein stark wirksames Glucocorticoid. Die Anwendung erfolgt bei Hautkrankheiten, die eine lokale Glucocorticoid-Behandlung erfordern, z. B. Ekzeme, und bei entzündlichen, allergischen und pruriginösen Dermatosen. Die übliche Konzentration beträgt bei lokaler Anwendung 0,05 oder 0,1 %, ein- bis zweimal täglich. Die obere Richtkonzentration liegt bei 0,15 %.

Stabilität

Der rezeptierbare pH-Bereich liegt zwischen 1,5 und 5,5, das pH-Optimum liegt bei 3,5. Dieser pH-Wert ist nicht hautverträglich.

Ein Kompromiss zwischen Stabilität und Verträglichkeit wird durch Zugabe von Citrat-Puffer (pH 4,2) erreicht. Bei stark abweichenden pH-Verhältnissen in einer wasserhaltigen Rezeptur kommt es innerhalb weniger Tage zu einem Wirkverlust durch Umlagerung zum Betamethason-21-valerat.

Kompatibilität

Die Zugabe weiterer Wirkstoffe wird durch das extreme pH-Optimum der Substanz praktisch ausgeschlossen. Der Zusatz von Säuren, z. B. Salicylsäure, führt zu einem pH-Wert von 2 bis 3, bei dem es bereits zu einer erheblichen Abnahme des Gehalts an Betamethason innerhalb von wenigen Tagen kommt.

Patienteninformation

Der Patient benötigt eine ärztliche Gebrauchsanweisung und sollte darüber informiert werden, dass diese Zubereitung ein Cortison enthält.

Die Bezeichnung von Arzneistoffen darf nicht so abgekürzt oder so angegeben werden, dass der Patient beziehungsweise der Empfänger über den Inhalt getäuscht wird. Bei Glucocorticoid-haltigen Externa ist **Cortisonhaltig!** anzugeben.

Rezepturhinweise

Das Tragen von Einmalhandschuhen und die Verwendung von mikronisiertem Betamethasonvalerat ist zu empfehlen.

Zusammensetzung des stabilisierenden Citratpuffers: Sol. acid. citric. 0,5 % und Sol. natr. citric 0,5 %, jeweils 2,5 %, bezogen auf die Gesamtrezeptur.

Clioquinol

DAC

Wirkstoff

Synonyme
Clioquinolum, Vioform®, Chinoform, Jodchloroxychinolinum, Chlorjodhy-droxychinolinum, Chlorjodhydroxychinolin, Jodochlorhydroxyquin, Chlo-rojodochin.

Lagerung/Kennzeichnung
Vor Licht geschützt und dicht verschlossen lagern. Die Lagerfrist sollte 5 Jahre nicht überschreiten.

Standardisierte Rezepturen
Keine.

Fertigarzneimittel
Linola® sept.

Eigenschaften
Clioquinol ist ein gelbes bis zum Teil bräunliches Pulver, welches praktisch unlöslich in Wasser und kaltem Ethanol ist. Schon bei Tageslicht erfolgt eine dunkle Verfärbung der Substanz. Clioquinol verfügt auf Grund seiner Phenolstruktur über eigene antimikrobielle Eigenschaften.

Anwendung/Dosierung
Clioquinol ist ein Antiseptikum mit nahezu bakterizider und fungizider Wirkung. Es wird in der Behandlung von infizierten Hauterkrankungen und nässenden Wunden eingesetzt. Als Wundsalbe wird es üblicherweise in Konzentrationen von 0,5–3 % verwendet. Höhere Konzentrationen (z. B. 10 %) sollten wegen der hohen Resorptionsquote und der daraus resultie-renden Toxizität vermieden werden.
Die Dosierung lautet: 2 × täglich auf die betroffenen Hautareale auftragen bis zur vollständigen Abheilung der Erkrankung.

Stabilität
Clioquinol ist ein so genannter photoinstabiler Stoff. Unter Lichteinwirkung kommt es zu Verfärbungen. Der rezeptierbare Bereich liegt unterhalb pH 8, da die Substanz im sauren Bereich die größte Stabilität aufweist.

Kompatibilität
Bei der gemeinsamen Verarbeitung von Clioquinol und Oxidationsmitteln kommt es zur Zersetzung der Substanz und somit zum Wirkungsverlust. Die Kombination mit Zink- oder Eisensalzen sollte vermieden werden, da es zu unschönen Verfärbungen kommen kann. Alternativ könnte Zinkoxid gegen Titandioxid ausgetauscht werden.

Patienteninformation
Clioquinol kann bei Kontakt mit der Haut und der Kleidung schwer entfernbare gelbe bis braune Flecken hervorrufen. Wird Clioquinol in einer Zubereitung zur Anwendung auf der Kopfhaut abgegeben, so muss auf eine eventuelle Rotfärbung weißer oder blonder Haare hingewiesen werden. Auf eine Anwendung in der Schwangerschaft bzw. Stillzeit oder bei bekannter Iod-Überempfindlichkeit, sollte verzichtet werden. Ein Schilddrüsenfunktionstest wird notwendig, wenn Clioquinol über einen längeren Zeitraum eingesetzt wird.
Die Bezeichnung von Arzneistoffen darf nicht so abgekürzt oder so angegeben werden, dass der Patient beziehungsweise der Empfänger über den Inhalt getäuscht wird.

Rezepturhinweise
Die Herstellung clioquinolhaltiger Rezepturen sollte zügig erfolgen, da bei längerem Stehenlassen sogar die Reibschale braune Verfärbungen aufweist. Da die Substanz sich in den typischen Grundlagen nur sehr begrenzt, bis gar nicht löst, sollte mit mikronisierter Ware gearbeitet werden.
Für Clioquinol liegt bei der Kommission B 6 ein Vorentwurf für eine Negativ-Monographie vor.

Chloramphenicol

Ph.Eur.

Wirkstoff

Synonyme
Chloramphenicolum, Laevomycetin, Aquamycetin®, Paraxin®, Leukomycin®, Chloromycetin®, Oleomycin®.

Lagerung/Kennzeichnung
Chloramphenicol vor Licht geschützt und dicht verschlossen lagern. Die Kennzeichnung ist rot auf weiß.

Standardisierte Rezepturen
NRF-Vorschrift mit Chloramphenicol:
- Chloramphenicol-Augentopfen 0,25 oder 0,5 % (NRF 15.10.).

Fertigarzneimittel
Verschreibungspflichtig: Posifenicol® C 1 %, Thilocanfol® C 1 %.

Eigenschaften
Chloramphenicol ist ein weißes, leicht gelbliches Pulver von kristalliner Struktur. Es ist leicht löslich in Propylenglycol und Alkoholen. In Wasser ist der Arzneistoff wenig löslich und in fetten Ölen praktisch unlöslich.

Anwendung/Dosierung
Chloramphenicol ist ein Antibiotikum mit einem breiten bakteriostatischen Wirkungsspektrum. Es wird vornehmlich zur Behandlung von Augeninfektionen wie z. B. der Konjunktivitis eingesetzt.
In der kutanen Anwendung ist der Arzneistoff sehr umstritten.
Aus diesem Grund gibt es als standardisierte Vorschrift nur die oben genannte, zur Anwendung am Auge. Bei der lokalen Anwendung am Auge sollte der Therapie-Zeitraum nicht länger als zwei Wochen sein. Die empfohlene Dosierung liegt bei zweistündlicher Applikation von 1–2 Tropfen in den Bindehautsack.

Stabilität
Durch die Einwirkung von Säuren und Basen kommt es zur hydrolytischen Zersetzung des Stoffes. Das Stabilitätsoptimum von Chloramphenicol liegt ungefähr bei pH 6.

Kompatibilität
Durch die kombinierte Gabe von Chloramphenicol und anderen blutbild-verändernden Substanzen, wie z. B. Phenylbutazon oder Sulfonamiden, kann es zu einer erheblichen Wirkungs- und Nebenwirkungsverstärkung kommen.

Patienteninformation
Bei der Abgabe der Augentropfen sollte auf alle Fälle der kurze Anwen-dungszeitraum von zwei Wochen erwähnt werden. Kontraindikationen für die Anwendung von chloramphenicolhaltigen Zubereitungen sind Schwangerschaft, Stillzeit, Leberfunktionsstörungen und Erkrankungen des Blutes.
Die Bezeichnung von Arzneistoffen darf nicht so abgekürzt oder so ange-geben werden, dass der Patient beziehungsweise der Empfänger über den Inhalt getäuscht wird.

Rezepturhinweise
Als konservierender Zusatz von chloramphenicolhaltigen Augentropfen wird Phenylmercuriborat oder Thiomersal empfohlen.

Clobetasol-17-propionat

DAC

Wirkstoff

Synonyme
Clobetasoli propionas, Clobetasolum propionicum, Clobetasolpropionat.

Lagerung/Kennzeichnung
Clobetasol-17-propionat vor Licht geschützt und dicht verschlossen lagern. Die Kennzeichnung ist rot auf weiß. Der Kennbuchstabe für Clobetasol-17-propionat ist das T für giftig. T-Gifte sind unter Verschluss zu lagern!

Standardisierte Rezepturen
NRF-Vorschrift mit Clobetasol-17-propionat:
▪ Hydrophile Clobetasolpropionat-Creme 0,05 % (NRF 11.76.).
Rezepturkonzentrat:
Fa. Ichthyol-Gesellschaft: Clobetasol 0,5 % Cordes® RK.
Das Konzentrat wird mit 0,5 % mikronisiertem Clobetasol-17-propionat in Basis Cordes® RK hergestellt.

Fertigarzneimittel
Verscheibungspflichtig: Clobegalen®, Dermoxin®, Dermoxinale®, Karison®.

Eigenschaften
Weißes Pulver, nahezu unlöslich in Wasser und wenig löslich in Ethanol. Clobetasol-17-propionat ist ein Gefahrstoff mit fruchtschädigenden Eigenschaften. Das Einatmen von Stäuben und ein längerer Hautkontakt sollten vermieden werden, da es zu starken Haut-, Augen- und Schleimhautreizungen kommt. Clobetasol-17-propionat neigt zur Umlagerung in eine geringer wirksame Form, die wiederum sehr Hydrolyse-empfindlich ist.

Anwendung/Dosierung
Clobetasol-17-propionat ist ein sehr stark wirksames Glucocorticoid (Klasse IV), welches topikal als Salbe oder Creme zur Behandlung von schwer therapierbaren Hauterkrankungen eingesetzt wird. In der typischen

Konzentration von 0,05 % ist es wirksam bei Psoriasis, hartnäckigen Ekzemen und Lichen ruber planus. Die Zubereitung soll 1–3 × täglich auf die betroffenen Hautstellen dünn aufgetragen werden. Außerdem soll der Behandlungszeitraum möglichst nur einige Tage und maximal 4 Wochen betragen.

Stabilität

Der rezeptierbare Bereich liegt zwischen pH 3–5. Das Stabilitätsoptimum liegt bei pH 4–6. Die Substanz verfügt über keine eigenen antimikrobiellen Eigenschaften. Sie ist photoinstabil.

Kompatibilität

Die kombinierte Anwendung von Clobetasol-17-propionat und anderen Wirkstoffen mit stark abweichenden Stabilitätsoptima ist nicht empfehlenswert. Der saure pH-Wert sollte durch geeignete Puffer (Citratpuffer) garantiert werden.

Patienteninformation

Clobetasolhaltige Zubereitungen sollen nicht in der Schwangerschaft, Stillzeit und bei Kindern unter 12 Jahren angewendet werden. Ein direkter Kontakt mit den Augen ist zu vermeiden. Die Anwendung kann zu Hautreizungen verbunden mit Rötungen und Brennen führen.

Der Patient benötigt eine ärztliche Gebrauchsanweisung und sollte darüber informiert werden, dass diese Zubereitung ein Cortison enthält.

Die Bezeichnung von Arzneistoffen darf nicht so abgekürzt oder so angegeben werden, dass der Patient beziehungsweise der Empfänger über den Inhalt getäuscht wird. Bei Glucocorticoid-haltigen Externa ist **Cortisonhaltig!** anzugeben.

Rezepturhinweise

Das Tragen von Einmalhandschuhen und die Verwendung von Stammverdünnungen, v. a. bei der Verarbeitung kleinster Mengen, ist zu empfehlen. Der DAC gibt die Clobetasol-17-propionat-Verreibung 0,5 % in Basiscreme DAC an.

Wenn mit Hilfe des Baukastensystems der Fa. Ichthyol Gesellschaft gearbeitet wird, ist Folgendes zu beachten: Das Clobetasol 0,5 % Cordes® RK wird vorgelegt und mit der Basis Cordes® RK gemischt. Falls Wasser in die

Zubereitung eingearbeitet werden soll, geschieht dieses in kleinen Anteilen und ohne Anwendung von Wärme.

(Clobetasol-17-propionat wird in einigen einschlägigen pharmazeutischen Büchern mit einer Konzentration von 0,5 % angegeben. Diese Konzentration ist um das 10-fache zu hoch).

Verarbeitungshinweise zum TopiTec®-System

Zur Stabilisierung sollte eine Citratpufferlösung (Citronensäure 0,5 %-Lösung, Natriumcitrat 0,5 %-Lösung) zugesetzt werden. Bei einer Einzelverordnung wird Clobetasolpropionat-Verreibung mit Citratpufferlösung und 10 % Grundlage im ersten Schritt 30 Sekunden mit 500 bis 1000 UpM „vorverrieben". Im zweiten Schritt wird mit restlicher Grundlage ergänzt und 1,5 Minuten mit 500 bis 1000 UpM gemischt. Bei Mehrfachverordnungen ist es empfehlenswert, sich von vornherein eine Stammverreibung der Ausgangssubstanz im TopiTec®-System anzufertigen und diese dann zur Weiterverarbeitung mit entsprechender Grundlage 1 bis 2 Minuten bei 500 bis 1000 UpM zu verarbeiten.

Clotrimazol

Ph.Eur.

Wirkstoff

Synonyme
Clotrimazolum.

Lagerung
Die Lagerung erfolgt in einem gesonderten Alphabet mit der Kennzeichnung rot auf weiß.

Standardisierte Rezepturen
NRF-Vorschriften mit Clotrimazol:
- Hydrophile Clotrimazol-Lösung 1% (NRF 11.40.),
- 2-Propanolhaltiges Clotrimazol-Hautspray 1% (NRF 11.41.),
- Hydrophile Clotrimazol-Salbe 2% (NRF 11.50.),
- Harnstoff-Paste 40% mit Clotrimazol 1% (NRF 11.57.),
- Ölige Clotrimazol-Augentropfen 1% (NRF 15.22.),
- Ölige Clotrimazol-Ohrentropfen 1% (NRF 16.4.).

Rezepturkonzentrat:
Fa. Ichthyol-Gesellschaft: Clotrimazol 10% Cordes RK®.
Das Konzentrat wird mit 10% mikronisiertem Clotrimazol in Basis Cordes® RK hergestellt.

Fertigarzneimittel
Antifungol®, Canesten®, Fungizid-ratiopharm®, Mykofungin®.

Eigenschaften
Es handelt sich um einen lipophilen Feststoff, der unlöslich in Wasser ist. Gut löslich ist Clotrimazol dagegen in Ethanol, Macrogolen, Propylenglycol und 2-Propanol.

Anwendung/Dosierung

Clotrimazol gehört zur Gruppe der Breitband-Antimykotika mit fungizider Wirkung. Diese tritt bei einer Konzentration von 1–2% ein. Die Anwendung erfolgt ausschließlich äußerlich bei Haut- und Genital-Mykosen.
Bei topischer Applikation lautet die Dosierung 2–3 × tgl. über einen Zeitraum von drei bis vier Wochen. Bei vaginaler Anwendung wird 1–2 × tgl. appliziert.

Stabilität

Das pH-Optimum von Clotrimazol liegt bei 7, der daraus resultierende rezeptierbare pH-Bereich zwischen 5 und 10. In wasserhaltigen Grundlagen und pH-Werten kleiner als 5 erfolgt die Inaktiverung des Wirkstoffes durch Hydrolyse.

Kompatibilität

Der Wirkstoff wird inkompatibel, sobald eine starke pH-Wert-Absenkung in der angefertigten Rezeptur durch sauer reagierende Substanzen wie z.B. Salicylsäure hervorgerufen wird.

Patienteninformation

Die Anwendung der verordneten Zubereitungen muss ausreichend lange erfolgen. Auch nach Abklingen der Symptome ist der Pilz noch nicht vollständig eliminiert. Weiterhin ist ein Therapieversagen möglich, da mittlerweile bereits Resistenzen gegen Clotrimazol auftreten.
Die Bezeichnung von Arzneistoffen darf nicht so abgekürzt oder so angegeben werden, dass der Patient beziehungsweise der Empfänger über den Inhalt getäuscht wird.

Rezepturhinweise

Wenn mit Hilfe des Baukastensystems der Fa. Ichthyol Gesllschaft gearbeitet wird, ist Folgendes zu beachten: Clotrimazol 10% Cordes® RK wird vorgelegt und mit Basis Cordes® RK gemischt. Falls Wasser in die Zubereitung eingearbeitet werden soll, geschieht dieses in kleinen Anteilen und ohne Anwendung von Wärme. Die Aufbrauchfrist dieser Zubereitung legt der Hersteller auf 2 Monate fest.

Dexpanthenol

Ph.Eur.

Wirkstoff

Synonyme
Panthotenolum, Panthotenol, D-(+)-Panthotenylalkohol.

Lagerung/Kennzeichnung
Die Lagerung erfolgt im allgemeinen Alphabet der Rezeptur mit der Kennzeichnung schwarz auf weiß.

Standardisierte Rezepturen
NRF-Vorschriften mit Dexpanthenol:
- Dexpanthenol-Lösung 5 % (NRF 7.3.),
- Hydrophile Dexpanthenol-Creme 5 % (NRF 11.28.),
- Hydrophobe Dexpanthenol-Creme 5 % (NRF 11.29.).
Stammverdünnung:
Dexpanthenol-Konzentrat 50 % pH 6.

Fertigarzneimittel
Bepanthen®, Nasenspray ratiopharm Panthenol®, Nasicur®.

Eigenschaften
Dexpanthenol ist eine klare, hochviskose und leicht hygroskopische Flüssigkeit, die sehr leicht löslich in Wasser und Ethanol ist. Zur besseren Verarbeitung von Dexpanthenol in Salben- oder Cremegrundlage sollte es zuvor in der gleichen Menge Wasser gelöst werden.

Anwendung/Dosierung
Die Substanz wird als Dermatikum oder auch als Adjuvans bei Haut- und Schleimhautläsionen in Zubereitungen mit 2–5 % Gehalt eingesetzt. Durch das Dexpanthenol kommt es zu einer verbesserten Epithelisierung und Wundheilungsförderung der beschädigten Haut. Die 5 %igen Zubereitungen werden ein- bis mehrmals am Tag angewandt.

Stabilität
Das Stabilitätsoptimum von Dexpanthenol liegt bei pH 6. Der rezeptierbare pH-Bereich liegt zwischen 3 und 7. Sowohl im alkalischen als auch im stark sauren Milieu unterliegt Dexpanthenol einer Hydrolyse.

Kompatibilität
Bei Dexpanthenol handelt es sich um einen Neutralstoff, der eine gute Kompatibilität aufweist.

Patienteninformation
In seltenen Fällen tritt eine Allergie vom Spättyp auf.
Die Bezeichnung von Arzneistoffen darf nicht so abgekürzt oder so angegeben werden, dass der Patient beziehungsweise der Empfänger über den Inhalt getäuscht wird.

Rezepturhinweise
Bei der Verarbeitung von Dexpanthenol 5% in Ungt. Cordes® mit einem Wasseranteil von 50%, legt der Hersteller eine Aufbrauchfrist von 2 Wochen fest.

Dithranol

Ph.Eur.

Wirkstoff

Synonyme
Dithranolum, Cignolin®, Anthranol.

Lagerung/Kennzeichnung
Die Lagerung erfolgt in einem gesonderten Alphabet mit der Kennzeichnung rot auf weiß. Der Kennbuchstabe für Dithranol ist das Xn und steht für gesundheitsschädlich.

Standardisierte Rezepturen
NRF-Vorschriften mit Dithranol:
- Warzensalbe (NRF 11.31.)
- Dithranol-Salbe 0,05/0,1/0,25/0,5/1 oder 2 % (NRF 11.51.),
- Dithranol-Salbe 0,05/0,1/0,25/0,5/1 oder 2 % mit Salicylsäure 2 % (NRF 11.51.),
- Abwaschbare Dithranol-Salbe 0,05/0,1/0,25/0,5/1 oder 2 % (NRF 11.52.),
- Abwaschbare Dithranol-Salbe 0,05/0,1/0,25/0,5/1 oder 2 % mit 2 % Salicylsäure (NRF 11.52.),
- Dithranol-Macrogolsalbe 0,25/0,5/1 oder 2 % (NRF 11.53.),
- Weiche Dithranol-Zinkpaste 0,05/0,1/0,25/0,5/1 oder 2 % (NRF 11.56.),
- Abwaschbares Dithranol-Öl 0,25 % mit Salicylsäure 2 % (NRF 11.115.).

Fertigarzneimittel
Verschreibungspflichtig: Micanol®.

Eigenschaften
Dithranol ist ein gelbes, kristallines Pulver, welches unlöslich in Wasser und schwer löslich in Ethanol ist. Die Substanz oxidiert sehr leicht an der Luft (erkennbare Braunfärbung). Es handelt sich um einen Gefahrstoff mit gesundheitsschädlichen Eigenschaften. Der Arzneistoff reizt die Augen und die Haut, weiterhin steht er im Verdacht, erbgutverändernd zu sein.

Anwendung/Dosierung

Der Wirkstoff wird bei Psoriasis vulgaris und als Antiseptikum eingesetzt. Die desinfizierende Wirkung ist auf die Bildung aktiver Sauerstoffverbindungen zurückzuführen. Bei der stationären Psoriasis-Behandlung wird einschleichend dosiert und 1–2 × täglich appliziert. In der ambulanten Therapie appliziert der Patient alle 1 bis 2 Tage am Abend.

Stabilität

Wasserhaltigen Dithranol-Zubereitungen sollte zur besseren Stabilität etwas Ascorbinsäure beigefügt werden (Empfehlung des NRF). Ebenfalls stabilisierend wirkt der Zusatz von Salicylsäure.

Kompatibilität

Die kombinierte Anwendung von Steinkohlenteer oder Steinkohlenteer-Lösung und Dithranol ist auf Grund der ausgeprägten Oxidation und somit Zersetzung des Arzneistoffes nicht sinnvoll.

Patienteninformation

Am Beginn der Behandlung mit Dithranol-haltigen Zubereitungen, kann es zu unangenehmen Hautirritationen und braunen Verfärbungen kommen. Der Kontakt mit den Augen und Schleimhäuten sollte vermieden werden. Dithranol ist in der Schwangerschaft nur eingeschränkt zu verwenden.

Die Bezeichnung von Arzneistoffen darf nicht so abgekürzt oder so angegeben werden, dass der Patient beziehungsweise der Empfänger über den Inhalt getäuscht wird.

Rezepturhinweise

Bei der Verarbeitung von Dithranol sollten Einmalhandschuhe, Schutzbrille und Mundschutz getragen werden. Das NRF gibt für die Herstellung Dithranol-haltiger Zubereitungen Betriebsanweisungen an. Dithranol soll ohne die Anwendung von Wärme verarbeitet werden. Die Abgabe der Zubereitung erfolgt in der Tube. Die Verpackung in handelsüblichen Dosen aus Polypropylen ist auf Grund der Oxidationsgefahr nicht gestattet! (NRF 11.51.).

Verarbeitungshinweise zum TopiTec®-System

Dithranol liegt in den meisten Rezepturzubereitungen suspendiert vor. Die Ausgangssubstanz neigt zur Agglomerierung. Zur Stabilisierung sollte Dithranol immer zusammen mit Salicylsäure verarbeitet werden. Daraus ergibt sich eine Verarbeitungsmöglichkeit im TopiTec®-System, nämlich die Herstellung einer „Vorverreibung" im ersten Schritt mit einem Anteil einer 50%igen Salicylsäure-Stammverreibung. Im zweiten Schritt wird die restliche Grundlage dazu gewogen und erneut gemischt. Durch die luftarme und schnelle Herstellungsweise im TopiTec®-System ist ein zusätzlicher Oxidationsschutz möglich. Die Abgabe in der TopiTec®-Kruke ist geeignet, da diese ein nahezu geschlossenes System darstellt.

Erythromycin

Ph.Eur.

Wirkstoff

Synonyme
Erythromycinum, Erythromycin A

Lagerung/Kennzeichnung
Die Lagerung von Erythromycin erfolgt vor Licht geschützt und unterhalb von 30 °C in einem gesondertem Alphabet (Separanda) mit der Kennzeichnung rot auf weiß.

Standardisierte Rezepturen
NRF-Vorschriften mit Erythromycin:
- Hydrophile Erythromycin-Creme 0,5/1/2 oder 4 % (NRF 11.77.),
- Ethanolhaltige Erythromycin-Lösung 0,5/1/2/oder 4 % (NRF 11.78.),
- Ethanolhaltiges Erythromycin-Gel 0,5/1/2/oder 4 % (NRF 11.84.).

Fertigarzneimittel
Verschreibungspflichtig: Akne Cordes ®, Aknederm®, Aknefug® EL, Aknemycin®, Erydermec®, Ery-Gel®, Inderm®.

Eigenschaften
Erythromycin ist ein weißes bis schwach gelbes Pulver oder liegt in Form von farblosen bis schwach gelben Kristallen vor. Die Substanz ist schwach hygroskopisch und schwer löslich in Wasser. Durch Temperaturerhöhung kommt es interessanterweise zu einer Abnahme der Löslichkeit in Wasser. Erythromycin ist leicht löslich in Ethanol

Anwendung/Dosierung
Das Makrolidantibiotikum Erythromycin wird hauptsächlich als Lokaltherapeutikum in der Akne-Therapie eingesetzt. Es wirkt bakteriostatisch. Wegen der Gefahr einer Resistenzentwicklung beträgt die Behandlungsdauer 4 bis 6 Wochen. Übliche Konzentrationen sind 0,5 bis 4 %, die Anwendung erfolgt in der Regel 2-mal täglich.

Stabilität

In Lösung hat Erythromycin einen pH-Wert von etwa 10. Das Stabilitäts- und das Wirkoptimum liegt bei pH 8–8,5, aus diesem Grund sollte eine pH-Anpassung erfolgen.

Als Säuerungsmittel eignet sich verdünnte Citronensäure.

Erythromycin ist bei sauren, neutralen und stark alkalischen pH-Werten instabil. In den meisten Fällen kommt es innerhalb von wenigen Stunden zu einer erheblichen Abnahme der Wirksamkeit, mitunter auch zu einer völligen Inaktivierung der Substanz. Der rezeptierbare pH-Bereich von Erythromycin liegt für Lösungen bei pH 8 bis 8,5, für Suspensionen zwischen pH 8 und 10.

Die Aufbrauchfrist diverser Creme-Rezepturen beträgt je nach Konzentration des Erythromycins 3 bis 6 Monate.

Wässrig-alkoholische Lösungen mit 2% Erythromycin sind bis zu 2 Monate stabil.

Kompatibilität

Erythromycin sollte grundsätzlich nicht mit anderen Wirkstoffen innerhalb einer Rezeptur verarbeitet werden. Viele Arznei- oder Hilfsstoffe, z.B. Salicylsäure, Sorbin- oder Benzoesäure, die in ihrer Säureform wirken, werden mitunter inaktiviert.

Cave! Vorgefertigte Grundlagen, z.B. Unguentum emulsificans aquosum werden häufig mit Sorbinsäure/Kaliumsorbat vorkonserviert. Wird in solche Grundlagen Erythromycin eingearbeitet, erfolgt innerhalb weniger Stunden eine Inaktivierung des Wirkstoffes!

Patienteninformation

Die Zubereitungen sollten 1- bis 2-mal täglich dünn auf die betroffenen Hautstellen aufgetragen werden, eine Anwendung im Augenbereich ist zu vermeiden!

Die Bezeichnung von Arzneistoffen darf nicht so abgekürzt oder so angegeben werden, dass der Patient beziehungsweise der Empfänger über den Inhalt getäuscht wird.

Rezepturhinweise

Rezepturen mit Erythromycin sollten nur nach standardisierten Vorschriften hergestellt werden, da die Stabilität von Erythromycin selbst, aber auch

die von anderen Wirk- und Hilfsstoffen maßgeblich durch die pH-Verhält-
nisse bestimmt wird. Eine Ableitung dieser ist in freien Rezepturen praktisch nicht möglich.

Sauer reagierende Wirk- und Hilfsstoffe sollten in wasserhaltigen Zubereitungen nicht enthalten sein. Solche Wirkstoffe müssen in einer separaten
Rezeptur hergestellt und alternierend, z.B. morgens und abends eingesetzt
werden.

Verarbeitungshinweise zum TopiTec®-System

Bei der Verarbeitung von Erythromycin empfiehlt sich im ersten Schritt die
Herstellung einer Vorverreibung. Hierbei wird das Erythromycin mit ca.
10 % der Grundlage (Sandwichverfahren) im TopiTec®-System 1 Minute bei
500 bis 1000 UpM angerieben. Im zweiten Schritt wird die restliche Grundlage ergänzt und alles zusammen je nach herzustellender Menge 2 bis 3
Minuten bei 500 UpM homogenisiert. Weitergehende Empfehlungen sind
von der Zusammensetzung der Rezeptur abhängig.

Gelbes Vaselin

Ph.Eur.

Grundlage

Synonyme
Vaselinum flavum, Yellow soft paraffin (e), Vaseline jaune (f), Vaselina gialla (i).

Lagerung
Vor Licht geschützt.

Standardisierte Rezepturen
Keine.

Fertigarzneimittel
Keine.

Eigenschaften
Gelbes Vaselin ist eine gelbe, durchschimmernde, salbenartige Masse, die im Tageslicht in geschmolzenem Zustand schwach fluoresziert.

Zusammensetzung
Gelbes Vaselin ist ein gereinigtes Gemisch halbfester Kohlenwasserstoffe aus Erdöl. Die Substanz kann ein geeignetes Antioxidans enthalten.

Herstellung
Vaselin wird aus Rückständen bei der Erdöldestillation gewonnen, Primärprodukt ist gelbes Vaselin.

Anwendung
Bedingt durch die Unähnlichkeit mit den Lipiden der Haut, weist Vaselin keinerlei hautpflegende Eigenschaften auf. Es wird vorwiegend in abdeckenden Salben eingesetzt, mitunter auch für Okklusionseffekte genutzt.

Gelbes Vaselin kommt zum Einsatz, wenn das durch zusätzliche Bleichung entstandene weiße Vaselin nicht vertragen wird. Das Bleichen wird in Bezug auf die Verträglichkeit durchaus kritisch beurteilt!

Kompatibilität
Gelbes Vaselin weist auf Grund seiner chemischen Struktur eine hohe chemische Indifferenz auf. Wechselwirkungen sind durch die reaktionsträgen Kohlenwasserstoffketten kaum zu erwarten.

Stabilität
Laufzeit/Haltbarkeit   5 Jahre
Weiterverarbeitungsfrist   5 Jahre
Gelbes Vaselin besitzt als wasserfreie Grundlage eine gute Haltbarkeit. Die Stabilität eingearbeiteter Wirkstoffe wird ebenfalls begünstigt.

Patienteninformation
Gelbes Vaselin ist ohne Zusatz von Seifen und Tensiden nicht abwaschbar.

Rezepturhinweise
Die Konsistenz von gelbem Vaselin kann mit festem oder flüssigem Paraffin, Wachsen oder Fettalkoholen dem jeweiligen Verwendungszweck angepasst werden.

Harnstoff

Ph.Eur.

Wirkstoff

Synonyme
Urea pura, Urea, Carbamidum, Carbamid, Carbonyldiamid, Kohlensäurediamid

Lagerung/Kennzeichnung
Die Lagerung erfolgt in lichtgeschützten Behältnissen.
Harnstoff ist im allgemeinen Alphabet der Rezeptur mit der Kennzeichnung schwarz auf weiß zu finden.

Standardisierte Rezepturen
NRF-Vorschriften mit Harnstoff:
- Harnstoff-Paste 40 % (NRF 11.30.),
- Harnstoff-Paste 40 % mit Clotrimazol 1 % (NRF 11.57.),
- Anionische Harnstoff-Creme 5 oder 10 % (NRF 11.71.),
- Hydrophile Harnstoff-Emulsion 5 oder 10 % (NRF 11.72.),
- Harnstoff-Cetomacrogolsalbe 10 % (NRF 11.73.),
- Wasserhaltige Harnstoff-Wollwachsalkoholsalbe 5 oder 10 % (NRF 11.74.),
- Harnstoff-Natriumchlorid-Salbe (NRF 11.75.),
- Hydrophobe Polidocanol-Creme 5 % mit Harnstoff 5 % (NRF 11.120.).

Stammverreibung:
NRF S. 8 enthält 50 % Harnstoff und soll vornehmlich für die Herstellung von Suspensionssalben mit wasserfreien Grundlagen genutzt werden.

Fertigarzneimittel
Balisa®, Basodexan®, Calmurid®, Elacutan®, Linola Urea®, Ureotop®.

Eigenschaften
Harnstoff liegt in Form von farb- und geruchlosen Kristallen vor. Diese lösen sich gut in Wasser und Ethanol. Der Wasseranteil sollte dabei leicht

über der eingesetzten Harnstoffmenge liegen. Der Lösevorgang erzeugt eine kurzfristige Temperaturerniedrigung, woraus eine momentan verminderte Löslichkeit resultiert. Steigt die Temperatur wieder an, so löst sich der Harnstoff leicht in wässrigen Grundlagen.

In hydrophoben Grundlagen wird der zuvor mit Aceton mikronisierte Harnstoff nicht gelöst, sondern suspendiert.

In unpolaren Fetten und Ölen ist er praktisch unlöslich.

Anwendung/Dosierung

In Konzentrationen von 3 – 10 % wird Harnstoff zur Hydratisierung der Hornschicht genutzt. Er dient ebenfalls als Penetrationsförderer für Glucocorticosteroide und Vitamin-A-Säure.

Wird der Harnstoff in O/W-Grundlagen verarbeitet, so befeuchtet er oberflächlich und kurzfristig. Erfolgt die Verarbeitung in W/O-Systemen, kommt es zu einer nachhaltigen und tiefen Wirksamkeit.

In Konzentrationen von 40 % wirkt Harnstoff keratolytisch. In Form von lipophilen Pasten werden unter Okklusion Nagelmykosen behandelt.

Die Anwendung von Harnstoffzubereitungen lautet ein bis mehrmals täglich auf die betroffenen Hautstellen auftragen.

Stabilität

Das Stabilitätsoptimum von Harnstoff liegt bei pH 6,2. Der rezeptierbare Bereich wird zwischen pH 4 – 8 angegeben. Da Harnstoff in wässriger Grundlage in Ammoniak und Kohlensäure zerfällt, kommt es zu einem pH-Wert Anstieg, der wiederum die Geschwindigkeit des Zerfalls beschleunigt. Die Verarbeitung von Harnstoff soll immer ohne Wärmeeinwirkung erfolgen, um ein späteres Auskristallisieren zu verhindern.

Die Stabilität von Harnstoffzubereitungen lässt sich gut durch die Zugabe von 1 % Milchsäure und 4 % Natriumlactat-Lösung 50 % als geeignetes Puffersystem erhöhen. Es wird ein pH Wert von 4 eingestellt.

Eine geeignete Konservierung für hydrophile Harnstoffzubereitungen kann mit einem Zusatz von 0,14 % Kaliumsorbat erreicht werden. Auf Wunsch kann diese aber entfallen, da Harnstoff ab Konzentrationen von 5 % eigene antimikrobielle Eigenschaften aufweist. Die Aufbrauchfrist ist dann allerdings verkürzt.

Kompatibilität

Kombinationen von Harnstoff mit weiteren Arzneistoffen sind häufig und meistens auch unproblematisch. Vornehmlich werden dabei Glucocorticosteroide, Antimykotika, und Polidocanol eingesetzt. Die Kombination mit Salicylsäure oder Betamethason-17-valerat ist allerdings auf Grund der abweichenden Stabilitätsoptima von ca. pH 3 problematisch.

Patienteninformation

Durch die Lagerung im Kühlschrank kann die Aufbrauchfrist hydrophiler Zubereitungen um den Faktor 2–2,5 verlängert werden. Konzentrationen von 10 % Harnstoff können bei empfindlichen Patienten zu Hautirritationen führen. Harnstoffhaltige Externa sollten nicht auf verletzte oder entzündete Haut aufgetragen werden, da dies ebenfalls Reizungen hervorruft. Die Bezeichnung von Arzneistoffen darf nicht so abgekürzt oder so angegeben werden, dass der Patient beziehungsweise der Empfänger über den Inhalt getäuscht wird.

Rezepturhinweise

Bei der Verarbeitung von Harnstoff in wässrigen Zubereitungen ist immer darauf zu achten, dass eine korrekte pH-Wert-Einstellung gewährleistet ist. Siehe Hinweis bei Stabilität.

Verarbeitungshinweise zum TopiTec-System®

Harnstoff sollte vor der Einarbeitung in hydrophobe Grundlagen mikronisiert werden.

Nutzt man das TopiTec-®Zerkleinerungssystem, empfiehlt es sich, den Harnstoff nur als grob kristalline, trocken gelagerte Ausgangssubstanz zu verwenden.

Auch wenn Harnstoff in eine hydrophile Grundlage eingearbeitet werden soll, empfiehlt sich aus Gründen der Zeitersparnis für den Herstellungsvorgang im TopiTec®-System der Einsatz von pulverisiertem Harnstoff. Die Thermolabilität der Substanz kann in der Praxis zu Problemen führen, wenn sehr lange mit hohen Drehzahlgeschwindigkeiten gearbeitet wird. Eine kurze Mischdauer mit kurzfristiger Erwärmung scheint dagegen unproblematisch zu sein, da durch die leichte Temperaturerniedrigung während des Lösungsvorgangs eine gewisse Kompensation erreicht wird.

Hartfett

Ph.Eur.

Grundlage

Synonyme
Adeps solidus, Adeps neutralis, Neutralfett, Stadimol®.

Lagerung
Die Lagerung von Hartfett erfolgt vor Licht und Wärme geschützt.

Standardisierte Rezepturen
NRF-Vorschriften:
- Starke schmerzlindernde Suppositorien (NRF 2.1.).
Hartfett wird in diesen Suppositorien als Grundlage eingesetzt.

Eigenschaften
Hartfett ist eine weiße bis fast weiße, spröde Masse von wachsartiger Konsistenz. Es ist praktisch unlöslich in Wasser und schwer löslich in wasserfreiem Ethanol.
Beim Erwärmen auf 50 °C schmilzt Hartfett zu einer farblosen bis schwach gelblichen Flüssigkeit.

Zusammensetzung
Hartfett besteht aus einem Gemisch von Mono-, Di- und Triglyceriden, das durch Veresterung von Fettsäuren natürlichen Ursprungs mit Glycerol oder durch Umesterung von Fetten natürlichen Ursprungs erhalten wird.
Die verschiedenen Typen von Hartfett unterscheiden sich hinsichtlich der Schmelztemperatur, der Hydroxylzahl und der Verseifungszahl. Hartfett enthält keine Zusätze.

Herstellung
Bleibt dem Hersteller überlassen.

Anwendung
Hartfett wird als Suppositoriengrundlage eingesetzt.

Kompatibilität

Hartfett ist eine unproblematische Suppositoriengrundlage, die gebräuchlichen Arzneistoffe sind mit Hartfett kompatibel.

Stabilität

Aufbrauchfrist   3 Jahre

Hartfettgrundlagen werden praktisch nicht ranzig, da bei der halbsynthetischen Herstellung von Hartfett die Doppelbindungen der eingesetzten pflanzlichen Öle hydriert werden.

Formulierungen mit niedriger Hydroxylzahl weisen eine höhere Stabilität auf.

Patienteninformation

Ein durch die Lagerung bedingter Fettreif der Suppositorien wird in der Regel nicht als Qualitätsmangel angesehen.

Rezepturhinweise

Hartfettgrundlagen kontrahieren beim Erstarren. Aus diesem Grund ist die Verwendung von Formtrennmitteln bei der Suppositorienherstellung nicht nötig.

Werden Hartfettgrundlagen sehr schnell und hoch erhitzt, führt dies zu einer langsamen Abkühlung und somit zu einer verlängerten Herstellungsdauer.

Hydrocortison

Ph.Eur.

Wirkstoff

Synonyme
Hydrocortisonum, Cortisol.

Lagerung/Kennzeichnung
Hydrocortison vor Licht geschützt und unter Verschluss lagern. Die Kennzeichnung ist rot auf weiß. Hydrocortison ist ein Gefahrstoff mit der Kennzeichnung T für giftig. T-Gifte sind unter Verschluss zu lagern!

Standardisierte Rezepturen
NRF-Vorschriften mit Hydrocortison:
- Hydrophile Hydrocortison-Creme 0,5 oder 1 % (NRF 11.36.).

Fertigarzneimittel
Verschreibungspflichtig: Dermallerg-ratiopharm®, DermoPosterisan®, Hydrogalen®, Hydro-Wolff®, Remederm HC Creme Widmer, Systral® Hydrocort.

Eigenschaften
Hydrocortison ist ein weißes bis fast weißes, kristallines Pulver. Die Substanz ist praktisch unlöslich in Wasser und wenig löslich in Ethanol. Hydrocortison ist ein Gefahrstoff mit fruchtschädigenden Eigenschaften. Die Substanz zeigt Polymorphie und ist photoinstabil.

Anwendung/Dosierung
Hydrocortison gehört zur Gruppe der schwach wirksamen Glucocorticoide. Der Einsatz erfolgt bei rein entzündlichen Dermatosen, z.B. bei seborrhoischen Ekzemen und Pruritus im Anogenitalbereich. Die übliche therapeutische Konzentration liegt zwischen 0,25 bis 1 %.

Stabilität

Hydrocortison ist photoinstabil in Gegenwart von Metallionen, Sauerstoff und Licht.

Das Stabilitätsoptimum von Hydrocortison liegt bei pH 6–7, der rezeptierbare Bereich zwischen pH 4 und 8.

Kompatibilität

Hydrocortison reagiert mit Metallionen, z.B. Zinksalzen unter Zersetzung.

Patienteninformation

Der Patient benötigt eine ärztliche Gebrauchsanweisung und sollte darüber informiert werden, dass diese Zubereitung ein Cortison enthält.

Die Bezeichnung von Arzneistoffen darf nicht so abgekürzt oder so angegeben werden, dass der Patient beziehungsweise der Empfänger über den Inhalt getäuscht wird. Bei Glucocorticoid-haltigen Externa ist **Cortisonhaltig!** anzugeben.

Rezepturhinweise

Vor der Verarbeitung sollte Hydrocortison mikrofein pulverisiert werden. Auf Grund der Giftigkeit von Hydrocortison sollte vorzugsweise die bereits mikronisierte Substanz verwendet werden.

Hydrocortisonacetat

Ph.Eur.

Wirkstoff

Synonyme
Hydrocortisoni acetas, Hydrocortisonum aceticum, Hydrocortisonum acetylatum, Acetylhydrocortison.

Lagerung/Kennzeichnung
Hydrocortisonacetat vor Licht geschützt und unter Verschluss lagern. Die Kennzeichnung ist rot auf weiß. Hydrocortisonacetat ist ein Gefahrstoff mit der Kennzeichnung T für giftig. T-Gifte sind unter Verschluss zu lagern!

Standardisierte Rezepturen
NRF-Vorschriften mit Hydrocortisonacetat:
▪ Hydrophile Hydrocortisonacetat-Creme 11.15.

Fertigarzneimittel
Ebenol®, Fenistil® Hydrocortison, Soventol® HC.
Verschreibungspflichtig: Posterine® Corte.
Zubereitungen mit Hydrocortisonacetat unterliegen bis zu einer Konzentration von 0,25% **nicht** der Verschreibungspflicht!

Eigenschaften
Hydrocortisonacetat ist ein weißes bis fast weißes, kristallines Pulver. Die Substanz ist praktisch unlöslich in Wasser und schwer löslich in wasserfreiem Ethanol. Hydrocortisonacetat ist ein Gefahrstoff mit fruchtschädigenden Eigenschaften. Die Substanz ist photoinstabil.

Anwendung/Dosierung
Hydrocortisonacetat gehört zur Gruppe der schwach wirksamen Glucocorticoide. Der Einsatz erfolgt bei rein entzündlichen Dermatosen, z.B. beim seborrhoischen Ekzem und bei Pruritus im Anogenitalbereich. Die übliche therapeutische Konzentration liegt zwischen 0,25 und 1%.

Stabilität

Hydrocortisonacetat ist photoinstabil in Gegenwart von Metallionen, Sauerstoff und Licht.

Das Stabilitätsoptimum von Hydrocortison liegt bei pH 6–7, der rezeptierbare pH-Bereich zwischen pH 4 und 5.

Kompatibilität

Keine Angaben.

Patienteninformation

Der Patient benötigt eine ärztliche Gebrauchsanweisung und sollte darüber informiert werden, dass diese Zubereitung ein Cortison enthält.

Die Bezeichnung von Arzneistoffen darf nicht so abgekürzt oder so angeben werden, dass der Patient beziehungsweise der Empfänger über den Inhalt getäuscht wird. Bei Glucocorticoid-haltigen Externa ist **Cortisonhaltig!** anzugeben.

Rezepturhinweise

Vor der Verarbeitung sollte Hydrocortisonacetat mikrofein pulverisiert werden. Auf Grund der Giftigkeit von Hydrocortisonacetat sollte vorzugsweise die bereits mikronisierte Substanz verwendet werden.

Hydrophile Salbe

DAB

Grundlage

Synonyme
Unguentum emulsificans, emulgierende Salbe

Lagerung
Die Lagerung sollte unterhalb Raumtemperatur erfolgen.

Standardisierte Rezepturen
NRF-Vorschriften:
- Anionische Harnstoff-Creme 5 oder 10 % (NRF 11.71.),
- Hydrophile LCD-Creme 5, 10 oder 20 % (NRF 11.86.),
Hydrophile Salbe wird in diesen Zubereitungen als Grundlage eingesetzt.

Fertigarzneimittel
Keine.

Eigenschaften
Die hydrophile Salbe zählt zu den wasseraufnehmenden Salben, den so genannten O/W-Absorptionsgrundlagen. Sie ist von weicher Konsistenz und schwachem, charakteristischem Geruch.

Zusammensetzung

Emulgierender Cetylstearylalkohol	30,0 Teile
Dickflüssiges Paraffin	35,0 Teile
Weißes Vaselin	35,0 Teile

Das DAB erlaubt den Zusatz von Konservierungsmitteln: 0,1 % Sorbinsäure oder 0,06 % Methyl-4-hydroxybenzoat und 0,04 % Propyl-4-hydroxybenzoat.
Der Konservierungsmittelzusatz muss nach Art und Menge auf dem Etikett kenntlich gemacht werden.

Herstellung

Das Gemisch aus emulgierendem Cetylstearylalkohol, dickflüssigem Paraffin und weißem Vaselin wird auf dem Wasserbad geschmolzen und danach bis zum Erkalten gerührt. Es entsteht eine weiche, gut streichfähige Salbe.

Anwendung

Selten wird die hydrophile Salbe unbearbeitet zur Pflege der trockenen Haut eingesetzt. In den meisten Fällen erfolgt eine entsprechende Weiterverarbeitung mit Wasser und diversen entzündungshemmenden Wirkstoffen.

Kompatibilität

Der O/W-Emulgator ist ein Komplexemulgator mit anionischem Anteil. Bei der Einarbeitung kationischer Wirkstoffe kommt es zu Wechselwirkungen und damit verbundenem Wirkungsverlust.

Stabilität

Laufzeit/Haltbarkeit   5 Jahre
Weiterverarbeitungsfrist   5 Jahre
Die Aufbrauchfrist beim Patienten richtet sich nach den eingearbeiteten Wirkstoffen.

Patienteninformation

Lagerung bei niedriger Temperatur erhöht die Viskosität der Grundlage und erschwert die Anwendung.

Rezepturhinweise

Bei frei komponierten Rezepturen muss vor der Herstellung die Verträglichkeit der zu verarbeitenden Wirkstoffe mit der Grundlage geklärt sein. Eine Tabelle zur Überprüfung des Ionencharakters von Stoffen, findet sich in „Tabellen für die Rezeptur" als Anlage zum NRF.

Hydrophobes Basisgel DAC

DAC

Grundlage

Synonyme
Gelatum basalis hydrophobicum, Gelatum basalis hydrophobica, Polyethylen-Oleogel.

Lagerung
Die Lagerung sollte unterhalb Raumtemperatur, dicht verschlossen und vor Licht geschützt, erfolgen.

Standardisierte Rezepturen
NRF-Vorschriften:
- Hypromellose-Haftpaste 40 % (NRF 7.8.),
- Tretinoin-Haftpaste 0,05 oder 0,1 % (NRF 7.9.),
- Triamcinolonacetonid-Haftpaste 0,1 % (NRF 7.10.),
- Weiche Dithranol-Zinkpaste 0,05/0,1/0,25/0,5/1 oder 2 % (NRF 11.56.),
- Hydrophobe hautfarbene Abdeckpaste, gelblich/mittel oder rötlich (NRF 11.58.),
- Hydrophobe Basiscreme DAC (NRF 11.104.),
- Hydrophobe Polidocanol-Creme 5 % (NRF 11.119.),
- Hydrophobe Polidocanol-Creme 5 % mit Harnstoff 5 % (NRF 11.120.),
- Hydrophobe Triclosan-Creme 2 % (NRF 11.122.),

Hydrophobes Basisgel DAC wird in diesen Zubereitungen als Grundlage eingesetzt.
NRF-Stammzubereitung: Hydrophobe weiße Abdeckpaste DAC (NRF S. 9.)

Fertigarzneimittel
Keine.

Eigenschaften
Es handelt sich um eine farblose, salbenartige Zubereitung mit weicher Konsistenz, welche den Oleogelen zuzuordnen ist. Auch bei Temperaturschwankungen bleibt das hydrophobe Basisgel streichfähig. Eingearbeitete

Wirkstoffe können gut aus der Grundlage freigesetzt und in die Haut aufgenommen werden.

Zusammensetzung

Hochdruck-Polyethylen	5,0 Teile
Dickflüssiges Paraffin	95,0 Teile

Geeignete Stabilisatoren können zugesetzt werden. Der Zusatz muss auf dem Etikett kenntlich gemacht werden.

Herstellung
Das Polyethylen wird in der Wärme im dickflüssigen Paraffin gelöst.

Anwendung
Das hydrophobe Basisgel DAC wird auf Grund seiner günstigeren Eigenschaften gerne als Alternative zur Vaseline eingesetzt. Das Oleogel wird für die Herstellung von Pasten oder Wirkstoff-haltigen Cremes eingesetzt.

Kompatibilität
Die Gelgrundstoffe sind reaktionsträge und somit für Wirkstoffe als vielfach kompatibel einzuordnen.

Stabilität

Laufzeit/Haltbarkeit	5 Jahre
Weiterverarbeitungsfrist	5 Jahre

Die Aufbrauchfrist beim Patienten richtet sich nach dem Anteil an eingearbeitetem Wasser oder Wirkstoff.

Patienteninformation
Die Lagerung sollte unterhalb Raumtemperatur, aber nicht im Kühlschrank erfolgen.

Rezepturhinweise
Die Zubereitung ist emulgatorfrei und sollte nur zu kaltemulgierbaren hydrophoben Cremes weiterverarbeitet werden. Bei frei komponierten Rezepturen muss vor der Herstellung die Verträglichkeit der zu verarbeitenden Wirkstoffe mit der Grundlage geklärt sein.

Kühlsalbe

DAB

Grundlage

Synonyme
Unguentum leniens, Unguentum emolliens, Unguentum refrigerans, Cold Cream, Lindernde Salbe.

Lagerung
Die Lagerung von Kühlsalbe sollte im Kühlschrank erfolgen.

Standardisierte Rezepturen
Keine.

Fertigarzneimittel
Cold Cream Naturel der Firma La Roche Posay.

Eigenschaften
Kühlsalbe ist eine gelblichweiße, bei Raumtemperatur weiche Salbe mit schwachem Geruch nach Bienenwachs.
Kühlsalben stellen den Übergang zwischen den Fett- bzw. Wachssalben und den hydrophoben Cremes dar. Es handelt sich um eine weiche, gut streichfähige Grundlage mit kosmetischen Eigenschaften. Kühlsalbe enthält keinen Emulgator und gilt als reizarm.

Zusammensetzung

Gelbes Wachs	7 Teile
Cetylpalmitat	8 Teile
Erdnussöl	60 Teile
Wasser	25 Teile

Das DAB erlaubt den Zusatz von Antioxidantien, z.B.: 0,01 % α-Tocopherol, 0,005 bis 0,02 % 3-Butyl-4-hydroxyanisol, 0,15 % Propylgallat, deren Verwendung aber auf dem Etikett kenntlich gemacht werden muss.

Herstellung
In das auf etwa 60 °C erwärmte Gemisch von Wachs, Cetylpalmitat und Erdnussöl, dem ein geeignetes Antioxidans zugesetzt werden kann, wird das auf gleiche Temperatur abgekühlte, frisch aufgekochte Wasser anteilig eingearbeitet. Die Salbe wird bis zum Erkalten gerührt (DAB).

Anwendung
Bei entzündlichen Hauterkrankungen, bei trockener Haut sowie bei subkutan mazerierenden Prozessen. Kühleffekt durch Aufbrechen der Quasi-Emulsion auf der Haut. Anwendung nach Bedarf, dünn auftragen.

Kompatibilität
Kühlsalbe wird häufig als Grundlage für die Einarbeitung von Arzneistoffen für Rezepturzwecke verwendet, ist dafür allerdings von der Konzeption her wenig geeignet. Kühlsalbe sollte das nur mechanisch (ohne Emulgatorzusatz) gebundene Wasser leicht abgeben und stellt insofern ein für sich wirkendes System, nicht aber eine für den Zusatz weiterer Bestandteile generell geeignete Rezepturgrundlage dar.
Problematische Arzneistoffe sind insbesondere Wirkstoffe, die auch in W/O-Systemen als problematisch anzusehen sind, z.B. Harnstoff und Polidocanol.

Stabilität
Laufzeit/Haltbarkeit mit Antioxidans	6 Monate
Laufzeit/Haltbarkeit ohne Antioxidans	3 Monate
Weiterverarbeitungsfrist mit Antioxidans	3 Monate
Weiterverarbeitungsfrist ohne Antioxidans	1 Monat

Die Aufbrauchfrist beim Patienten ist nicht pauschal anzugeben, da sie auch von den eingearbeiteten Wirkstoffen abhängig ist, jedoch nie länger als 6 Monate.

Patienteninformation
Rezepturen mit Kühlsalbe sind stets im Kühlschrank zu lagern!

Rezepturhinweise
Kühlsalbe sollte nach Möglichkeit frisch hergestellt werden.

Lanolin

DAB

Grundlage

Synonyme
Lanolinum, Cera lanae cum aqua compositum ÖAB, Adeps lanae hydrosus, Unguentum adipis lanae.

Lagerung
Die Lagerung erfolgt im allgemeinen Alphabet der Rezeptur.

Standardisierte Rezepturen
Keine.

Fertigarzneimittel
Keine.

Eigenschaften
Lanolin ist eine zähe, halbfeste Creme vom W/O-Typ, die nicht abwaschbar ist und einen typischen Fettglanz auf der Haut hinterlässt. Der enthaltene Emulgator ist das Wollwachs, welches über ein sehr hohes Wasseraufnahmevermögen verfügt. Problematisch ist allerdings das mögliche allergische Potential der Substanz.

Zusammensetzung

Wasser	20,0 Teile
Dickflüssiges Paraffin	15,0 Teile
Wollwachs	65,0 Teile

Das DAB erlaubt den Zusatz von Antioxidantien, wie z.B. Butylhydroxytoluol (BHT) mit einer Konzentration bis 200 ppm. Deren Verwendung muss aber auf dem Etikett vermerkt werden.

Herstellung
Das Gemisch aus dickflüssigem Paraffin und Wollwachs wird auf dem Wasserbad bei ca. 70 °C geschmolzen. Das abgekochte und ebenfalls auf 70 °C

abgekühlte Wasser wird anteilig in die geschmolzene Grundlage eingearbeitet und danach bis zum Erkalten gerührt. Eventuell verdunstetes Wasser
muss ersetzt werden. Nach 24 Stunden sollte nochmals durchgerührt werden.

Anwendung

Lanolin wird meistens als Bestandteil in Dermatika weiterverarbeitet. Selten dient es als fetthaltige Schutzsalbe zur Pflege der trockenen Haut. Das
NRF gibt zu Lanolin an, dass es als eigenständige Grundlage nicht geeignet
ist.
Weiterhin stellt Lanolin eine Resorptionsgrundlage für die Verarbeitung
von Arzneistoffen dar.

Kompatibilität

Grenzflächenaktive Stoffe wie z. B. Polidocanol oder Steinkohlenteerlösung
rufen eine Phasentrennung hervor.

Stabilität

Laufzeit/Haltbarkeit   1 Jahr
Weiterverarbeitungsfrist   6 Monate
Die Aufbrauchfrist beim Patienten sollte einen Zeitraum von 6 Monaten
nicht überschreiten. Ist in die Salbengrundlage ein Wirkstoff eingearbeitet,
so kann sich die Aufbrauchfrist beim Patienten verkürzen.

Patienteninformation

Die Lagerung von Lanolin sollte unterhalb Raumtemperatur und vor Licht
geschützt erfolgen, da ansonsten die Qualität über den angegebenen Zeitraum nicht gewährleistet werden kann.

Rezepturhinweis

Nach einer Vorschrift aus dem DAB 6 wird aus einem Teil Lanolin und einem Teil gelbem Vaselin die sog. Unguentum molle (weiche Salbe) hergestellt.

Metronidazol

Ph.Eur.

Wirkstoff

Synonyme
Metronidazolum.

Lagerung/Kennzeichnung
Die Lagerung des Wirkstoffes erfolgt im gesonderten Alphabet mit der Kennzeichnung rot auf weiß. Metronidazol trägt den Kennbuchstaben Xn für gesundheitsschädlich.

Standardisierte Rezepturen
NRF-Vorschriften mit Metronidazol:
- Hydrophiles Metronidazol-Gel 0,75 % (NRF 11.65.),
- Hydrophile Metronidazol-Creme 1 oder 2 % (NRF 11.91.).

Fertigarzneimittel
Verschreibungspflichtig: Elyzol Dentalgel®, Metrogel®, Metronidazol Artesan®.

Eigenschaften
Metronidazol ist ein Gefahrstoff und gehört in die Gruppe der Nitroimidazol-Derivate. Es steht im Verdacht krebserzeugend und erbgutverändernd zu sein. Längerer Hautkontakt oder das Einatmen von Stäuben sollte vermieden werden. Bei Raumtemperatur ist die Substanz bis zu 1 % gut in Wasser löslich und gegenüber Licht sehr empfindlich. Bei zu starker Lichteinwirkung verfärbt sich Metronidazol dunkel.

Anwendung/Dosierung
Metronidazol wird als Antibiotikum mit bakterizider Wirkung sowohl äußerlich, als auch innerlich verwendet. Es dient der Behandlung von Parodontitiden und der subgingivalen Zahnsteinentfernung. Auf der Haut wird es bei Rosacea und Akne vulgaris eingesetzt. Die Behandlung geht über einen Zeitraum von 12 Wochen mit einer 2 × täglichen Anwendung. Das

NRF gibt die übliche therapeutische Richtkonzentration für Metronidazol mit 0,5–3 % an. Üblicherweise wird der Wirkstoff in Lösungssystemen 0,75 %ig eingesetzt. Ab einer Konzentration von 0,8 % liegt er zum Teil suspendiert vor.

Stabilität

Der Arzneistoff neigt auch unter nahezu optimalen Bedingungen zum Umkristallisieren, daher gibt das NRF für die 1 %ige Metronidazol-Creme (NRF 11.91.) die Aufbewahrung im Kühlschrank an. Der rezeptierbare Bereich, in dem Metronidazol die größte Stabilität aufweist, liegt bei pH 4,6–5,4. Um einer Hydrolyse vorzubeugen und eine längere Stabilität zu erreichen, kann gegebenenfalls ein Citrat-Phosphat-Puffersystem zugesetzt werden. Die häufige Kombination von Erythromycin und Metronidazol in einer Rezeptur ist auf Grund der unterschiedlichen Stabilitätsoptima nicht sinnvoll.

Kompatibilität

Werden in einer Rezeptur basisch reagierende Stoffe und Metronidazol verarbeitet, so kann es zur Freisetzung von Nitriten kommen.

Patienteninformation

Im Laufe der Therapie mit Metronidazol kann es zu Hautrötungen wie z. B. Brennen, Juckreiz und Rötungen kommen. Bei einem Kontakt mit den Augen, erfolgt ein starker Tränenfluss. Die Anwendung in Schwangerschaft und Stillzeit ist kontraindiziert.

Die Bezeichnung von Arzneistoffen darf nicht so abgekürzt oder so angegeben werden, dass der Patient beziehungsweise der Empfänger über den Inhalt getäuscht wird.

Rezepturhinweise

Für eine optimale Resorption bei der Anwendung und zum Schutz vor gesundheitlichen Risiken bei der Herstellung, sollte nur mikronisiertes Metronidazol verarbeitet werden.

Das NRF gibt für die Herstellung Metronidazol-haltiger Zubereitungen Betriebsanweisungen an.

Verarbeitungshinweise zum TopiTec®-System

Die Verarbeitung von Metronidazol im TopiTec®-System ist nur in ausgewählten Konzentrationen zu empfehlen. Die Herstellung von 0,5 bis 0,75% Cremezubereitungen ist vertretbar. Bereits die Verarbeitung von 1% Metronidazol in Basiscreme DAC führt zu Problemen, da ein Teil des Wirkstoffes suspendiert vorliegt. Während des Mischungsvorgangs, vor allem bei Temperaturwechseln, kann es zu einer Übersättigung in der Wasserphase und infolgedessen auch zur Um- bzw. Rekristallisierung (Kratzeffekt!) kommen. Diese Probleme werden häufig durch zu lange Mischzeiten ausgelöst! Eine Möglichkeit der Kompensation besteht in der Anwendung von Kühlmanschetten, z.B. Kalt-Warm-Kompressen, während der Herstellung oder der Verwendung von gekühlten Grundlagen.

Nichtionische hydrophile Creme SR

SR/DAC

Grundlage

Synonyme
Cremor nonionicus hydrophilicus SR, Unguentum emulsificans aquosum N SR.

Lagerung
Die Lagerung sollte unterhalb Raumtemperatur erfolgen.

Standardisierte Rezepturen
NRF-Vorschriften:
▪ Hydrophile Metronidazol-Creme 1 oder 2 % (NRF 11.91.),
▪ Nichtionisches wasserhaltiges Liniment, Linimentum aquosum N (NRF 11.92.).
Nichtionische hydrophile Creme wird in diesen Zubereitungen als Grundlage eingesetzt.
NRF-Stammzubereitung: Nichtionische hydrophile Creme SR (NRF S. 26.).

Fertigarzneimittel
Keine.

Eigenschaften
Die nichtionische hydrophile Creme SR zählt zu den O/W-Cremes. Sie hat einen Wasseranteil von 65 % und kann nochmals im Verhältnis 1:1 mit Wasser verdünnt werden. Die Zubereitung lässt sich gut abwaschen bzw. zieht schnell in die Haut ein. Auf Grund der Verdunstung von Wasser auf der Haut, kommt es zu einem angenehm kühlenden Effekt.

Zusammensetzung

Isooctyllaurat/-myristat	10,0	Teile
Nichtionogene emulgierende Alkohole (AB-DDR)	21,0	Teile
Glycerol 85 %	5,0	Teile
Kaliumsorbat	0,14	Teile

| Wasserfreie Zitronensäure | | 0,07 Teile |
| Gereinigtes Wasser | ad | 100,0 Teile |

Der Konservierungsmittelzusatz von 0,14 % Kaliumsorbat muss auf dem Etikett kenntlich gemacht werden.

Herstellung

Das Gemisch aus Isooctyllaurat, nichtionogenen emulgierenden Alkoholen und Glycerol 85 % wird auf dem Wasserbad geschmolzen und danach mit der ebenfalls erwärmten Lösung von Kaliumsorbat, wasserfreier Zitronensäure und gereinigtem Wasser vereinigt. Es ist darauf zu achten, dass erst das Kaliumsorbat und danach die Zitronensäure in Lösung gebracht wird. Der Ansatz wird bis zum Erkalten gerührt. Es entsteht eine weiche, weiße Creme.

Anwendung

Die Creme wird nach entsprechender Weiterverarbeitung mit Wasser und/oder diversen entzündungshemmenden Wirkstoffen bei einer akuten oder nässenden Hauterkrankung eingesetzt. Eine dauerhafte Anwendung der Zubereitung führt zur Austrocknung der Haut.

Kompatibilität

Die nichtionische hydrophile Creme SR lässt sich ohne Probleme mit kationischen Wirk- und Hilfsstoffen verarbeiten. Die Grundlage ist aber inkompatibel mit phenolischen Stoffen.

Stabilität

| Laufzeit/Haltbarkeit | 1 Jahr |
| Weiterverarbeitungsfrist | 6 Monate |

Die Aufbrauchfrist beim Patienten richtet sich nach dem Anteil an eingearbeitetem Wasser oder Wirkstoff.

Patienteninformation

Durch Lagerung im Kühlschrank bleibt die Qualität der nichtionischen hydrophilen Creme SR erhalten.

Rezepturhinweise

Die Zubereitung sollte bevorzugt in eine Braunglas-Weithalsflasche abgefüllt werden.

Bei frei komponierten Rezepturen muss vor der Herstellung die Verträglichkeit der zu verarbeitenden Wirkstoffe mit der Grundlage geklärt sein. Die nichtionische hydrophile Creme wird sehr häufig als verträgliche Alternative an Stelle der hydrophilen Salbe eingesetzt.

Nystatin

Ph.Eur.

Wirkstoff

Synonyme
Nystatinum.

Lagerung/Kennzeichnung
Nystatin dicht verschlossen und vor Licht geschützt zwischen 2 und 8 °C (Kühlschrank) lagern. Die Kennzeichnung ist rot auf weiß.

Standardisierte Rezepturen
Standardisierte Rezepturen mit Nystatin:
- Anionische Nystatin-Creme 70 000 I. E./g (NRF 11.105.),
- Zinkoxid-Neutralöl 50 % mit Nystatin 70 000 I. E./g (NRF 11.114.),
- Nystatin-Suspension 50 000 I. E./g (NRF 21.3.).

Fertigarzneimittel
Adiclair®, Biofanal®, Candio-Hermal®, Lederlind®, Moronal®, Mykoderm®, MykoPosterine®, Mykundex®.

Eigenschaften
Nystatin ist ein gelbes bis leicht bräunliches Pulver. Die Substanz ist sehr schwer löslich in Wasser und praktisch unlöslich in Ethanol und Ether. Nystatin ist hygroskopisch und empfindlich gegenüber Licht, Sauerstoff und extremen pH-Werten.

Anwendung/Dosierung
Nystatin ist ein Polyen-Antibiotikum, das auf Grund seiner fungiziden Wirkung bevorzugt bei Candida-Infektionen eingesetzt wird. Die Substanz gewinnt man aus bestimmten Stämmen von *Streptomyces noursei*. Die Aktivität der Substanz beträgt mindestens 4400 I.E. je Milligramm, berechnet auf die getrocknete Substanz. Die übliche therapeutische Konzentration liegt zwischen 50 000 und 100 000 I. E./g.

Nystatin wird nicht resorbiert und eignet sich gut zur Sanierung von enteralen oder vaginalen Candida-Mykosen.

Stabilität
Nystatin reagiert empfindlich gegenüber Licht, Wärme, Sauerstoff und starken pH-Schwankungen. Das Stabilitätsoptimum von Nystatin liegt zwischen pH 5 und 7, das Wirkoptimum zwischen pH 4,5 und 6,5.
Wasserhaltige Zubereitungen haben eine Aufbrauchfrist von 1 Woche!

Kompatibilität
Keine Angaben.

Patienteninformation
Rezepturen mit Nystatin müssen im Kühlschrank gelagert werden!
Die Bezeichnung von Arzneistoffen darf nicht so abgekürzt oder so angegeben werden, dass der Patient beziehungsweise der Empfänger über den Inhalt getäuscht wird.

Rezepturhinweise
Nystatin wird in suspendierter Form in Rezepturen eingearbeitet.
CAVE: Verschiedene Nystatin-Chargen weisen oft unterschiedliche Gehalte auf, daher sollte die Konzentration in I.E. und nicht in Gramm angegeben werden! Weiterhin ist ein Aktivitätsverlust währen der Lagerung zu berücksichtigen, der durch eine angepasste Einwaage ausgeglichen werden kann.
Nystatin bevorzugt in wasserfreien Zubereitungen verarbeiten, da wasserhaltige Zubereitungen die Aufbrauchfrist erheblich reduzieren.

Verarbeitungshinweise zum TopiTec®-System
Da die Substanz, bedingt durch ihre Gewinnung/Trocknung leicht agglomeriert vorliegen kann, sollte bei der Verarbeitung mit einer hydrophilen Salbengrundlage in der TopiTec®-Kruke im 1. Schritt eine „Vorverreibung" durchgeführt werden. In diesem Fall wird Nystatin in die TopiTec®-Kruke mit etwa 10 % der Grundlage eingewogen (Sandwichverfahren!) und ca. 1 Min. bei 500 bis max 1000 UpM gemischt. Im 2. Schritt wird dann die restliche Grundlage zugesetzt und ca. 2 Min. mit 500 bis max 700 UpM homogenisiert. Nur so kann eine korrekte Wirkstoffverteilung erreicht werden.

Polidocanol 600

DAC

Wirkstoff

Synonyme
Macrogollaurylether, Polidocanolum 600, Thesit®, Aethoxysklerol®, Hydroxypolyethoxydodecan, Polydodekanol.

Lagerung/Kennzeichnung
Die Lagerung der Substanz erfolgt im Kühlraum oder Kühlschrank, da es bei Raumtemperatur zur Entmischung im Vorratsgefäß kommt. Die Kennzeichnung ist schwarz auf weiß.

Standardisierte Rezepturen
NRF-Vorschriften mit Polidocanol:
- Polidocanol-600-Zinkoxidschüttelmixtur 3, 5 oder 10% (NRF 11.66.),
- Hydrophiles Polidocanol-Gel 5% (NRF 11.117.),
- Hydrophile Polidocanol-Creme 5% (NRF 11.118.),
- Hydrophobe Polidocanol-Creme 5% (NRF 11.119.),
- Hydrophobe Polidocanol-Creme 5% mit Harnstoff 5% (NRF 11.120.).

Eingetragene Warenzeichen
Thesit®, Aethoxysklerol®.

Eigenschaften
Polidocanol ist ein nichtionogener Emulgator, der eine gute Mischbarkeit mit Wasser, Öl und anderen Lösungsmitteln besitzt. Die Substanz besteht aus einem Gemisch halbfester homologer Verbindungen mit Tensidcharakter. Polidocanol hat eine gute lokalanästhesierende Wirkung.

Anwendung/Dosierung
Bei Hämorrhoiden, Dermatitis solaris und Pruritus wird Polidocanol in der symptomatischen Behandlung eingesetzt. Das Lokalanästhetikum wird je nach Hautzustand in die entsprechende Grundlage eingearbeitet.
Die übliche therapeutische Konzentration liegt bei 0,5 bis 5%.

Salben und Cremes zur Schmerzstillung und Juckreizlinderung haben eine
Konzentration von 3–5 %. Die Dosierung erfolgt nach Bedarf oder nach
ärztlicher Anweisung.
Weiterhin dienen Zubereitungen mit Polidocanol der Verödung von Varizen.

Stabilität

Die Stabilität von Polidocanol ist pH-unabhängig. Der Wirkstoff besitzt eigene antimikrobielle Eigenschaften.

Kompatibilität

Polidocanol ist inkompatibel mit Eucerin cum aqua. Sobald W/O-Grundlagen größere Mengen Vaselin und mehr als 20 % Wasser enthalten, führt Polidocanol zum Brechen der Rezeptur.
Die gleiche Problematik liegt auch bei der Quasi-W/O-Emulsion Unguentum leniens vor.

Patienteninformation

Rezepturen mit Polidocanol sollten nicht mit Lack oder Kunststoffen (Brillen) in Berührung gebracht werden. Außerdem kann es bei Augenkontakt zu Reizungen kommen. Eine Anwendung im Gesicht ist mit entsprechender Vorsicht durchzuführen. Die Bezeichnung von Arzneistoffen darf nicht so abgekürzt oder so angegeben werden, dass der Patient beziehungsweise der Empfänger über den Inhalt getäuscht wird.

Rezepturhinweise

Auf Grund der Unverträglichkeiten mit Eucerin® cum aqua und Unguentum leniens sollte in entsprechenden Verordnungen auf die W/O-Adsorbtionsbase Eucerin® anhydricum zurückgegriffen werden.
Eine weitere Alternative stellt das wollwachsfreie W/O-System lipophile Cremegrundlage (NRF 11.104.) dar.

Prednisolon

Ph.Eur.

Wirkstoff

Synonyme
Prednisolonum.

Lagerung/Kennzeichnung
Die Lagerung erfolgt in dicht verschlossen Behältnissen, vor Licht geschützt und unter Verschluss mit der Kennzeichnung rot auf weiß. Prednisolon ist ein Gefahrstoff mit der Kennzeichnung T für giftig.

Standardisierte Rezepturen
NRF-Rezepturen mit Prednisolon:
■ Hydrophile Prednisolon-Creme 0,5 % (NRF 11.35.).
Rezepturkonzentrat:
Fa. Ichthyol-Gesellschaft: Prednisolon 4 % Cordes® RK.
Das Konzentrat wird mit 4,3 % mikronisiertem Prednisolonhydrat, entspr. 4 % Prednisolon in Basis Cordes® RK hergestellt.

Fertigarzneimittel
Verschreibungspflichtig: Alferm®, Decortin®-H, Inflanefran AT/AS, Linola® H N Creme, Ultracortenol® AT/AS.

Eigenschaften
Prednisolon ist ein weißes bis fast weißes, kristallines Pulver. Die Substanz ist hygroskopisch und sehr schwer löslich in Wasser, aber löslich in Ethanol. Prednisolon ist ein Gefahrstoff mit fruchtschädigenden Eigenschaften. Die Substanz zeigt Polymorphie.

Anwendung/Dosierung
Prednisolon gehört zu den schwach wirksamen Glucocorticoiden und wird bei rein entzündlichen Dermatosen eingesetzt. Die übliche therapeutische Konzentration in topischen Zubereitungen liegt zwischen 0,25 und 0,5 %, die Anwendung erfolgt einmal täglich.

Stabilität

Prednisolon ist physikalisch instabil, es kommt zur Kristallbildung in wasserreichen Medien.

Das Stabilitätsoptimum von Prednisolon liegt bei pH 6–7, der rezeptierbare pH-Bereich liegt zwischen pH 4 und 8.

Kompatibilität

Oxidationsfördernde Rezepturbestandteile, wie z.B. Zinkoxid, verringern die Haltbarkeit der Zubereitung stark, so dass diese nicht innerhalb einer Rezeptur verarbeitet werden sollten.

Patienteninformation

Die Anwendung in unmittelbarer Nähe der Augen ist zu vermeiden.

Der Patient benötigt eine ärztliche Gebrauchsanweisung und sollte darüber informiert werden, dass diese Zubereitung ein Cortison enthält.

Die Bezeichnung von Arzneistoffen darf nicht so abgekürzt oder so angegeben werden, dass der Patient beziehungsweise der Empfänger über den Inhalt getäuscht wird. Bei Glucocorticoid-haltigen Externa ist **Cortisonhaltig!** anzugeben.

Rezepturhinweise

Prednisolon sollte vor der Verarbeitung mikrofein pulverisiert werden. Auf Grund der Giftigkeit der Substanz sollte allerdings mikronisiertes Prednisolon oder halbfestes Prednisolonhydrat-Rezepturkonzentrat verwendet werden.

Über Nacht kristallisiert Prednisolon in O/W-Emulsionen in großen Büscheln aus. Offenbar kommt es zu einer polymorphen Umwandlung in eine andere Kristallform. Tritt diese Problematik auf, sollte Prednisolonacetat statt Prednisolon eingesetzt werden.

Prednisolonacetat

Ph.Eur.

Wirkstoff

Synonyme
Prednisoloni acetas, Prednisolonum aceticum.

Lagerung/Kennzeichnung
Die Lagerung erfolgt in dicht verschlossen Behältnissen, vor Licht geschützt und unter Verschluss mit der Kennzeichnung rot auf weiß.

Standardisierte Rezepturen
Keine.

Fertigarzneimittel
Keine.

Eigenschaften
Prednisolonacetat ist ein weißes, kristallines Pulver. Die Substanz ist praktisch unlöslich in Wasser und schwer löslich in Ethanol.

Anwendung/Dosierung
Prednisolonacetat gehört zur Gruppe der Glucocorticoide. Die übliche therapeutische Konzentration liegt zwischen 0,25 und 0,5%.

Stabilität
Unter ungünstigen Bedingungen kann Prednisolonacetat hydrolytisch gespalten werden.
Das Stabilitätsoptimum von Prednisolonacetat liegt bei pH 4,5, der rezeptierbare pH-Bereich liegt zwischen pH 4 und 5.

Kompatibilität
Keine Angaben.

Patienteninformation
Der Patient benötigt eine ärztliche Gebrauchsanweisung und sollte darüber informiert werden, dass diese Zubereitung ein Cortison enthält.
Die Bezeichnung von Arzneistoffen darf nicht so abgekürzt oder so angegeben werden, dass der Patient beziehungsweise der Empfänger über den Inhalt getäuscht wird. Bei Glucocorticoid-haltigen Externa ist **Cortisonhaltig!** anzugeben.

Rezepturhinweise
Auf Grund der Lichtempfindlichkeit der Substanz, sollten Zubereitungen mit Prednisolonacetat in Aluminiumtuben abgefasst werden.

Protegin®

Grundlage

Synonyme
Unter der Markenbezeichnung Protegin® werden eine Reihe von Absorptionsbasen für Wasser-in-Öl-Emulsionen hergestellt (siehe unten: eingetragene Warenzeichen).

Lagerung
Die Lagerung von Protegin®-Produkten erfolgt bei Raumtemperatur.

Standardisierte Rezepturen
Keine.

Eingetragene Warenzeichen
Protegin® V/Protegin® XV, Protegin® W/Protegin® WX.

Eigenschaften
Die Protegin®-Produkte sind Cremegrundlagen, die eine Herstellung von sehr lagerstabilen W/O-Cremes ermöglichen, welche hohen Wärme- und Kältebelastungen standhalten.

Zusammensetzung
Die Protegin®-Produkte sind Mischungen aus Paraffinöl, Vaselin, Ozokerit, Glycerolmonostearat und Wollwachsalkoholen.
- Protegin® V/Protegin® XV: Mineral Oil, Petrolatum, Ozokerite, Glyceryl Oleate, Lanolin Alcohol.
- Protegin® W/Protegin WX: Petrolatum, Ozokerite, hydrogenated Castor Oil, Glyceryl Isostearate, Polyglyceryl-3-Oleate.

Herstellung
Bleibt dem Hersteller überlassen.

Anwendung
Protegin®-Emulsionen repräsentierenden den traditionellen Typ der W/O-Cremes. Sie verfügen über ausgeprägte hautpflegende Eigenschaften.

Kompatibilität
Inkompatibilitäten nach Herstellerangaben nicht bekannt.

Stabilität
Herstellerangaben:
Laufzeit/Haltbarkeit ohne weitere Konservierung 2 Jahre
Weiterverarbeitungsfrist ohne weitere
Konservierung   lt. Herstellerangabe:
                                                originalverschlossen
                                                1 Jahr nach
                                                Auslieferung
Die Aufbrauchfrist beim Patienten richtet sich nach dem Anteil an eingear-
beitetem Wasser oder Wirkstoff.

Patienteninformation
Protegin® ist ohne Zusatz von Seifen und Tensiden nicht abwaschbar.

Rezepturhinweise
Ölphase und Wasserphase separat auf 75 bis 80 °C, bei Verwendung der
Protegin®-W-Typen auf 80 bis 85 °C, erhitzen. Wasserphase langsam unter
kräftigem Rühren zur Fettphase geben.
Unter Rühren auf 25 bis 30 °C abkühlen, mittels Dreiwalzenstuhl homoge-
nisieren.
Wasserlösliche, thermostabile Arzneistoffe können durch Lösung im Was-
ser in diesen Herstellungsprozess integriert werden. Wasserunlösliche
Wirkstoffe sollten nach dem Homogenisieren in die Emulsion eingearbeitet
werden, wobei auf eine möglichst feine Verteilung geachtet werden muss.
Temperaturempfindliche Substanzen sollten bei 45 °C zugesetzt werden.
Empfohlene Einsatzkonzentrationen:

- Protegin® V   28 bis 32 %,
- Protegin® XV   25 bis 30 %,
- Protegin® W   28 bis 30 %,
- Protegin® WX   25 bis 28 %.

Protegin®-Cremes sollten ungefähr ein Drittel Ölphase und zwei Drittel
Wasserphase enthalten. Bei diesem Verhältnis erreichen sie optimale Stabilität.

Zur Herstellung stabiler W/O-Cremes müssen keine bzw. nur noch geringe Mengen Fettbestandteile zugesetzt werden. Protegin® W und Protegin® XW dienen zur Herstellung besonders weißer und weicher Cremes, die entsprechend höhere Anteile flüssiger Fettbestandteile enthalten müssen. Bei Verwendung von pflanzlichen Fetten ist die Zugabe eines Antioxidans unerlässlich.

Emulsionsstabilisierend wirken Elektrolyte, speziell Magnesiumsulfat (ca. 0,5 % des Hepta-Hydrats) und 3 bis 5 % Glycerin oder andere Polyole.

Salicylsäure

Ph.Eur.

Wirkstoff

Synonyme
Acidum salicylicum.

Lagerung/Kennzeichnung
Die Lagerung von Salicylsäure erfolgt vor Licht geschützt im allgemeinen Alphabet der Rezeptur (Indifferentia) mit der Kennzeichnung schwarz auf weiß. Der Kennbuchstabe für Salicylsäure ist Xn und steht für gesundheitsschädlich.

Standardisierte Rezepturen
NRF-Vorschriften mit Salicylsäure:
- Milchsäurehaltiges Salicylsäure-Collodium 10% (NRF 11.18.),
- Salicylsäure-Aknespiritus 5 oder 10% (NRF 11.23.),
- Warzensalbe (NRF 11.31.),
- Triamcinolonacetonid-Hautspiritus 0,2% mit Salicylsäure 2% (NRF 11.39.),
- Salicylsäure-Salbe 1/2/3/5/10 oder 20% (NRF 11.43.),
- Salicylsäure-Öl 2/5 oder 10% (NRF 11.44.),
- Fettender Salicylsäure-Hautspiritus 1/2/3 oder 5% (NRF 11.45.),
- Dithranol-Salbe 0,05, 0,1, 0,25, 0,5, 1 oder 2% (NRF 11.51.),
- Dithranol-Salbe 0,05, 0,1, 0,25, 0,5, 1 oder 2% mit Salicylsäure 2% (NRF 11.51.),
- Abwaschbare Dithranol-Salbe 0,05, 0,1, 0,25, 0,5, 1 oder 2% (NRF 11.52.),
- Abwaschbare Dithranol-Salbe 0,05, 0,1, 0,25, 0,5, 1 oder 2% mit 2% Salicylsäure (NRF 11.52.),
- Ethanolhaltiges Salicylsäure-Gel 6% (NRF 11.54.),
- Isopropylalkoholhaltiger Salicylsäure-Hautspiritus 1/2/3/5 oder 10% (NRF 11.55.),
- Ethacridinlactat-Salbe 1% mit Salicylsäure 3% (NRF 11.63.),
- Abwaschbares Salicylsäure-Öl 2/5 oder 10% (NRF 11.85.),

- Hydrophile Salicylsäure-Creme 5% (NRF 11.106.),
- Hydrophile Salicylsäure-Creme 5% mit Steinkohlenteerspiritus 10% (NRF 11.107.),
- Abwaschbares Dithranol-Öl 0,25% mit Salicylsäure 2% (NRF 11.115.).

Fertigarzneimittel
Aknefug®-liquid, Gehwohl® Schälpaste, Lygal® Kopfsalbe, Psorimed®.

Eigenschaften
Bei Salicylsäure handelt es sich um ein weißes, kristallines Pulver oder um weiße bis farblose Kristallnadeln. Die Substanz ist schwer löslich in Wasser und leicht löslich in Ethanol und Ether.

Anwendung/Dosierung
Salicylsäure wirkt bei lokaler Anwendung auf der Haut keratolytisch, antiphlogistisch und schwach antimikrobiell. Anwendungsgebiete sind vermehrte Hornhautbildung, sowie die Abschuppung bei Psoriasis und Kopfschuppen. Salicylsäure wird in unterschiedlichen Konzentrationen eingesetzt:

- 0,5 bis 1% in antiseptischen Pinselungen und Salben,
- 3 bis 5% in schweißhemmenden Pudern,
- 10% in Schälsalben/Schälkollodium,
- 40 bis 60% in Hühneraugenpflastern.

Die obere Richtkonzentration für die großflächige Anwendung beträgt 3%. In Konzentrationen über 10% oder in der Schwangerschaft dürfen Salicylsäure-Salben nur kleinflächig eingesetzt werden.

Stabilität
Der rezeptierbare pH-Bereich von Salicylsäure sollte unterhalb von pH 3 liegen.
Die Aufbrauchfrist ist abhängig von der eingearbeiteten Grundlage und variiert zwischen 6 Monaten und 3 Jahren.

Kompatibilität

In Ölen, teilweise auch in Wachsen, kommt es zu einer Aufspaltung der Esterstrukturen. Die freien Fettsäuren vermitteln einen unangenehmen Geruch, mitunter verursachen sie auch Hautreizungen.

In wässrigen oder wässrig-alkoholischen Lösungen erzeugt Salicylsäure je nach Konzentration pH-Werte zwischen 1 und 3. Die Verarbeitung weiterer Wirkstoffe innerhalb einer Salicylsäure-haltigen Rezeptur wird dadurch nahezu ausgeschlossen.

Konkrete Inkompatibilitäten wurden mit Harnstoff, Iod, Eisen(III)-, Bleisalzen, Carbonaten und Chinin beschrieben.

Patienteninformation

Salicylsäure-Salben sollen nicht länger als eine Woche eingesetzt werden! Die Bezeichnung von Arzneistoffen darf nicht so abgekürzt oder so angegeben werden, dass der Patient beziehungsweise der Empfänger über den Inhalt getäuscht wird.

Rezepturhinweise

Salicylsäurehaltige Rezepturen dürfen während der Herstellung nicht erwärmt werden.

Zwischenzeitlich kann es zu einer Übersättigung der Lösung/Grundlage kommen. Beim Abkühlen auf Raumtemperatur kommt es zur Rekristallisation der Salicylsäure in Form von kleinen Kristallnadeln.

In Salicylsäure-Vaseline-Zubereitungen sollte ein vorheriges Anreiben der fein verriebenen Salicylsäure mit Paraffinöl erfolgen. Ein vorheriges Anlösen in Rizinusöl ist unbedingt zu vermeiden, da nach Zugabe von Vaselin die Salicylsäure auskristallisiert.

Der Einsatz der Salbenmühle ist bei Suspensionssalben obligatorisch!

Bei der Verarbeitung von Salicylsäure ist Staubentwicklung zu vermeiden!

Tretinoin

Ph.Eur.

Wirkstoff

Synonyme
Tretinoinum, Vitamin-A-Säure, VAS, all-trans-Retinsäure, Retinolsäure.

Lagerung/Kennzeichnung
Tretinoin vor Licht geschützt, dicht verschlossen, am besten im Kühlschrank oder sogar Gefrierfach, lagern. Vor der Verarbeitung muss die Substanz Raumtemperatur haben. Die Lagerfrist sollte 2 Jahre nicht überschreiten.
Die Kennzeichnung ist rot auf weiß. Der Kennbuchstabe für Tretinoin ist das T für giftig. T-Gifte sind unter Verschluss zu lagern.

Standardisierte Rezepturen
NRF-Vorschriften mit Tretinoin:
- Hydrophile Tretinoin-Creme 0,025/0,05 oder 0,1 % (NRF 11.100.),
- Lipophile Tretinoin-Salbe 0,025/0,05 oder 0,1 % (NRF 11.101.),
- Ethanolhaltige Tretinoin-Lösung 0,025/0,05 oder 0,1 % (NRF 11.102.),
- Hydrophobe Tretinoin-Creme 0,025/0,05 oder 0,1 % (NRF 11.123.).

Stammverreibungen:
- Hydrophile Tretinoin-Verreibung 2 % (NRF S. 28.),
- Lipophile Tretinoin-Verreibung 2 % (NRF S. 29.).

Fertigarzneimittel
Verschreibungspflichtig: Airol®, Cordes VAS®.
Die Firma BUFA bietet eine Tretinoin-Lösung mit einer Konzentration von 3,33 mg/ml für die Rezeptur an.

Eigenschaften
Tretinoin ist ein Gefahrstoff mit stark teratogenen Eigenschaften. Das Einatmen von Stäuben und ein längerer Hautkontakt sollten vermieden werden, da es zu starken Haut- und Schleimhautreizungen kommt.

Die Substanz liegt kristallin vor und muss vor der Verarbeitung pulverisiert werden, entsprechende Arbeitsschutzmaßnahmen müssen getroffen werden. Tretinoin ist lichtempfindlich und sehr schwer löslich in Wasser und Ethanol.

Anwendung/Dosierung

Tretinoin wird als hydrophile Creme oder als alkoholisch-propylenglycolische Lösung zur Behandlung der Akne vulgaris eingesetzt. Bei topikaler Anwendung als Creme, Gel oder Lösung, liegt eine Konzentration zwischen 0,025 und 0,1 % vor.

Die Dosierung lautet 1 – 2 × täglich dünn auf die betroffenen Hautstellen auftragen. Helle und empfindliche Haut sollte nur 1x täglich oder sogar nur jeden zweiten Tag behandelt werden. Erste sichtbare Erfolge treten nach 2 – 3 Wochen Behandlungsdauer auf. Das Behandlungsoptimum ist nach 6 Wochen erreicht. Danach sollte die Therapie vermindert noch ca. 8 Wochen fortgesetzt werden.

Wird Tretinoin in hydrophoben Grundlagen verarbeitet, so dient es der Behandlung aktinischer Keratosen.

Stabilität

Mit steigendem pH-Wert nimmt die Stabilität von Tretinoin ab. Das Stabilitätsoptimum liegt unter pH 5. Eine ausreichend kühle Lagerung beugt Zersetzungsprozessen vor.

Kompatibilität

Die kombinierte Anwendung von Erythromycin und Tretinoin ist therapeutisch sinnvoll. Betrachtet man aber die Stabilitätsoptima der beiden Stoffe, so erkennt man, dass diese Kombination nur über einen kurzen Zeitraum voll wirksam sein kann. Erythromycin schwächt die Wirkung von gelöst vorliegendem Tretinoin ab.

Patienteninformation

Nach der Applikation der tretinoinhaltigen Zubereitung ist es sinnvoll, die Hände gründlich zu waschen. Zu Beginn der Behandlung treten unangenehme Hautirritationen auf. Das sogenannte „Flare up" beschreibt das Aufblühen der Haut verbunden mit Erwärmung und Abschuppung.

Die Bezeichnung von Arzneistoffen darf nicht so abgekürzt oder so angegeben werden, dass der Patient beziehungsweise der Empfänger über den Inhalt getäuscht wird.

Rezepturhinweise
Bei der Verarbeitung von Tretinoin sollten Einmalhandschuhe, Schutzbrille und Mundschutz getragen werden. Staubentwicklung ist zu vermeiden. Das NRF gibt für die Herstellung tretinoinhaltiger Zubereitungen Betriebsanweisungen an.
Um den Arzneistoff vor Oxidation zu schützen, gibt es die Möglichkeit, BHT 0,04–0,05 % (Butylhydroxytoluol) oder Vitamin E 0,01 % (α-Tocopherol) zuzusetzen. Die Antioxidantien werden mit dem Tretinoin verrieben und dann in die Grundlage eingearbeitet. Diese Stabilisatoren müssen auf dem Etikett vermerkt werden.

Triamcinolonacetonid

Ph.Eur.

Wirkstoff

Synonyme
Triamcinoloni acetonidum, Triamcinolonum acetonatum.

Lagerung/Kennzeichnung
Triamcinolonacetonid vor Licht geschützt unter Verschluss lagern. Die Kennzeichnung ist rot auf weiß. Triamcinolonacetonid ist ein Gefahrstoff mit der Kennzeichnung T für giftig. T-Gifte sind unter Verschluss zu lagern!

Standardisierte Rezepturen
NRF-Vorschriften mit Triamcinolonacetonid:
- Triamcinolonacetonid-Haftpaste 0,1 % (NRF 7.10),
- Hydrophile-Triamcinolonacetonid-Creme 0,1 % (NRF 11.38),
- Triamcinolonacetonid-Hautspiritus 0,2 % mit Salicylsäure 2 % (NRF 11.39),
- Hydrophile Triamcinolonacetonid-Emulsion 0,025 % oder 0,1 % (NRF 11.90).

Rezepturkonzentrat:
Fa. BUFA Deutschland GmbH: Triamcinolonacetonid Mikr.-Verr. 1:10.

Fertigarzneimittel
Verschreibungspflichtig: Delphicort®, Kortikoid-ratiopharm®, Triamgalen®, Volon A®, Volonimat®.

Eigenschaften
Triamcinolonacetonid ist ein weißes bis fast weißes, kristallines Pulver. Die Substanz ist praktisch unlöslich in Wasser und wenig löslich in Ethanol. Triamcinolonacetonid ist ein Gefahrstoff mit fruchtschädigenden Eigenschaften. Das Einatmen von Stäuben und längerer Hautkontakt sollten vermieden werden.

Anwendung/Dosierung

Triamcinolonacetonid ist ein fluoriertes Lokalsteroid mit deutlichem antiphlogistischen Effekt. Je nach Konzentration handelt es sich dabei um ein mittelstark bis stark wirkendes Glucocorticoid. Die Anwendung erfolgt bei Hautkrankheiten, die eine lokale Glucocorticoidbehandlung erfordern, z.B. entzündliche, allergische, oder pruriginöse Dermatosen. Leitindikation ist die atopische Neurodermitis. Die übliche therapeutische Konzentration liegt zwischen 0,025 und 0,1 %, die Anwendung erfolgt einmal täglich. Die obere Richtkonzentration beträgt ebenfalls 0,1 %.

Stabilität

Triamcinolonacetonid gilt im Allgemeinen als stabile Substanz. Das Stabilitätsoptimum liegt bei pH 7, der rezeptierbare pH-Bereich zwischen pH 3 und 7. Die Substanz ist gegenüber stark alkalischen pH-Werten und organischen Säuren, z.B. Salicylsäure empfindlich, die alkoholische Lösung auch gegenüber Licht.

Kompatibilität

Mit sauren Reaktionspartnern, z.B. Salicylsäure bildet sich innerhalb einer wasserhaltigen Rezeptur Triamcinolon. Dieses besitzt nur noch 10 % der Wirksamkeit des Triamcinolonacetonids. Aus diesem Grund sollten saure Reaktionspartner aus der Rezeptur entfernt und in einer separaten Zubereitung dem Patienten angeboten werden. Die beiden Einzelrezepturen sollten vom Patienten im Abstand von mehreren Stunden, z.B. morgens und abends eingesetzt werden.

Patienteninformation

Der Patient benötigt eine ärztliche Gebrauchsanweisung und sollte darüber informiert werden, dass diese Zubereitung ein Cortison enthält.
Die Bezeichnung von Arzneistoffen darf nicht so abgekürzt oder so angegeben werden, dass der Patient beziehungsweise der Empfänger über den Inhalt getäuscht wird. Bei Glucocorticoid-haltigen Externa ist **Cortisonhaltig!** anzugeben.

Rezepturhinweise

Vor der Verarbeitung sollte Triamcinolonacetonid mikrofein pulverisiert werden. Auf Grund der Giftigkeit von Triamcinolonacetonid sollte vorzugsweise die bereits mikronisierte Substanz verwendet werden.

Wasserhaltige O/W-Cremes und Lotionen sollten auf einen neutralen bis leicht sauren pH-Wert eingestellt werden. Die Abgabe von Lösungen sollte nur in braunen Medizinflaschen erfolgen.

Unguentum Cordes®

Grundlage

Synonyme
Cordes unguentum, Unguentum Cordes®, Cordessche Salbe.

Lagerung
Die Lagerung sollte unterhalb Raumtemperatur erfolgen.

Standardisierte Rezepturen
Der Hersteller hat eine Zusammenstellung diverser Rezepturen in Form der
Folia Ichthyolica zur Verfügung, die auf Anfrage an die Apotheken ausge-
liefert werden. Die Unguentum Cordes® wird in diesen Zubereitungen als
Grundlage eingesetzt. Die diversen Rezepturen sind bezüglich ihrer Stabili-
tät, Qualität, Wirksamkeit und Haltbarkeit untersucht.

Eingetragenes Warenzeichen
Unguentum Cordes®.

Eigenschaften
Es handelt sich um eine ambiphile emulgierbare Fettsalbe, die gut abwaschbar ist. Die Salbe verfügt über ein großes Wasser- und Fettaufnahme-
vermögen. Unguentum Cordes® verfügt über eine gute Haltbarkeit, obwohl
keinerlei Konservierungsmittel oder Antioxidantien enthalten sind.

Zusammensetzung
Polyoxyethylenstearat
Glycerolmonostearat
Sorbitanmonostearat
Paraffine

Herstellung
Bleibt dem Hersteller überlassen.

Anwendung

Selten wird die Unguentum Cordes® unbearbeitet zur Pflege der trockenen Haut eingesetzt. In den meisten Fällen erfolgt eine entsprechende Weiterverarbeitung mit Wasser und diversen entzündungshemmenden oder pflegenden Wirkstoffen.

Kompatibilität

Die Salbengrundlage zeigt mit den gängigen Rezepturarzneistoffen keine Inkompatibilitäten.

Ist in die Grundlage 20%-40% Wasser eingearbeitet, so ist das W/O-System gegenüber grenzflächenaktiven Stoffen empfindlich. Der Zusatz von Polidocanol führt zum Brechen der Rezeptur.

Stabilität

Laufzeit/Haltbarkeit ohne Konservierung	4 Jahre
Weiterverarbeitungsfrist ohne Konservierung	lt. Herstellerangabe bis zum Mindesthaltbarkeitsdatum
Aufbrauchfrist der wasserhaltigen Emulsion (bis 30% Wasseranteil)	4 Wochen
Aufbrauchfrist der wasserhaltigen Emulsion (50–60% Wasseranteil)	2 Wochen

Die Aufbrauchfrist der wasserfreien Unguentum Cordes® sollte beim Patienten einen Zeitraum von 2 Monaten nicht überschreiten. Ist in die Salbengrundlage ein labiler Wirkstoff eingearbeitet, so kann sich die Aufbrauchfrist noch verkürzen. Clotrimazol hat in der Grundlage eine Aufbrauchfrist von 4 Wochen, Dexpanthenol von nur 2 Wochen.

Für die wasserhaltigen Zubereitungen empfiehlt der Hersteller die Konservierung mit 0,1% Sorbinsäure.

Patienteninformation

Durch Lagerung im Kühlschrank bleibt die Qualität der Unguentum Cordes® und ihrer Zubereitungen über den angegebenen Zeitraum erhalten.

Rezepturhinweise

Die Herstellung wasserhaltiger Zubereitungen sollte in der Wärme erfolgen, da die Emulsionen erfahrungsgemäß länger stabil bleiben. Nach dem Kaltrühren entsteht eine geschmeidige Emulsion.

Werden der Grundlage bis zu 30% Wasser zugesetzt, so entsteht eine W/O-Emulsion. Der Zusatz von 50–60% Wasser ergibt eine O/W-Emulsion. Ein Wasserzusatz von 40% sollte vermieden werden, da in diesem Konzentrationsbereich die Phasenumkehr stattfindet. Die Einarbeitung von Ölen ist bis zu einer Konzentration von 20% möglich.

Wasserhaltige hydrophile Salbe

DAB

Grundlage

Synonyme
Unguentum emulsificans aquosum, wasserhaltige emulgierende Salbe.

Lagerung
Die Lagerung sollte im Kühlschrank erfolgen. Die Kennzeichnung ist schwarz auf weiß.

Standardisierte Rezepturen
NRF-Vorschriften:
▪ Anionische Miconazolnitrat-Creme 2% (NRF 11.81.)
▪ Anionische Nystatin-Creme 70.000 I.E./g (NRF 11.105.)

Wasserhaltige hydrophile Salbe wird in diesen Zubereitungen als Grundlage eingesetzt.

Fertigarzneimittel
Keine.

Eigenschaften
Die wasserhaltige hydrophile Salbe DAB zählt zu den hydrophilen Cremes. Sie weist eine gute Verträglichkeit bei der Ekzembehandlung auf. Als Vehikel für Arzneistoffe besitzt die Creme ein gutes Eindringvermögen in die Haut. Die Wirkstofffreigabe ist ebenfalls schnell und gut. Die Creme ist von weicher Konsistenz und schwachem, charakteristischem Geruch. Auf der Haut gibt es einen kühlenden Effekt ohne zu fetten.

Zusammensetzung
Es werden 30 Teile der hydrophilen Salbe und 70 Teile Wasser miteinander verarbeitet.

Zusammensetzung der hydrophilen Salbe:

Emulgierender Cetylstearylalkohol	30,0 Teile
Dickflüssiges Paraffin	35,0 Teile
Weißes Vaselin	35,0 Teile

Das DAB erlaubt den Zusatz von Konservierungsmitteln: 0,1 % Sorbinsäure oder 0,06 % Methyl-4-hydroxybenzoat und 0,04 % Propyl-4-hydroxybenzoat.

Der Konservierungsmittelzusatz muss nach Art und Menge auf dem Etikett kenntlich gemacht werden.

Herstellung

Das Gemisch aus emulgierendem Cetylstearylalkohol, dickflüssigem Paraffin und weißem Vaselin wird auf dem Wasserbad bei ca. 70 °C geschmolzen. Das abgekochte und ebenfalls auf 70 °C abgekühlte Wasser wird anteilig in die geschmolzene Grundlage eingearbeitet und danach bis zum Erkalten gerührt. Eventuell verdunstetes Wasser muss ersetzt werden. Es entsteht eine weiche, gut streichfähige Salbe.

Anwendung

Selten wird die wasserhaltige hydrophile Salbe unbearbeitet zur Pflege der trockenen Haut eingesetzt. Sie wird bei Bedarf auf die entsprechenden Hautstellen dünn aufgetragen.

In den meisten Fällen erfolgt eine entsprechende Weiterverarbeitung mit diversen entzündungshemmenden oder auch feuchtigkeitsspendenden Wirkstoffen.

Kompatibilität

Der O/W-Emulgator der wasserhaltigen hydrophilen Salbe ist anionisch. Bei der Einarbeitung kationischer Wirkstoffe kommt es zu Wechselwirkungen und damit verbundenem Wirkungsverlust. Inkompatibel ist die Zubereitung mit Alkaloiden, Antihistaminen und Farbstoffkationen.

Stabilität

Laufzeit/Haltbarkeit mit Konservierung	1 Jahre
Laufzeit/Haltbarkeit ohne Konservierung	bei Bedarf frisch herzustellen
Weiterverarbeitungsfrist mit Konservierung	6 Monate
Weiterverarbeitungsfrist ohne Konservierung	–

Wird die wasserhaltige hydrophile Salbe konserviert, so kann die Aufbrauchfrist je nach Gefäß, bis zu 1 Jahr betragen. Wird die Zubereitung dagegen unkonserviert an den Patienten abgegeben, so ist die Aufbrauchfrist maximal 2 Wochen. Ist in die Salbengrundlage ein labiler Wirkstoff eingearbeitet, so kann sich die Aufbrauchfrist beim Patienten noch verkürzen.

Patienteninhinweise
Die Lagerung der wasserhaltigen hydrophilen Salbe muss im Kühlschrank und vor Licht geschützt erfolgen, da ansonsten die Qualität über den angegebenen Zeitraum nicht gewährleistet werden kann.

Rezepturhinweise
Eine weitere Verdünnung der wasserhaltigen hydrophilen Salbe ist nur begrenzt möglich. Bei der Mischung von 1 Teil Grundlage und 2 Teilen Wasser verflüssigt sich die Rezeptur.

Wasserhaltige Wollwachsalkoholsalbe

DAB

Grundlage

Synonyme
Lanae alcoholum unguentum aquosum, Unguentum alcoholum lanae aquosum.

Lagerung
Wasserhaltige Wollwachsalkoholsalbe dicht verschlossen und vor Licht geschützt lagern.

Standardisierte Rezepturen
NRF-Vorschrift:
■ Wasserhaltige Wollwachsalkoholsalbe pH 5 (NRF 11.32.).

Fertigarzneimittel
Eucerinum®, Eucerinum® cum Aqua.

Eigenschaften
Wasserhaltige Wollwachsalkoholsalbe ist eine weiße, bei Raumtemperatur weiche Salbe.

Zusammensetzung

Wollwachsalkoholsalbe	1 Teil
Gereinigtes Wasser	1 Teil

Herstellung
In die auf 60 °C erwärmte Wollwachsalkoholsalbe wird das auf gleiche Temperatur abgekühlte, frisch aufgekochte gereinigte Wasser eingearbeitet. Die Salbe wird bis zum Erkalten gerührt. Eventuell verdunstetes Wasser muss ergänzt werden.

Anwendung

Die wasserhaltige Wollwachsalkoholsalbe gehört zu den so genannten W/O-Cremes. Durch ihre lipophile Außenphase stellen sie selbst bei hohem Wassergehalt fettende Salben dar. Sie werden vorwiegend bei trockener Haut eingesetzt.

Cave: Wasserhaltige Wollwachsalkoholsalbe hat ein recht hohes Allergisierungspotential! Weiterhin wird eine zunehmende Sensibilisierung gegenüber Cetylstearylalkohol beobachtet.

Kompatibilität

Bei der Einarbeitung von Wasser bereiten grenzflächenaktive Wirk- und Hilfsstoffe Probleme, z.B. Tannin, Ammoniumbitominosulfonat, Polidocanol 600, Steinkohlenteerspiritus (enthält Polysorbat 60) oder Steinkohlenteerlösung (enthält Saponine) sowie Emulgatoren aus eingearbeiteten hydrophilen Cremes. Basisch reagierende Arzneistoffe wie Erythromycin können zur Verseifung von Lipiden führen. Die freien Fettsäuren stören die W/O-Emulsion. Die Einarbeitung von Harnstoff führt in der Regel zum Auseinanderbrechen der Emulsion.

Stabilität

Laufzeit/Haltbarkeit   1 Jahr
Weiterverarbeitungsfrist   6 Monate

Die Aufbrauchfrist beim Patienten richtet sich nach den eingearbeiteten Wirkstoffen.

Patienteninformation

Durch Lagerung im Kühlschrank bleibt die Qualität der wasserhaltigen Wollwachsalkoholsalbe erhalten.

Rezepturhinweise

Die Einarbeitung des Wassers sollte in kleinen Anteilen erfolgen, da ein Emulsionssystem vom Typ W/O entsteht. Kommt es bei der Einarbeitung von Wasser und bestimmten Arzneistoffen zu Problemen (siehe Kompatibilität), kann der Zusatz von Stabilisatoren wie Magnesiumhydrat-heptahydrat in 0,5%iger Konzentration hilfreich sein.

Eine weitere Verdünnung der wasserhaltigen Wollwachsalkoholsalbe ist möglich, da die Grundlage selbst ca. 200%, bezogen auf ihren Eigenanteil, aufnehmen kann.

Als Alternative zur wasserhaltigen Wollwachsalkoholsalbe können folgende Grundlagen eingesetzt werden:

- Lipophile Cremegrundlage NRF 11.104.,
- Emulgierende Augensalbe NRF 15.20. (kann ebenfalls als dermatologische Grundlage eingesetzt werden).

Weißes Vaselin

DAB

Synonyme
Vaselinum album, Vaseline blanche (f), Vaselina bianca (i)

Lagerung
Gut verschlossen und vor Licht geschützt, da sich weißes Vaselin unter Lichteinwirkung gelb verfärbt.

Standardisierte Rezepturen
DAC-Vorschrift:
Salicylsäure-Verreibung 50 %.
NRF-Vorschriften:
- Milde Hustensalbe (NRF 4.9.),
- Weiche Zinkpaste DAB 10 (NRF 11.21.),
- Harnstoff-Paste 40 % (NRF 11.3.),
- Warzensalbe (NRF 11.31.),
- Wundsalbe (NRF 11.33.),
- Salicylsäure-Salbe 1/2/3/5/10 oder 20 % (NRF 11.43.),
- Dithranol-Salbe 0,05/0,1/0,25/0,5 1 oder 2 % oder Dithranol-Salbe 0,05/0,1/0,25/0,5 1 oder 2 % mit Salicylsäure 2 % (NRF 11.51.),
- Abwaschbare Dithranol-Salbe 0,05/0,1/0,25/0,5 1 oder 2 % oder Abwaschbare Dithranol-Salbe 0,05/0,1/0,25/0,5 1 oder 2 % mit Salicylsäure 2 % (NRF 11.52.),
- Weiche Dithranol-Zinkpaste 0,05/0,1/0,25/1 oder 2 % (NRF 11.56.),
- Harnstoff-Paste 40 % mit Clotrimazol 1 % (NRF 11.57.),
- Ethacridinlactat-Salbe 1 % mit Salicylsäur 3 % (NRF 11.63.),
- Harnstoff-Cetomacrogolsalbe 10 % (NRF 11.73.),
- LCD-Vaselin 5/10 oder 20 % (NRF 11.87.),
- Lipophile Zinkoxid-Paste 30 % (NRF 11.111.),
- Zinkoxid-Paste 50 % mit Bismutgallat 10 % (NRF 11.112.),
- Hydrophobe Tretinoin-Creme 0,025/0,05 oder 0,1 % (NRF 11.123.).

Weißes Vaselin wird in diesen Zubereitungen als Grundlage eingesetzt.

NRF-Stammzubereitungen:
- Harnstoff-Stammverreibung 50 % (NRF S. 8.),
- Ethacridinlactat-Stammverreibung 10 % (NRF S. 11.),
- Lipophile Tretinoin-Verreibung 2 % (NRF S. 29.).

Fertigarzneimittel
Keine.

Eigenschaften
Weißes Vaselin ist eine weiße oder grünlich durchschimmernde, salbenartige Masse, die im Tageslicht schwach fluoresziert. Weißes Vaselin ist fast geruchlos.

Zusammensetzung
Weißes Vaselin ist ein Gemisch gereinigter, gebleichter, vorwiegend gesättigter Kohlenwasserstoffe. Technologisch gesehen handelt es sich um ein Gel, wobei der Anteil fester Kohlenwasserstoffe zwischen 10 und 30 %, der Anteil flüssiger Kohlenwasserstoffe demzufolge zwischen 90 und 70 % liegt.

Herstellung
Vaselin wird aus Rückständen bei der Erdöldestillation gewonnen. Primärprodukt ist gelbes Vaselin, durch Bleichen erhält man weißes Vaselin.

Anwendung
Bedingt durch die Unähnlichkeit mit den Lipiden der Haut, weist Vaselin keinerlei hautpflegende Eigenschaften auf. Es wird vorwiegend in abdeckenden Salben eingesetzt, mitunter auch für Okklusionseffekte genutzt.

Kompatibilität
Weißes Vaselin weist auf Grund seiner Struktur eine hohe chemische und physikalische Indifferenz auf. Wechselwirkungen mit Arznei- und Hilfsstoffen sind kaum zu erwarten.

Stabilität

Laufzeit/Haltbarkeit	5 Jahre
Weiterverarbeitungsfrist	5 Jahre

Weißes Vaselin besitzt als wasserfreie Grundlage eine gute Haltbarkeit. Die Stabilität eingearbeiteter Wirkstoffe wird ebenfalls begünstigt.

Wird weißes Vaselin vor Lichteinwirkung geschützt aufbewahrt, ist es nahezu unbegrenzt stabil und relativ indifferent gegenüber physikalischen und chemischen Wechselwirkungen.

Patienteninformation

Weißes Vaselin ist ohne Zusatz von Seifen und Tensiden nicht abwaschbar.

Rezepturhinweise

Wird Vaselin nicht näher bezeichnet, ist weißes Vaselin zu verwenden.

Die Konsistenz von weißem Vaselin kann mit festem oder flüssigem Paraffin, Wachsen oder Fettalkoholen dem jeweiligen Verwendungszweck angepasst werden.

Als Ersatz von Naturvaselin kommen ebenso künstliche Kohlenwasserstoffgele, z. B. Plastibase® oder hydrophobes Basisgel zum Einsatz.

Wollwachsalkoholsalbe

DAB

Grundlage

Synonyme
Lanae alcoholum unguentum, Unguentum alcoholum lanae.

Lagerung
Wollwachsalkoholsalbe ist vor Licht geschützt zu lagern.

Standardisierte Rezepturen
NRF-Vorschriften:
- Ammoniumbituminosulfonat-Salbe 10/20 oder 50% (NRF 11.12.),
- Hydrophobe Dexpanthenol-Creme 5% (NRF 11.29.),
- Wasserhaltige Harnstoff-Wollwachsalkoholsalbe 5 oder 10% (NRF 11.74.),
- Harnstoff-Natriumchlorid-Salbe (NRF 11.75.).

Wollwachsalkoholsalbe wird in diesen Zubereitungen als Grundlage eingesetzt.

Fertigarzneimittel
Eucerinum® anhydricum.

Eigenschaften
Wollwachsalkoholsalbe ist eine durchscheinende, gelblichweiße bis gelbliche, weiche Salbe.

Zusammensetzung

Cetylstearylalkohol	0,5 Teile
Wollwachsalkohole	6,0 Teile
Weißes Vaselin	93,5 Teile

Herstellung
Die Substanzen werden auf dem Wasserbad geschmolzen und bis zum Erkalten gerührt.

Anwendung

Wollwachsalkoholsalbe ist eine W/O-Absorptionssalbe. Sie zeichnet sich durch eine gute Hautaffinität aus und ist zur Aufnahme größerer Arzneistoffmengen geeignet. Die Wirkstoffabgabe geht mit einer guten Tiefenwirkung einher.

Wollwachsalkoholsalbe findet hauptsächlich Anwendung bei einer sebostatischen, trockenen Haut und bei subakuten und chronischen Hauterkrankungen.

Cave: Wollwachsalkoholsalbe hat ein recht hohes Allergisierungspotential! Weiterhin wird eine zunehmende Sensibilisierung gegenüber Cetylstearylalkohol beobachtet.

Kompatibilität

Bei der Einarbeitung von Wasser bereiten grenzflächenaktive Wirk- und Hilfsstoffe Probleme, z. B. Tannin, Ammoniumbitominosulfonat, Polidocanol 600, Steinkohlenteerspiritus (enthält Polysorbat 60) oder Steinkohlenteerlösung (enthält Saponine) sowie Emulgatoren aus eingearbeiteten hydrophilen Cremes. Basisch reagierende Arzneistoffe wie Erythromycin können zur Verseifung von Lipiden führen. Die freien Fettsäuren stören die W/O-Emulsion. Die Einarbeitung von Harnstoff führt in der Regel zum Auseinanderbrechen der Emulsion.

Stabilität

Laufzeit/Haltbarkeit   3 Jahre
Weiterverarbeitungsfrist   2 Jahre

Die Aufbrauchfrist beim Patienten richtet sich nach den eingearbeiteten Wirkstoffen.

Patienteninformation

Wollwachsalkoholsalbe ist nicht ohne Seife oder Tenside abwaschbar.

Rezepturhinweise

Bis zu 12 Teile des Vaselins können durch dickflüssiges Paraffin ersetzt werden, was für den Gebrauch bei tieferen Temperaturen sinnvoll ist.

Kommt es bei der Einarbeitung von Wasser und bestimmten Arzneistoffen zu Problemen, kann der Zusatz von Stabilisatoren wie Magnesiumhydratheptahydrat in 0,5 %iger Konzentration hilfreich sein.

Als Alternative zur Wollwachsalkoholsalbe können folgende Grundlagen eingesetzt werden:

▨ Lipophile Cremegrundlage NRF 11.104.,

▨ Emulgierende Augensalbe NRF 15.20. (kann ebenfalls als dermatologische Grundlage eingesetzt werden).

Zinkoxid

Ph.Eur.

Wirkstoff

Synonyme
Zinci oxidum, Zincum oxydatum, Zinkweiß.

Lagerung/Kennzeichnung
Die Lagerung von Zinkoxid erfolgt im allgemeinen Alphabet (Indifferentia) der Rezeptur mit der Kennzeichnung schwarz auf weiß.

Standardisierte Rezepturen
NRF-Rezepzuren mit Zinkoxid:
- Ethanolhaltige Zinkoxidschüttelmixtur, weiß oder hautfarben (NRF 11.3.),
- Ethanolhaltige Ammoniumbitominosulfonat-Zinkoxidschüttelmixtur 2,5/5 oder 10% (NRF 11.4.),
- Ammoniumbitominosulfonat-Zinkoxidschüttelmixtur 2,5/5 oder 10% (NRF 11.2.),
- Ethanolhaltige Zinkoxidschüttelmixtur mit Steinkohlenteerlösung 5 oder 10% (NRF 11.5.),
- Ethacridinlactat- Zinkpaste 1% (NRF 11.7.),
- Zinkleim DAB 10 (NRF 11.19.),
- Zinköl (NRF 11.20.),
- Weiche Zinkpaste DAB 10 (NRF 11.21.),
- Zinkoxid-Schüttelmixtur DAC oder Zinkoxid-Schüttelmixtur, hautfarben (NRF 11.22.),
- Wundsalbe (NRF 11.33.),
- Zinkoxid-Emulsionsschüttelmixtur 18% (NRF 11.49.),
- Zinkoxid-Talkum-Puder 50% weiß oder hautfarben (NRF 11.60),
- Weiche Dithranol-Zinkpaste 0,05/0,1/0,25/1 oder 2% (NRF 11.56.),
- Polidocanol-600-Zinkoxidschüttelmixtur 3/5 oder 10% (NRF.66.),
- Hydrophile Zinkoxid-Paste 40% mit Ammoniumbituminosulfonat 5% (NRF 11.108.),
- Ethanolhaltige Zinkoxid-Schüttelmixtur 25% SR (NRF 11.109.),

- Zinkoxid-Schüttelmixtur 25% SR (NRF 11.110.),
- Lipophile Zinkoxid-Paste 30% (NRF 11.111.),
- Zinkoxid-Paste 50% mit Bismutgallat 10% (NRF 11.112.),
- Zinkoxid-Neutralöl 50% (NRF 11.113.),
- Zinkoxid-Neutralöl 50% mit Nystatin 70.000 I.E./g (NRF 11.114.),
- Zinkoxid-Schüttelmixtur-Konzentrat (NRF S. 13.).

Fertigarzneimittel
CUTANinfant®, Mitosyl N®, Pantederm®, Pinal® S, Zinksalbe von ct.

Eigenschaften
Zinkoxid ist eine weiße bis gelblichweiße amorphe Substanz. Es handelt sich um ein leichtes Pulver, frei von groben Teilen. Zinkoxid löst sich in verdünnten Mineralsäuren.

Anwendung/Dosierung
Zinkoxid wird auf Grund seiner leicht antiseptischen, sekretbindenden, wundheilungsfördernden und adstringierenden Eigenschaften vorwiegend in Wund- und Heilsalben, in harten und weichen Pasten sowie in Schüttelmixturen eingesetzt. Die Anwendung erfolgt bei akuten und subakuten Dermatosen.
Folgende Dosierungen sind üblich:
- 10% in Salben,
- 25% in Pasten,
- 50% in Pudern.

Stabilität
Der rezeptierbare pH-Bereich von zinkoxidhaltigen Zubereitungen sollte ≥ 6 sein.

Kompatibilität
Als Kation reagiert das Zink in wasserhaltigen Medien leicht mit anderen anionischen Wirk- und Hilfsstoffen zu wenig dissoziierten Salzen. Es kommt dabei zu Wirkverlusten der eingesetzten Ausgangsstoffe.
Verarbeitet man Clioquinol mit Zinkoxidschüttelmixtur, so kommt es nach einiger Zeit zu einer Gelbfärbung der Grundlage. In diesem Fall wird die Inkompatibilität sichtbar. Zink reagiert mit Clioquinol zu einer salzartigen

Verbindung ohne Wirksamkeit. Als Problemlösung gibt es zwei Möglichkeiten, entweder den Wirkstoff austauschen oder das Zinkoxid in der Schüttelmixtur durch Titandioxid ersetzen.

Zinkoxid ist in der Lage oxidative Zersetzungen zu fördern, z. B. bei Hydrocortison und bei Dithranol.

Patienteninformation

Bei Schüttelmixturen erfolgt der Hinweis „Vor Gebrauch zu schütteln".

Die Bezeichnung von Arzneistoffen darf nicht so abgekürzt oder so angegeben werden, dass der Patient beziehungsweise der Empfänger über den Inhalt getäuscht wird.

Rezepturhinweise

Bei Schüttelmixturen wird dem Patienten ein Spatel als Applikationshilfe gereicht.

Literatur

Deutsches Arzneibuch (2004). Deutscher Apotheker Verlag, Stuttgart

Europäisches Arzneibuch, 5. Ausgabe. Deutscher Apotheker Verlag, Stuttgart

Folia Ichthyolica, Heft 10 (2001): Dermatologische Rezeptur. Fa. Ichthyol Gesellschaft Cordes, Hermanni & Co (GmbH & Co) KG

Gloor, M., Thoma, K., Fluhr, J. (2000): Dermatologische Externatherapie. Springer-Verlag, Berlin

Herstellerinformationen

Hunnius (1998): Pharmazeutisches Wörterbuch. Walter de Gruyter, Berlin

Neues Rezeptur-Formularium. Govi-Verlag Pharmazeutischer Verlag GmbH, Eschborn, Deutscher Apotheker Verlag, Stuttgart

Niedner, R., Ziegenmeyer, J. (1992): Dermatika. Wissenschaftliche Verlagsgesellschaft, Stuttgart

Synonymverzeichnis. Deutscher Apotheker Verlag, Stuttgart, Govi Pharmazeutischer Verlag, Eschborn

TopiTec®-Handbuch der Firma Wepa (2003)

Wolf, G., Süverkrüp, R. (2002): Rezepturen. Deutscher Apotheker Verlag, Stuttgart

Internetadressen
www.gd-online.de
www.pharmazeutische-zeitung.de, Rubrik DAC/NRF
www.rote-liste.de
www.topitec.de

9.1 Handelsübliche Grundlagen

Tabellarische Übersicht zu den gängigsten Basisgrundlagen für die Rezeptur

Handels-produkte	Grund-lagen-Typ	Zusammensetzung laut Herstellerangaben	Konservie-rung	pH-Wert	Adresse
Asche Basis® Creme	O/W-Emulsion	Wasser, dickflüssiges Paraffin, weißes Vaselin, Stearylalkohol, Polyoxyl-40-stearat, Editinsäure (Dinatrium-salz), Polyacrylsäure, Geruchsstoffe	Benzyl-alkohol	5,5–6,5	www.asche-chiesi.de 040/897240
Asche Basis® Lotio	O/W-Emulsion	Wasser, dickflüssiges Paraffin, weißes Vaselin, Stearylalkohol, Polyoxyl-40-stearat, Editinsäure (Dinatrium-salz), Polyacrylsäure, Geruchsstoffe	Benzyl-alkohol	5,0–6,5	www.asche-chiesi.de 040/897240
Asche Basis® med Fettcreme	Ambiphile Grundlage	Wasser, weißes Vaselin, Cetylstearylalkohol, Glycerolmonostearat 40–50%, Polyoxyethy-len-20-glycerol-mono-stearat, Editinsäure (Dinatriumsalz), Citro-nensäure, Natriumci-trat, Dimeticon 350, mittelkettige Triglyce-ride, Propylenglycol	Benzyl-alkohol	3,5–4,5	www.asche-chiesi.de 040/897240

Handelsprodukte	Grundlagen-Typ	Zusammensetzung laut Herstellerangaben	Konservierung	pH-Wert	Adresse
Asche Basis® Salbe	W/O-Emulsion	Wasser, dickflüssiges Paraffin, weißes Vaselin, gebleichtes Wachs, Amphocerin K (Emulgator-Grundlagen-Gemisch), Wollwachs, Geruchsstoffe	Kein Zusatz	Nicht messbar	www.asche-chiesi.de 040/897240
Asche Basis® Fettsalbe	Wasserfreie Grundlage	Dickflüssiges Paraffin, weißes Vaselin, mikrokristallines Wachs, hydriertes Rizinusöl	Kein Zusatz	Nicht messbar	www.asche-chiesi.de 040/897240
Cordes® Basis RK Basis Cordes® RK	Ambiphile Grundlage	Wasser (14 %), weißes Vaselin, Propylenglycol, mittelkettige Triglyceride, Macrogol-20-glycerolmonostearat, Cetylalkohol, Glycerolmonostearat 40–55	Propylenglycol mit antimikrobieller Wirkung	ca. 5,0 (mit Wasser im Verhältnis 1:1)	www.ichthyol.de 040/507140
Cordes® Gel Gel Cordes®	Hydrogel	Wasser, Poloxamer 407, Propylenglycol, Citronensäure, Di-Natriumhydrogenphosphat antioxidans- und parfumfrei	Propylenglycol mit antimikrobieller Wirkung	5,5 – 7,0	www.ichthyol.de 040/507140
Cordes® Lotio Lotio Cordes®	Schüttelmixtur	Wasser, Propylenglycol, Titandioxid, Maisstärke, Eisenoxide und –hydroxide, Macrogolglycerolricinoleat, Macrogol-5-oleylether, emulgierender Cetylstearylalkohol Typ A, Natriumhydroxid, Milchsäure hautgetönt und fettfrei	Propylenglycol mit antimikrobieller Wirkung	5,0 – 6,5	www.ichthyol.de 040/507140

Handels-produkte	Grund-lagen-Typ	Zusammensetzung laut Herstellerangaben	Konservie-rung	pH-Wert	Adresse
Cordes® Milch Milch Cordes®	O/W-Emulsion	Wasser, Paraffin dick-flüssig, Glycerol- und Propylenglycolfettsäu-reester, Macrogolether, Propylenglycol, Butyl-hydroxytoluol, Palmi-toylascorbinsäure, Gly-cerolmonostearat, Citronensäure wollwachsfrei	Sorbin-säure	4,0–5,0	www. ichthyol.de 040/507140
Cordes® Paste Paste Cordes®	Emulgator-haltige Fettpaste	weißes Vaselin, Woll-wachs, Talkum, Titandi-oxid, Paraffin dickflüs-sig, Wollwachsalkohol, Cetylstearylalkohol antioxidans- und par-fumfrei 200 % Wasseraufnah-mevermögen	Kein Zusatz	ca. 7,0 (mit Was-ser im Verhältnis 1:1)	www. ichthyol.de 040/507140
Cordes® T.E.C. T.E.C. Cordes®	Alkoholi-sches Lösungs-mittel	Wasser, 2-Propanol, Propylenglycol, Povi-don, Polysorbat 20, Polysorbat 80, Hydro-xypropylcellulose, Geruchsstoffe feuergefährlich	Isopropa-nol mit antimikro-bieller Wirkung	7,0–9,0	www. ichthyol.de 040/507140
Cordes® Unguentum Unguentum Cordes®	Ambiphile, emulgie-rende Salben-grundlage	Weißes Vaselin, Paraf-fin dickflüssig, Macro-golstearat 400, Glyce-rolmonostearat 40–55, Sorbitanmonostearat wollwachs- und par-fumfrei	Kein Zusatz	ca. 6,0 (mit Was-ser im Verhältnis 1:1)	www. ichthyol.de 040/507140

Handels-produkte	Grund-lagen-Typ	Zusammensetzung laut Herstellerangaben	Konservie-rung	pH-Wert	Adresse
Decoderm® Basiscreme	Ambiphile Emulsions-grundlage	Wasser, Natriumhydro-xid, hochdisperses Sili-ciumdioxid, mittelket-tige Triglyceride, dick-flüssiges Paraffin, Gly-cerolmonostearat, Pro-pylenglycol, Polysorbat, Cetylstearylalkohol, weißes Vaselin	Sorbin-säure	4,5	www.hermal.de 040/727040
Dermatop® Basiscreme	O/W-Emulsion	Wasser, Octyldodeca-nol, dünnflüssiges Paraffin, Polysorbat 60, Sorbitanmonostearat, Stearylalkohol, Cetylal-kohol, Myristylalkohol	Benzylal-kohol	5,5–6,5	www.pharma-aventis.de 069/ 30584117
Dermatop® Basissalbe	W/O-Emulsion	Wasser, Glycerolmo-nooleat, Magnesium-sulfat, Octyldodecanol, weißes Vaselin	Kein Zusatz	5,5–6,5	www.pharma-aventis.de 069/ 30584117
Dermatop® Basis-Fettsalbe	Wasser-freie Salben-grundlage	Glycerolmonooleat, Octyldodecanol, weißes Vaselin	Kein Zusatz	Nicht messbar	www.pharma-aventis.de 069/ 30584117
Essex® Basiscreme	O/W-Emulsion	Wasser, dickflüssiges Paraffin, Cetylstearyl-alkohol, Cetomacrogol 1000, Natriumdihydro-genphosphat, Phos-phorsäure 85%	Chloro-cresol	5,0–6,0	www.essex.de 089/ 62731389
Essex® Basissalbe	Wasser-freie Salben-grundlage	Dickflüssiges Paraffin, weißes Vaselin	Kein Zusatz	Nicht messbar	www.essex.de 089/ 62731389
Eucerinum® anhydricum	Wasser-freie Salben-grundlage	Petrolatum (Vaselin), Lanolin Alcohol (Woll-wachsalkohol), Cetea-ryl Alcohol	Kein Zusatz	Nicht messbar	www.beiersdorf.de 040/49090

Handelsprodukte	Grundlagen-Typ	Zusammensetzung laut Herstellerangaben	Konservierung	pH-Wert	Adresse
Eucerinum® O/W Grundlage	O/W Emulsion	Aqua (Wasser), Isopropyl Palmitate, Glyceryl Stearate, Paraffinum liquidum, Glycerin, Steareth-21, Steareth-2, Cera microcristallina, PEG-8 Distearate, Dimethicone, Lanolin Alcohol (Wollwachsalkohol)	Benzylalkohol, Phenoxyethanol	6,5	www.beiersdorf.de 040/49090
Eucerinum® W/O Grundlage	W/O Emulsion	Aqua (Wasser), Paraffinum liquidum, Propylene Glycol Dicaprylate/Dicaprate, Ceresin, Glycerin, Hydrogenated Castor Oil (Rizinusöl), Sorbitan Isostearate, PEG-2 Hydrogenated Castor Oil, Methoxy PEG-22/Dodecyl Glycol Copolymer, PEG-45/Dodecyl Glycol Copolymer, Magnesium Sulfate, Lanolin Alcohol (Wollwachsalkohol)	Phenoxyethanol, Methyldibromo Glutaronitrile	Nicht messbar	www.beiersdorf.de 040/49090
Linola® Creme	O/W- Emulsion	Wasser, ungesättigte Fettsäuren, Decyloleat, α-Octadecyl-hydroxy-poly(oxyethylen)-3, Stearinsäure, Trometamol, Glycerolmonostearat, gebleichtes Wachs, Geruchsstoffe	Natriumethyl-4-hydroxybenzoat, Methyl-4-hydroxybenzoat	7,6	www.wolff-arzneimittel.de 0521/880805

Handels-produkte	Grund-lagen-Typ	Zusammensetzung laut Herstellerangaben	Konservie-rung	pH-Wert	Adresse
Linola®-Fett Creme	W/O-Emulsion	Wasser, ungesättigte Fettsäuren, Aluminiumstearat, Betacaroten, Cetylstearylalkohol, Decyloleat, Erdnussöl, gehärtetes Erdnussöl, Hartfett, Hartparaffin, aliphatische Kohlenwasserstoffe, Magnesiumstearat, dickflüssiges Paraffin, Sorbitanstearat, α-Tocopherolacetat, weißes Vaselin, gebleichtes Wachs, Wollwachs, Wollwachsalkohole, Geruchsstoffe	Kein Zusatz	6,5	www.wolff-arzneimittel.de 0521/880805
Neribas® Creme	O/W-Emulsion	Aqua 68 % (Wasser), Petrolatum (Vaselin), Paraffinum liquidum (Paraffin dickflüssig), Stearylalcohol, PEG 40 stearate, Polyacrylic acid (Polyacrylsäure), Disodium EDTA, Sodium hydroxide (Natriumhydroxid) parfümfrei	Methylparaben, Propylparaben	6,5	www.schering.de 030/34989541
Neribas® Salbe	W/O-Emulsion	Aqua 30 % (Wasser), Petrolatum (Vaselin), Paraffinum liquidum (Paraffin dickflüssig), Dehymuls E (Emulgatormischung) wollwachsfrei	kein Zusatz	6,5	www.schering.de 030/34989541

Handelsprodukte	Grundlagen-Typ	Zusammensetzung laut Herstellerangaben	Konservierung	pH-Wert	Adresse
Neribas® Fettsalbe	Wasserfreie Salbengrundlage	Petrolatum (Vaselin), Paraffinum liquidum (Paraffin dickflüssig), Cera microcristallina, Hydrogenated castor oil (Rizinusöl)	Kein Zusatz	Nicht messbar	www. schering.de 030/ 34989541
Sebexol® Basic Fluid	O/W-Emulsion	Aqua (Wasser), Cetearyl Alcohol, Glycerin, Isopropyl Lanolate, Isopropyl Myristate, Allantoin, Tocopheryl Acetate (Vitamin E) hypoallergen	Potassium Sorbate (Kaliumsorbat)	5,0	www. devesa.de 07222/51414
Wolff® Basis Creme	O/W-Emulsion	Aqua (Wasser), Glyceryl stearate (Glycerolstearat), Stearic Acid (Stearinsäure), Ceteareth-3, Linoleic Acid, Decyl Oleate, Throamethamine, Cera Alba (Wachs), Parfum Fettgehalt 25 %	Methylparaben, Natrium-Ethylparaben	7,6	www.wolff-arzneimittel.de 0521/880805

Der Vermerk „nicht messbar" in der Spalte pH-Wert sagt aus, dass die wasserfreien und die gering wasserhaltigen Zubereitungen keine Grundlage für die Bestimmung des pH-Wertes bieten. Des Weiteren ist bei den wasserfreien Grundlagen der pH-Wert für die Einarbeitung von Arzneistoffen unerheblich.

Literatur

Fachinformationen der einzelnen Handelsprodukte und Herstellerangaben. Folgende Hersteller:

Fa. Asche Chiesi, Fa. Aventis Pharma, Fa. Beiersdorf, Fa. Devesa, Fa. Hermal, Fa. Ichthyol Gesellschaft, Fa. Schering und die Fa. Wolff Arzneimittel.

9.2   Kompatibilität

Tabellarische Übersicht der Kompatibilitäten ausgewählter Basisgrundlagen mit gängigen Arzneistoffen in der Rezeptur

Die Angaben beziehen sich auf die maximale Konzentration in %!

Fa. Asche–Chiesi	Asche Basis® Creme	Asche Basis® med Fettcreme	Asche Basis® Salbe	Asche Basis® Fettsalbe	Asche Basis® Lotio
Benzocain	N. k.	N. k.	10,0	10,0	N. k.
Betamethason-17-valerat	0,1	0,1	0,1	0,1	0,1
Clobetasolpropionat	0,025	0,025	0,025	0,025	0,10
Clotrimazol	2,0	2,0	2,0	5,0	3,0
Dexamethason	0,02	0,02	N.k.	0,02	0,02
Dexpanthenol	3,0	3,0	3,0	3,0	3,0
Dithranol	N. k.	N. k.	0,75	0,75	N. k.
Erythromycin[1]	2,0	2,0	2,0	2,0	1,0
Harnstoff	10,0	10,0	10,0[2]	40,0	20,0
Hydrocortisonacetat	1,0	1,0	1,0	1,0	1,0
Ichthyol	N. k.	5,0	N. k.	5,0	N. k.
Metronidazol	3,0	3,0	2,0	3,0	2,5
Polidocanol[3]	10,0	10,0	N. k.	5,0	5,0
Salicylsäure	N. k.	N. k.	5,0	5,0	N. k.
Triamcinolonacetonid	0,1	0,1	0,1	0,1	0,1
Zinkoxid	1,0	1,0	20,0	20,0	1,0

N. k. nicht kompatibel.

[1] bei 1% Erythromycin sollte 0,4% Trometamol der Rezeptur hinzugefügt werden; bei 2% Erythromycin sollte 0,2% Trometamol hinzugefügt werden.

[2] Harnstoff vor der Einarbeitung in der gleichen Menge Wasser lösen.

[3] Polidocanol geschmolzen verarbeiten.

Fa. Aventis Pharma	Dermatop® Basis Creme	Dermatop® Basis Salbe	Dermatop® Basis Fettsalbe
Betamethason–17–valerat	0,1	0,1	0,1
Clioquinol	10,0	10,0	10,0
Clotrimazol	2,0	2,0	2,0
Dithranol	2,0	2,0	2,0
Erythromycin	2,0	–	2,0
Harnstoff	10,0	10,0	10,0
Hydrocortison	2,5	2,5	2,5
Hydrocortisonacetat	2,5	2,5	2,5
Ichthyol	5,0	–	5,0
Liquor carb. det.	5,0	–	5,0
Salicylsäure	10,0	10,0	10,0
Schwefel	10,0	10,0	10,0
Triamcinolonacetonid	0,2	0,2	0,2
Zinkoxid	30,0	30,0	30,0

– Es liegen keine Angaben seitens des Herstellers vor.

Fa. Beiersdorf	Eucerinum® anhydricum	Eucerinum® cum aqua[2]	Eucerinum® W/O Grundlage	Eucerinum® O/W Grundlage
Allantoin	–	2,0	5,0	2,0
Ammoniumbituminosulfonat	5,0	2,0	5,0	–
Benzocain	–	20,0	20,0	20,0
Betamethason–17–valerat	–	0,1	0,1	0,1
Clotrimazol	–	2,0	2,0	2,0
Dexamethason	0,05	0,05	–	–
Erythromycin	–	1,5	–	4,0
Hydrocortison	2,0	2,0	2,0	2,0
Hydrocortisonacetat	2,0	2,0	2,0	2,0
Leukichthol	5,0	–	5,0	–
Metronidazol	–	2,0	–	–
Polidocanol	5,0	n.k.	–	5,0[1]
Prednisolon	1,0	1,0	–	–
Salicylsäure	10,0	10,0	–	10,0
Steinkohlenteer	–	10,0	10,0	10,0
Tretinoin	–	0,1	0,2	0,2
Zinkoxid	50,0	20,0	20,0	20,0

[1] Lotio-artige Konsistenz.
[2] Eucerinum® cum aqua ist kein Handelsprodukt und wird durch Verdünnen von Eucerinum® anhydricum mit Wasser im Verhältnis 50:50 hergestellt.

Fa. Devesa	Sebexol® Basic Lotio
Allantoin	5,0
Betamethason–17–valerat[1]	0,1
Clotrimazol	1,0
Dithranol	2,0
Harnstoff	10,0
Hydrocortisonacetat	2,0
Leukichthol	5,0
Milchsäure	7,0
Polidocanol[2]	1,0
Salicylsäure[3]	3,0
Triamcinolonacetonid	0,1

[1] Betamethason–17–valerat in sehr wenig Aceton lösen, dann in die Emulsion einarbeiten.
[2] Polidocanol schmelzen und mit einem Drittel der Emulsion verrühren, dann den Rest hinzufügen.
[3] Salicylsäure in wenig Emulsion anreiben und der Rezeptur immer zum Schluss hinzufügen.

Fa. Hermal	Decoderm® Basiscreme
Clioquinol	0,5
Clotrimazol	1,0
Harnstoff	10,0
Hydrocortison	2,0
Liquor carb. det.	10,0
Polidocanol	4,0
Procain–HCl	5,0
Salicylsäure	10,0
Tretinoin	0,5
Zinkoxid	15,0

Fa. Ichthyol	Basis Cordes® RK	Cordes® T.E.C.	Gel Cordes®	Lotio Cordes®	Milch Cordes®	Pasta Cordes®	Unguentum Cordes®
Betamethason-17-valerat	RK	0,1	0,1	N. e.	0,1	0,1	0,1
Clobetasol-propionat	RK	[1]	0,05	N. e.	N. e.	0,05	0,05
Clotrimazol	RK	2,0	2,0	[2]	[3]	2,0	1,0
Dithranol	1,0	N. g.	[4]	N. g.	1,0	N. g.	2,0
Erythromycin	2,0	2,0	4,0	2,0	2,0	N. g.	–
Harnstoff	10,0	N. e.	10,0	5,0	10,0	N. g.	10,0
Hydrocortison	1,0	1,0	1,0	1,0	1,0	1,0	1,0
Metronidazol	2,0	1,0	2,0	1,0	2,0	N. g.	0,75
Polidocanol	10,0	N. g.	5,0	5,0	10,0	N. g.	10,0
Prednisolon	RK	0,4	0,4	N. e.	N. e.	N. g.	0,4
Salicylsäure	5,0	5,0	10,0	N. e.	N. e.	5,0	10,0
Tretinoin	0,05	N. k.	0,05	N. k.	N. k.	N. g.	N. k.
Triamcinolon-acetonid	0,05	0,2	0,1	N. e.	0,2	0,05	0,1

RK: Es liegen zu diesen Substanzen sog. Rezepturkonzentrate der Ichtyol-Gesellschaft vor.

N. e. nicht empfehlenswert.

N. g. nicht geprüft, da therapeutisch wenig sinnvoll.

N. k. nicht kompatibel und somit instabil.

[1]   nicht ideal, da Clobetasolpropionat nur wenig löslich ist. Ein Umschüttler ist erforderlich.

[2]   nicht geeignet, da Clotrimazol nicht in Löung geht.

[3]   nicht geeignet, da Clotrimazol nicht in Lösung geht und eine Verklumpung erfolgt.

[4]   1,0% + 0,5% Salicylsäure oder 3,0% + 1,5% Salicylsäure ist stabil und empfehlenswert. Die Salicylsäure dient der Stabilisierung des Dithranols.

–   Es liegen keine Angaben seitens des Herstellers vor.

Fa. Schering	Neribas® Creme	Neribas® Salbe	Neribas® Fettsalbe
Clioquinol	N. k.	5,0	5,0
Erythromycin	N. k.	1,0	1,0
Harnstoff	N. k.	10,0	10,0[1]
Ichthyol®	N. k.	5,0[2]	10,0
Liquor carb. det.	10,0[3]	10,0	10,0
Metronidazol	2,0	2,0	2,0
Polidocanol	5,0[3]	5,0	5,0
Salicylsäure	N. k.	10,0	10,0
Schwefel	1,0	10,0	10,0
Zinkoxid	10,0	20,0	20,0

N. k. nicht kompatibel.
[1]   Harnstoff mikronisieren und in die geschmolzene Grundlage einarbeiten, danach kaltrühren.
[2]   Sehr weiche Zubereitung.
[3]   Die Viskosität steigt an.

Fa. Wolff–Arzneimittel	Linola® Creme	Linola®-Fettcreme	Wolff® Basiscreme
Bufexamac	5,0	5,0	5,0
Clotrimazol	1,0	–	1,0
Erythromycin[1]	4,0	2,0	4,0
Harnstoff[2]	10,0	10,0	10,0
Hydrocortison	1,0	1,0	1,0
Hydrocortisonacetat	1,0	1,0	1,0
Menthol	5,0	5,0	5,0
Metronidazol	2,0	2,0	4,0
Salicylsäure	5,0	5,0	5,0
Schwefel	10,0	10,0	10,0
Triamcinolonacetonid	0,1	0,1	0,1
Tretinoin	0,05	–	0,05
Zinkoxid	30,0	30,0	30,0

[1]   Die Einarbeitung von Erythromycin in Linola® oder Wolff® Basiscreme wird durch Anreiben der
     Substanz mit einer 10%igen, wässrigen Tween® 20 Lösung erleichtert.
[2]   Die Einarbeitung von Harnstoff wird bei Linola® Fett durch Anschmelzen der Emulsion erleich-
     tert.
–   Es liegen keine Angaben seitens des Herstellers vor.

9.3   Emulgatoren

Bei den Emulgatoren handelt es sich um eine Stoffgruppe, die über ausgeprägte ober- und grenzflächenaktive Eigenschaften verfügt. Die Substanzen besitzen einen hydrophilen und einen lipophilen Molekülteil und werden somit als ambiphil eingestuft. Durch ihre Oberflächenaktivität setzen
sie die Oberflächenspannung herab und werden somit weiterhin als Tenside bezeichnet. Probleme bereitet im Apothekenalltag die Zuordnung, ob
es sich nun um O/W- oder um W/O-Emulgatoren handelt. Eine grobe Ab-
schätzung kann vorgenommen werden, wenn man die Regel nach „Ban-
croft" heranzieht: Die Phase, in der sich der Emulgator besser löst, wird
grundsätzlich als äußere Phase bezeichnet! Stellt man voran, dass sich la-
dungstragende Emulgatoren bevorzugt in der Wasserphase anlagern, werden diese mit großer Wahrscheinlichkeit vom Typ O/W geprägt sein. Aus-
nahmen bilden die Salze zweiwertiger Kationen. In diesem Fall werden für
den Ladungsausgleich 2 Fettsäurereste benötigt, deren Affinität zur Fettphase den ladungstragenden Bereich übertrifft und somit W/O-Systeme
entstehen lässt. Diese Zuordnung W/O gilt auch für den überwiegenden
Teil der nicht ladungstragenden Emulgatoren. Im Einzelfall kann die Zuordnung entsprechenden Quellen entnommen werden. Im Folgenden sind
die gängigsten Emulgatoren tabellarisch zusammengestellt.

Auswahl der gängigsten Emulgatoren in der Apothekenrezeptur

Name	Emulgator-Typ	Eigenschaften	Anmerkung
Cetylalkohol	Nichtionisch	Wasserunlöslich, Fettalkohol	W/O-Emulgator, O/W-Stabilisator
Cetylstearylalkohol Lanette O®	Nichtionisch	Wasserunlöslich, Fettalkohol	Schwacher W/O-Emulgator
Cetylstearylalkohol, emulgierender (Typ A)	Komplexemulgator	Natriumcetylstea-rylsulfat-Zusatz	O/W-Emulgator
Cetylstearylalkohol, emulgierender (Typ B)	Komplexemulgator	Natriumdodecyl-sulfat-Zusatz	O/W-Emulgator
Cholesterol	Nichtionisch	Lipophiles Pulver	W/O-Emulgator (innerlich/äußerlich)
Glycerolmonostearat Tegin® Cutina GMS	Nichtionisch	Wasserunlöslich, HLB ca.4	W/O-Emulgator

Name	Emulgator-Typ	Eigenschaften	Anmerkung
Lecithin	Amphoter	Quellfähig in Wasser	Parenteraler Einsatz (O/W und W/O)
Macrogol-Glycerol-40-monostearat Tagat S 2®	Nichtionisch	Emulgator der Basiscreme DAC	O/W-Emulgator
Macrogol-9-stearat Cremophor®S9	Nichtionisch	Inkompatibilitäten mit Konservierungs-mitteln möglich	O/W-Emulgator, (äußerlich)
Macrogolsorbitan-Fettsäureester Tween®20,60,80	Nichtionisch	Polysorbate, Lösungsvermittler	O/W-Emulgatoren, (innerlich/äußerlich)
Natriumdodecylsulfat	Anionenaktiv	HLB ca. 40	O/W-Emulgator
Natriumcetylstearylsulfat	Anionenaktiv	HLB ca. 37	O/W-Emulgator
Poloxamer 188 Lutrol®F86	Nichtionisch	HLB 29, Blockpoly-mer (Pluronics)	O/W-Emulgator (auch parenteral)
Saccharosedipalmitat	Nichtionisch	Gute Verträglichkeit	O/W-Emulgator (innerlich/äußerlich)
Sorbitanlaurinsäureester Span 20®	Nichtionisch	Wasserunlöslich, aber dispergierbar	W/O-Emulgator
Sorbitantrioleat Span 85®	Nichtionisch	In Wasser disper-gierbar, HLB 1,8	W/O-Emulgator
Stearylalkohol	Nichtionisch	Wasserunlöslich, Fettalkohol	W/O-Emulgator, O/W-Stabilisator
Wollwachsalkohol	Nichtionisch	Wachsartige Masse	W/O-Emulgator

9.4 Konservierungsmittel

Konservierung in der Apothekenrezeptur

Apothekenrezepturen müssen auf die Notwendigkeit der Konservierung ge-prüft werden. Die Apotheke hat laut Arzneimittelgesetz die Verpflichtung, einen Qualitätsverlust durch Hygienemängel zu verhindern. Ob und vor al-len Dingen wie eine Konservierung erfolgen muss, richtet sich nach der Abgabemenge in Verbindung mit der Aufbrauchfrist der Zubereitung. Da-bei gilt immer folgende Maxime: **Konserviert wird nur, wenn es auch er-forderlich ist!**

Hilfestellungen für die Entscheidung „Konservieren ja oder nein" gibt das NRF mit den „Tabellen für die Rezeptur". Sowohl Richtwerte für Aufbrauchfristen von Rezepturen, galenische Plausibilitätsprüfungen von Dermatika-Arzneistoffen, als auch eine Auswahl gängiger Konservierungsmittel ermöglichen eine schnelle und korrekte Entscheidung. Wie ist die Vorgehensweise bezüglich einer antimikrobiellen Stabilisierung?

Prüfung der Verordnung auf eine notwendige Konservierung

Nachschlagen der Stoffeigenschaften in den NRF-Tabellen oder anderer geeigneter Literatur:

1. Die verordnete Rezeptur ist mikrobiell anfällig und muss somit konserviert werden (hydrophile Cremes O/W, Hydrogele, flüssige Emulsionen und z. T. auch hydrophobe Cremes).
2. Die verordnete Rezeptur ist nicht anfällig für mikrobiellen Befall und muss nicht konserviert werden (wasserfreie Salben).
3. Die verordnete Rezeptur enthält ausreichend antimikrobiell wirksame Bestandteile und muss nicht konserviert werden (es sind Stoffe wie z. B. Salicylsäure oder Benzoylperoxid in Konzentrationen > 5 % enthalten).
4. Die verordnete Rezeptur soll laut Arztvermerk „konservierungsmittelfrei" sein (Behandlung eines Allergikers, der durch Konservierungsmittel sensibilisiert wird).

Auswahl des geeigneten Konservierungsmittels

1. Die Wasserlöslichkeit reicht aus, um eine angemessen hohe Konzentration des Konservierungsmittels zu erreichen.
2. Das Konservierungsmittel ist kompatibel mit den weiteren Inhaltstoffen.
3. Der rezeptierte pH-Bereich gewährleistet die antimikrobielle Wirkung und die Stabilität des Konservierungsmittels.
4. Das Konservierungsmittel ist für die jeweilige Anwendungsart geeignet.

Geeignete Konservierungsmittel in der Apothekenrezeptur

Konservierungs-mittel	pH–Bereich	Konzentra-tion (%)	Eigenschaften	Stabilisierung
Benzalkonium-chlorid 50%ige Lösung	7 – 8	0,01 – 0,1	Sehr leicht wasser-löslich	Zusatz von 0,1 % EDTA-Na ist sinnvoll
Benzoesäure	< 5,0	0,1	Gering wasserlöslich	Stabil im sauren Bereich
Benzylalkohol	< 6	1 – 2	4 % Wasserlöslich-keit, lokal anästhe-sierend	Stabil
Chlorhexidin-diacetat	5 – 8	0,01 – 0,1	1,9 % Wasserlöslich-keit	Inkompatibel mit anionischen Stoffen
Chlorhexidin-digluconat	5 – 8	0,01 – 0,1	70 % Wasserlöslich-keit	Inkompatibel mit anionischen Stoffen
Ethanol[1]	pH-unab-hängig	> 15 (V/V)	Kühlend, austrock-nend, hautreizend	Im Sauren besser wirksam
Kaliumsorbat	pH-Wert senken	0,14	Sehr leicht wasser-löslich, als Salz nicht antimikrobiell wirk-sam	PH-Korrektur mit Citronensäure (wasserfrei)
Methyl-4-hydroxybenzoat Nipagin M®	4 – 8	0,1	Allergie-Risiko, Abwandern in die lipophile Phase mög-lich-Konzentrations-verlust	Esterhydrolyse bei pH > 8
Methyl-4-hydroxybenzoat-Natrium	pH-Wert senken	0,12	Sehr leicht wasser-löslich, hygrosko-pisch	pH-Korrektur mit Citronensäure (wasserfrei)
Natriumbenzoat	pH-Wert senken	0,15	Sehr leicht wasser-löslich	pH-Korrektur mit Citronensäure (wasserfrei)
2-Propanol, Isopropanol[1]	pH-unab-hängig	> 15 (V/V)	Kühlend, austrock-nend, hautreizend	Stabil
Propyl-4-hydroxybenzoat Nipasol®	4 – 8	0,03	Allergie-Risiko, Abwandern in die lipophile Phase wahrscheinlich	Esterhydrolyse bei pH > 8

Konservierungs-mittel	pH-Bereich	Konzentration (%)	Eigenschaften	Stabilisierung
Propyl-4-hydroxybenzoat-Natrium	pH-Wert senken	0,036	Sehr leicht wasser-löslich	pH-Korrektur mit Citronensäure (wasserfrei)
Propylenglycol[1]	pH-unab-hängig	20 bezogen auf den Wasser-anteil	> 20 % hautreizend, Feuchthaltemittel	Stabil
Sorbinsäure	< 5,0	0,1	Oxidationslabil, wasserdampfflüchtig	Zusatz von Na-EDTA oder Citronensäure (wasserfrei)

[1] Alkohole, die nicht als typische Konservierungsmittel einzuordnen sind, aber in der genannten Konzentration antimikrobiell wirksam sind.

9.5 Kationische und anionische Wirkstoffe

Kationische Wirkstoffe

Acriflaviniumchlorid	Hydroxychinolinsulfat (Chinosol®)
Bamipin-HCl	Isonconazolnitrat
Benzalkoniumchlorid	Lidocain-HCl
Brompheniraminhydrogenmaleat	Mepivacain-HCl
Chlorhexidindigluconat	Miconazolnitrat
Chlorphenoxamin-HCl	Naftifin-HCl
Chlortetracyclin-HCl	Neomycinsulfat
Dimetindenmaleat	Oxiconazolnitrat
Diphenhydramin-HCl	Oxybuprocain-HCl
Dqualiniumchlorid	Oxytetracyclin-HCl
Econazolnitrat	Pheniraminhydrogenmaleat (Avil®)
Ethacridinlactat (Rivanol®)	Tetracain-HCl
Framycetinsulfat	Tetracyclin-HCl
Gentamicinsulfat	

Anionische Wirkstoffe

Ammoniumbituminosulfonat (Ichthyol®)	Liquor carbonis detergens
Ammoniumsulfobitol (Tumenol®-Ammonium)	Merbromin-Natrium
Anthrarobin	2-Naphthol[1]
Basisches Bismutgallat	Phenolum liquefactum[1]
Chlorocresol	Pix betulinae[1]
Chlorquinaldol	Pix lithanthracis
Ciclopiroxolamin	Polyvidon-Iod
Clioquinol	Resorcin[1]
Cloxiquin	Salicylsäure
Dithranol	Tannin
Fluorouracil	Thymol
Heparin-Natrium	Tioxolon
Hexachlorophen[1]	Tribromphenolbismut
Hydrochinon	Triclosan

[1] Diese Stoffe erhielten durch die Kommission B 6 bzw. 7 und 9 des ehemaligen BGA eine negative Nutzen-Risiko-Bewertung. Sie sollten daher nicht mehr in Rezepturen eingesetzt werden.

9.6   Bedenkliche Stoffe

Bedenkliche Stoffe und Zubereitungen, deren Abgabe verboten ist

Die Arzneimittelkommission der Deutschen Apotheker hat mit Stand Dezember 2002 folgende Stellungnahme, die zum Teil im Wortlaut wiedergegeben ist, veröffentlicht.

Der Apotheker ist nach Paragraph 5 des Arzneimittelgesetzes dazu verpflichtet, die Abgabe bedenklicher Arzneimittel abzulehnen. Nach Paragraph 17 der Apothekenbetriebsordnung hat er ärztliche Verordnungen hingegen unverzüglich auszuführen. Sowohl die Therapiefreiheit des Arztes, als auch Paragraph 17 der Apothekenbetriebsordnung gelten aber nicht uneingeschränkt. Das Arzneimittelgesetz hat in der letzten Konsequenz die höhere Priorität.

Die Bedenklichkeit von Verordnungen ist häufig leider nicht eindeutig. Aufbereitungsmonographien und Stellungnahmen der zuständigen Behörden sollen dabei einen Überblick geben. Nach dem heutigen Wissensstand, wird es nie möglich sein, eine vollständige Liste der bedenklichen Stoffe und Zubereitungen aufzustellen.

Die folgenden vier Punkte dienen momentan der Erkennung bedenklicher Stoffe in Rezepturen. Ist einer dieser folgenden Punkte erfüllt, so ist der Stoff oder die Zubereitung als bedenklich einzustufen:

1. Es liegt eine Stellungnahme des BfArM vor, in denen der Stoff oder die Zubereitung als bedenklich eingestuft wird.
2. Zulassungswiderruf oder Ruhen der Zulassung eines entsprechenden Fertigarzneimittels, soweit die Wahrscheinlichkeit besteht, dass der Stoff in einer Rezeptur vorkommt.
3. Es liegt eine Aufbereitungsmonographie vor, der zufolge die Anwendung auf Grund von Risiken bedenklich bzw. nicht vertretbar ist, soweit eine gewisse Wahrscheinlichkeit besteht, dass der Stoff in einer Rezeptur vorkommt.
4. Häufige Nachfragen bei der Gesellschaft der AMK, dem NRF und dem ZAPP, wenn der Stoff oder die Zubereitung auf Grund von Angaben in der wissenschaftlichen Literatur eindeutig als bedenklich angesehen werden muss.

Rezepturarzneimittel, die nicht in der folgenden Liste aufgeführt sind, können dennoch bedenklich sein. Jede Rezeptur muss daher **vor** der Anfertigung auf Plausibilität und Bedenklichkeit geprüft werden.

„Es ist verboten, bedenkliche Arzneimittel in den Verkehr zu bringen. Bedenklich sind Arzneimittel, bei denen nach dem jeweiligen Stand der wissenschaftlichen Erkenntnisse der begründete Verdacht besteht, dass sie bei bestimmungsgemäßem Gebrauch schädliche Wirkungen haben, die über ein nach den Erkenntnissen der medizinischen Wissenschaft vertretbares Maß hinausgehen." (Auszug aus § 5 AMG)

Liste bedenklicher Stoffe und Rezepturen, deren Abgabe verboten ist

Bedenklicher Stoff/Rezeptur	Risiko
Aristolochiasäure-haltige Drogen, alle Drogen der Gattung Aristolochia	kanzerogen
Amine, aliphatische	Gefahr der Nitrosaminbildung
Arnikatinktur zur innerlichen Anwendung	Dyspnoe, Tachykardie, Kollaps
Benzol	kanzerogen
Chloroform	akut hohe Konzentrationen führen zu Atemlähmung und Sekundenherztod
Chrom(VI)-Verbindungen	kanzerogen
Crotonöl	hoch toxisch, stark hautreizend
Epinephrin hochkonzentriert	zur Blutstillung im Dentalbereich
Formaldehyd In Konzentrationen über 0,2 % (Ausnahme: Warzenbehandlung, Zahnheilkunde)	Atemnot, Nekrosenbildung, Nierenschädigung
Furfurol	kanzerogen
Germanium – Verbindungen (Incl. homöopathischer Verdünnungen bis D 4)	
Hydrazin	Krampfgift, karzinogen, hautschädigend
Kava-Kava – Zubereitungen, Kavain und Homöopathika bis D 4	hepatotoxisch
Krappwurzel, Rubiae tinctorum radix	
Mandelonitril und die Glykoside Amygdalin, Laetrile, Vitamin B 17	toxisch
2-Naphthol	stark nephrotoxisch

Bedenklicher Stoff/Rezeptur	Risiko
Petroleum zur innerlichen Anwendung (Ausnahme sind die Homöopathika)	kanzerogen
Phenacetin als Wirkstoff	Abususgefahr, Phenacetinniere
Phenobarbital mit Natriumbromid als Sedativum	Abususgefahr
Phenolhaltige Arzneimittel (Anwendung auf der Haut und Mundschleimhaut)	kanzerogen
Pyrrolizidinalkaloid-haltige Drogen z.B. Symphyti folium, Borago, etc	hepatotoxisch, kanzerogen
Quecksilber(I)-chlorid	mutagen, teratogen, neuro- und nephrotoxisch
Quecksilber(II)-oxid	mutagen, teratogen, neuro- und nephrotoxisch
Quecksilberhaltige Schlankheitsrezepturen	mutagen, teratogen
Rizol unter Zusatz weiterer fetter oder ätherischer Öle	toxisch
Schlankheitsrezepturen, Kombination aus Appetitzüglern, Diuretika, Schilddrüsen-hormonen, etc.	Herz-Kreislauf-Problematik

Obsolete Stoffe mit einer Negativbewertung

Obsoleter Stoff	Risiko
Benzol	stark toxisch, kanzerogen
Borsäure	toxisch und zu geringe Wirksamkeit) Aus-nahme als isotonisierender Zusatz in Augen-tropfen
Chloroform	hohe Konzentrationen führen zu Atemläh-mung und Sekundentod
Hexachlorophen	neurotoxisch
Phenol	hautätzend, anästhesierend, innerlich tödlich
Quecksilberhaltige Wirkstoffe	mutagen, teratogen, neuro- und nephrotoxisch
Resorcin	Nachweis der Wirksamkeit fehlt
Talkum	Granulombildung
Tetrachlorkohlenstoff	toxisch, Leber- und Nierenschädigung
Toluol	toxisch

Literatur

Bauer, K.H., Frömming, K.-H., Führer, C. (2002): Lehrbuch der Pharmazeutischen Technologie. Wissenschaftliche Verlagsgesellschaft, Stuttgart

Cyran/Rotta (2003): Apothekenbetriebsordnung – Kommentar. Deutscher Apotheker Verlag, Stuttgart

Europäisches Arzneibuch, 5. Ausgabe. Deutscher Apotheker Verlag, Stuttgart

Gloor, M., Thoma, K., Fluhr, J. (2000): Dermatologische Externatherapie. Springer-Verlag, Berlin

Neues Rezeptur-Formularium. Govi-Verlag Pharmazeutischer Verlag GmbH, Eschborn, Deutscher Apotheker Verlag, Stuttgart

Niedner, R. (2001): Erkrankungen der Haut. Deutscher Apotheker Verlag, Stuttgart

Pabel (2004): Arzneimittelgesetz. Deutscher Apotheker Verlag, Stuttgart

Schöffling, U. (2002): Arzneiformenlehre. Deutscher Apotheker Verlag, Stuttgart

Wolf. G., Süverkrüp, R. (2002): Rezepturen. Deutscher Apotheker Verlag, Stuttgart

Internetadressen

www.pharmazeutische-zeitung.de, Rubrik DAC/NRF

www.akdae.de

Im Folgenden ist eine Übersicht der wichtigsten Rechenformeln für die Apotheken-Rezeptur aufgeführt.

Mischen von Flüssigkeiten

Mischungskreuz. Das Mischungskreuz arbeitet mit den Differenzen zwischen den vorhandenen und den gewünschten Konzentrationen. Man notiert dabei die Konzentrationen der vorhandenen Lösungen untereinander auf der linken Seite des Kreuzes; die geforderte Konzentration schreibt man in die Mitte. In diagonaler Richtung wird dann die positive Differenz zwischen den Konzentrationen ermittelt und auf der rechten Seite notiert. Durch Addition der rechts stehenden Massenteile erhält man die Massenteile der herzustellenden Mischung.

Beispiel: Aus 30 %iger Wasserstoffperoxid-Lösung soll durch Verdünnen mit Wasser eine 5 %ige Wasserstoffperoxid-Lösung hergestellt werden.

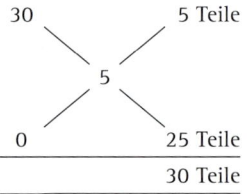

Es müssen 25 Massenteile Wasser mit 5 Massenteilen 30 %iger Wasserstoffperoxid-Lösung gemischt werden. Das Mischungskreuz kann nur angewendet werden, wenn die Konzentrationen der Ausgangslösungen und des Endproduktes bekannt sind. Man ermittelt dann Mischungsverhältnisse oder Stoffmengen.

Mischungsgleichung. Das Arbeiten mit der Mischungsgleichung ist bei nahezu allen Aufgabenstellungen möglich, sobald nicht mehr als zwei Unbekannte in der Gleichung auftauchen. Es ist allerdings auch hier darauf zu achten, dass nur vergleichbare Angaben eingesetzt werden. In der allgemeinen Schreibweise lautet die Formel wie folgt:

$$C_E \;=\; \frac{m_1 \cdot C_1 + m_2 \cdot C_2}{m_1 + m_2}$$

C_E = Konzentration des Endproduktes
C_1, C_2 = Konzentrationen der Ausgangslösungen
m_1, m_2 = Mengen

Beispiel: 800 g einer 18%igen (G/G) Lösung und 1200 g einer 48%igen (G/G) Lösung des gleichen Stoffes werden gemischt. Welchen Gehalt hat die erhaltene Mischung?

$$C_E \;=\; \frac{800 \cdot 18 + 1200 \cdot 48}{2000}$$

$$C_E \;=\; 36 \;=\; 36\%$$

Die Mischung hat einen Gehalt von 36%.

Allg. Hinweis: Beim Mischen von Flüssigkeiten muss mit Volumenveränderungen gerechnet werden. Gerade bei der Herstellung von Alkohol-Wasser-Gemischen und Säuer-Wasser-Mischungen ist es ratsam, nur mit Gewichtsprozenten und Massenteilen zu rechnen.

Das Arbeiten mit Stammlösungen und Verreibungen

In der Apothekenrezeptur finden sich häufig Stand- oder Vorratsgefäße mit Konzentrationsangaben wie z. B. „1 + 9" oder „1 : 20". Diese Angaben führen immer wieder zu Irritationen und sollen daher etwas näher erläutert werden. Hochwirksame Substanzen werden z.T. schon vom Hersteller so stark verdünnt, dass ihre Einwaage in der Apothekenrezeptur erleichtert wird.

Die Angabe „1 + 9" sagt aus, dass 1 Masseteil wirksame Substanz mit 9 Masseteilen Verdünnungsmittel (Milchzucker oder Wasser) verarbeitet worden ist. Es ergibt sich demnach eine Konzentration von 10% oder ein Mischungsverhältnis von „1 : 10". Hinter der Angabe „1 : 20" verbirgt sich

1 Masseteil wirksame Substanz gemischt mit 19 Masseteilen Verdünnungsmittel. Die ermittelte Konzentration liegt bei 5 %.

Auszüge aus der Tropfentabelle des DAC

Name	Gewicht eines Tropfen in mg	1 g entspricht etwa Tropfen
Ammoniaklösung	43	23
Anisöl	23	43
Arnikatinktur	18	56
Baldriantinktur	18	56
Benzin	12	85
Erdnussöl	22	45
Ethanol 96 %	15	66
Ethanol 90 %	16	63
Ethanol 70 %	18	56
Ethanol 45 %	20	49
Glycerol	43	23
Glycerol 85 %	42	24
Kamillenfluidextrakt	19	52
Kümmelöl	20	50
Lavendelöl	19	54
Lebertran	23	44
Mandelöl	23	44
Myrrhentinktur	16	61
Olivenöl	22	45
Paraffin (dickfl.)	22	46
Paraffin (dünnfl.)	20	49
Pfefferminzöl	19	53
Pomeranzentinktur	18	56
Propylenglycol	25	40
Rizinusöl	24	41
Sorbitol-Lösung 70 %	53	19
Teebaumöl	18	55
Wasser (gereinigt)	50	20

Gebräuchliche Einnehmmaße in der Patientenberatung

In der heutigen Zeit wird besonders auf die Dosiergenauigkeit von Arznei-stoffen geachtet. Aus diesem Grund liegen z.B. Antibiotikasäften Dosier-löffel oder Dosierbecher bei. Weiterhin werden Lösungen in Flaschen mit Tropfeinsatz an den Patienten abgegeben. Trotzdem gibt es im Apotheken-alltag immer wieder die Situation, dass Patienten nach alternativen Dosier-möglichkeiten fragen. Die folgende Auflistung soll eine Hilfestellung in der Beratung sein. Die Angaben haben keinen Anspruch auf wissenschaftliche Belegbarkeit, sie resultieren aus Erfahrungswerten und dienen einer groben Überschlagsrechnung.

Maßeinheit	Fassungvermögen
Kaffee- oder Teelöffel	ca. 5 ml
Kinder- oder Dessertlöffel	ca. 10 ml
Esslöffel	ca. 15 ml
Messerspitze	ca. 0,5–1 g
Wasserglas	ca. 150 ml
20 Tropfen Wasser	1 g
40 Tropfen ätherisches Öl	1 g
55 Tropfen Tinktur	1 g

Literatur

DAC/NRF Tabellen für Rezeptur und Prüfung (2004). Govi-Verlag Pharma-zeutischer Verlag GmbH, Eschborn

Hensel, A., Cartellieri, S. (2003). Memopharm. Deutscher Apotheker Verlag, Stuttgart

Wirth, W. (1998) Praxisbezogenes Rechnen für pharmazeutisch-technische Assistenten. Govi-Verlag Pharmazeutischer Verlag GmbH, Eschborn

Sachregister

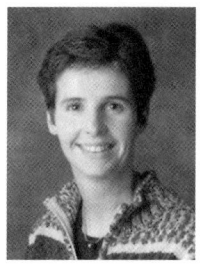

Claudia Peuke

Ausbildung zur pharmazeutisch-technischen Assistentin von 1987 bis 1989 an der Dr. Blindow-Schule in Hannover. Studium der Pharmazie an der TU-Braunschweig. Anstellung in verschiedenen öffentlichen Apotheken. Lehrtätigkeit an der Sabine Blindow-Schule in Hannover und an der PTA-Schule „Die Schule" in Oldenburg. Seit 1995 freie Referentin für die Apothekerkammer Niedersachsen in den Bereichen PTA- und Apotheker-Fortbildung sowie Wiedereinstiegskurse. Seit 2002 Dozentin im Dritten Prüfungsabschnitt der Apothekerausbildung für die Fächer „Galenik" und „Arzneimittelkunde" in Niedersachsen. Seit 2003 als freie Mitarbeiterin für das Wipta im Bereich „Ernährung" im Rahmen der PTA-Weiterbildung. Externe Fachprüferin für das Fach „Apothekenpraxis" im Rahmen der PTA-Ausbildung an verschiedenen PTA-Schulen in Niedersachsen. Vertretungen in öffentlichen Apotheken.
Mitautorin des Buchs „Prüfungstrainer Pharmazeutische Praxis und Recht".

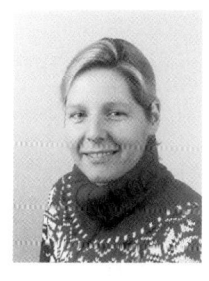

Martina Dreeke-Ehrlich

Ausbildung zur pharmazeutisch-technischen Assistentin in den Jahren 1987 bis 1989 an der B. Blindow-Schule Hannover. Studium der Pharmazie an der Freien Universität Berlin von 1991 bis 1995. Lehrtätigkeiten an der Sabine Blindow-Schule Hannover und der Dr. Kurt Blindow-Schule Bückeburg. Begleitend dazu diverse Anstellungen und Vertretungen in öffentlichen Apotheken. Fachprüferin im zweiten Prüfungsabschnitt der PTA-Ausbildung. Freie Referententätigkeit für die Apothekerkammer Niedersachsen seit 1999. Dozentin im Dritten Prüfungsabschnitt der Apothekerausbildung in den Bereichen Galenik und Pharmakologie seit 2002. Organisation und Durchführung regionaler Apothekenteam-Schulungen seit 2000.

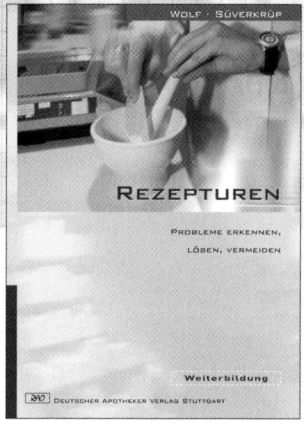
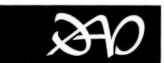

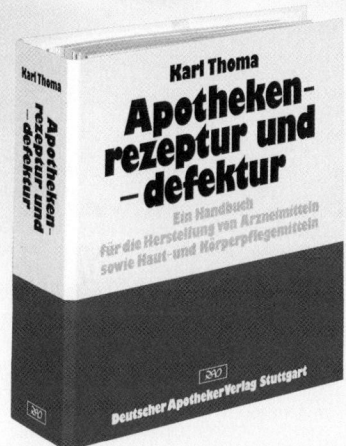